西医中成药合理用药速查丛书　　总主编　何清湖　刘平安

儿科中成药用药速查

主　编　王孟清　张　涤

副主编　谢　静　董晓斐　罗银河　李　英　黄　胜

编　委　（以姓氏笔画为序）

王孟清　邓羿驿　帅云飞　兰　春　朱沁泉

李　凡　李　英　李　博　杨　惠　何炜星

张　凡　张　南　张　涤　罗银河　荀春铮

胡　燕　黄　胜　黄　婷　常　依　董晓斐

曾庆佳　谢　静

人民卫生出版社

·北　京·

图书在版编目（CIP）数据

儿科中成药用药速查 / 王孟清，张涤主编 . —北京：
人民卫生出版社，2023.4
（西医中成药合理用药速查丛书）
ISBN 978-7-117-34708-2

Ⅰ. ①儿… Ⅱ. ①王… ②张… Ⅲ. ①小儿疾病－中
成药－用药法 Ⅳ. ①R287.5

中国国家版本馆 CIP 数据核字（2023）第 058853 号

| 人卫智网 | www.ipmph.com | 医学教育、学术、考试、健康，购书智慧智能综合服务平台 |
| 人卫官网 | www.pmph.com | 人卫官方资讯发布平台 |

西医中成药合理用药速查丛书
儿科中成药用药速查
Erke Zhongchengyao Yongyao Sucha

主　　编：王孟清　张　涤
出版发行：人民卫生出版社（中继线 010-59780011）
地　　址：北京市朝阳区潘家园南里 19 号
邮　　编：100021
E - mail：pmph @ pmph.com
购书热线：010-59787592　010-59787584　010-65264830
印　　刷：保定市中画美凯印刷有限公司
经　　销：新华书店
开　　本：710×1000　1/16　印张：20
字　　数：348 千字
版　　次：2023 年 4 月第 1 版
印　　次：2023 年 5 月第 1 次印刷
标准书号：ISBN 978-7-117-34708-2
定　　价：68.00 元

打击盗版举报电话：010-59787491　E-mail：WQ @ pmph.com
质量问题联系电话：010-59787234　E-mail：zhiliang @ pmph.com
数字融合服务电话：4001118166　E-mail：zengzhi @ pmph.com

总序

中成药是在中医药理论指导下，以中药材为原料，按规定的处方和标准制成具有一定规格的剂型，可直接用于防治疾病的制剂。因其方便携带和服用，依从性高，在临床中得到广泛的使用，尤其在西医临床科室，中成药的使用更加广泛。但是中成药处方同样是以中医理论为指导，针对某种病证或症状制定的，因此使用时也必须要遵循辨证选药，或辨病辨证结合选药。只是基于不同的理论体系和学术背景，西医医师在使用中成药时存在一些不合理之处，中成药滥用堪比抗生素滥用也并非危言耸听。

中成药使用的历史悠久，临床上若能合理使用，中成药的安全性是较高的。合理使用包括正确的辨证选药、用法用量、使用疗程、禁忌证、合并用药等多方面，其中任何环节有问题都可能引发药物不良事件。合理用药是中成药应用安全的重要保证。中成药使用中出现不良反应的主要原因包括：中药自身的药理作用或所含毒性成分引起的不良反应；特异性体质对某些药物的不耐受、过敏等；方药证候不符，如辨证不当或适应证把握不准确；长期或超剂量用药，特别是含有毒性中药材的中成药；不适当的中药或中西药的联合应用等。

临床面对如此繁多的中成药，由于缺乏较为统一的使用标准和规范，再加上很多西医医师对中医治病和中成药的药理作用特点不是十分了解，这便可能导致中成药的使用不当。虽然患者得以治疗，但却无法起到良好的效果，有时甚至会在一定程度上导致病情的加重。2019 年 6 月 11 日，国家卫生健康委员会《关于印发第一批国家重点监控合理用药药品目录（化药及生物制品）的通知》中，明确要求："对于中药，中医类别医师应当按照《中成药临床应用指导原则》《医院中药饮片管理规范》等，遵照中医临床基本的辨证施治原则开具中药处方。其他类别的医师，经过不少于 1 年系统学习中医药专业知识并考核合格后，遵照中医临床基本的辨证施治原则，可以开具中成药处方。"这将进一步规范和促进中成药的合理应用。

本套丛书分为《内科中成药用药速查》《妇科中成药用药速查》《男科中成药用药速查》《儿科中成药用药速查》《肿瘤科中成药用药速查》《皮肤科中成

药用药速查》6个分册,主要针对西医医师。丛书编写过程中始终贯彻临床实用原则,符合中成药"用药速查"特点,方便临床医师案头查阅。全书内容既有西医关于疾病病因病理、诊断、治疗的要点,更注重体现中医辨证论治思维,尤其在中成药运用上,能简单、明了地指导西医医师开具中成药处方。选择的病种都是中成药在疗效、安全性、依从性等方面具有"相对优势"的病种,中成药的选取则遵循"循证为主、共识为辅、经验为鉴"的指导原则,均来源于《中华人民共和国药典》(以下简称《中国药典》)、《国家基本医疗保险、工伤保险和生育保险药品目录》(以下简称《医保目录》)、行业内诊疗指南(以下简称"指南")、专家共识等推荐使用的中成药。

中成药品种繁多,同一病症有许多中成药可以治疗,同一种中成药也可以治疗许多病症,再加上《中国药典》《医保目录》、指南、专家共识中收录的中成药也不尽相同,疗效评价标准也难于统一,这为我们的搜集整理增添了许多难度。书中挂一漏万之处在所难免,加上编者学术水平有限,书中可能存在不足和疏漏之处,敬请大家批评指正,以利于再版时修订。

何清湖 刘平安
2019 年 9 月

前言

　　由于中成药使用方便、疗效确切，近年来在各级医院尤其西医医院得到了广泛应用。但是中成药种类繁多、配方各异、剂型复杂、用法用量不同，若使用得当，可迅速奏效；反之，轻则浪费药品、贻误或加重病情，严重者可危及生命。因此，合理使用中成药，对提高临床疗效、减少药物副作用具有十分重要的意义。

　　本书选取儿科常见病、多发病及中西医结合治疗优势病种，阐述诊断要点、西医治疗要点、中成药应用、单验方等。疾病诊断依据和治疗原则均参考相关疾病中、西医最新诊疗指南及专家共识。本书的核心为中成药的辨证应用，因此对西医诊断与治疗方案未做过多论述。中成药应用的主要内容为病机分析与辨证分型论治，辨证分型论治包括证候、治法、方药和中成药，其中，方剂的具体组成以方剂索引列出。中成药主要选取现行版《中华人民共和国药典》（简称"中国药典"）和《国家基本医疗保险、工伤保险和生育保险药品目录》（简称"医保目录"）收录的中成药品种或行业内诊疗指南、专家共识推荐用药，极个别选自中国药典配套用书《中华人民共和国药典临床用药须知：中药成方制剂卷》（简称"中药成方制剂卷"）。中成药说明包括中成药组成、功能主治与用法用量。简要介绍了名老中医验方，并收录临床确有疗效、简单易行的单方，临床实际应用时还需辨证论治，避免盲目使用。

　　本书可供西医、中医、中西医结合医师及中医爱好者参考。由于编者水平有限，尽管我们认真编审，书中难免存在错误和不当之处，希望读者指出，以便进一步完善提高。

编者

2022 年 9 月

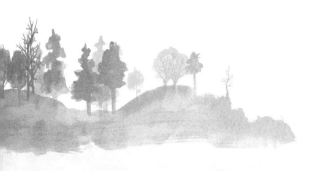

目录

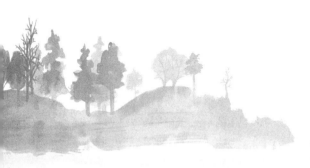

第一章　肺系疾病

第一节　急性上呼吸道感染

急性上呼吸道感染,简称"上感",指由各种病原引起的上呼吸道急性感染,是小儿常见疾病,幼儿期发病最多,学龄期逐渐减少。本病一年四季均可发生,以冬春季节及气候骤变时发病率较高。若及时治疗,一般预后良好,部分患儿可引起并发症而迁延不愈。

本病属于中医学"感冒""伤风""伤寒"等范畴。

一、诊断要点

(一) 症状

1. 一般类型急性上呼吸道感染

(1)局部症状:鼻塞、流涕、喷嚏、干咳、咽部不适和咽痛等,多于3~4天内自然痊愈。

(2)全身症状:发热、烦躁不安、头痛、全身不适、乏力等。部分患儿有食欲缺乏、呕吐、腹泻、腹痛等消化系统症状。腹痛多为脐周阵发性疼痛,无压痛,可能为肠痉挛所致;如腹痛持续存在,多为并发急性肠系膜淋巴结炎。

婴幼儿起病急以全身症状为主,常有消化系统症状,局部症状较轻。多有发热,体温可高达39~40℃,热程2~3天至1周,起病1~2天内可因发热引起惊厥。

2. 流行性感冒　突然起病,发热,体温可达39~40℃,可有畏寒、寒战,多伴头痛、全身肌肉酸痛、极度乏力、食欲减退等全身症状,常有咳嗽、咽痛、流涕或鼻塞,少部分患儿出现恶心、呕吐。婴幼儿流感的临床症状往往不典型。

重症患儿病情发展迅速,多在5~7天出现肺炎,体温经常持续在39℃以上,呼吸困难,伴顽固性低氧血症,可快速进展为急性呼吸窘迫综合征、脓毒血症、感染性休克、心力衰竭、心脏停搏、肾衰竭,甚至多器官功能障碍。

（二）体征

1. 一般类型急性上呼吸道感染　可见咽部充血、扁桃体肿大。有时可见下颌和颈淋巴结肿大。肺部听诊一般正常。肠道病毒感染者可见不同形态的皮疹。

2. 流行性感冒　可见咽部充血，局部淋巴结肿大。重症者可伴神志改变，呼吸频率增快，肺部听诊可闻及粗啰音，腹部压痛。

（三）辅助检查

病毒感染者外周血白细胞计数正常或偏低，中性粒细胞计数减少，淋巴细胞计数相对增高。病毒分离和血清学检查可明确病原。免疫荧光试验、免疫酶标技术及分子生物学技术可对病原做出早期诊断。

细菌感染者外周血白细胞计数可增高，中性粒细胞计数增高，在使用抗菌药物前行咽拭子培养可发现致病菌。C反应蛋白和降钙素原有助于鉴别细菌感染。

（四）鉴别诊断

急性上呼吸道感染需与急性传染病（麻疹、百日咳、猩红热等）早期、流行性感冒、变应性鼻炎等可能伴随类似上感症状的疾病进行鉴别。

二、西医治疗要点

（一）一般治疗

注意休息，居室通风，多饮水。防止交叉感染及并发症。

（二）西药治疗

抗感染治疗。对病毒感染者多采用中药治疗，细菌感染者用抗菌药物。

1. 抗病毒药物　急性上呼吸道感染以病毒感染多见，单纯的病毒性上呼吸道感染属于自限性疾病。普通上呼吸道感染目前尚无特异性抗病毒药物，部分中药制剂有一定的抗病毒作用。若为流感病毒感染，可用磷酸奥司他韦口服，1次2mg/kg，1日2次。

2. 抗菌药物　细菌性上呼吸道感染或病毒性上呼吸道感染继发细菌感染者可选用抗生素治疗，常用青霉素类、头孢菌素类或大环内酯类抗生素。

（三）对症治疗

1. 高热可予对乙酰氨基酚或布洛芬，亦可采用物理降温，如冷敷或温水浴。

2. 发生热性惊厥者可予镇静、止惊等处理。

3. 鼻塞者可酌情给予减充血剂，咽痛可予咽喉含片。

三、中成药应用

(一) 基本病机

小儿感冒的病因以感受风邪为主,风为百病之长,常夹寒、热、暑、湿、燥邪及时邪疫毒等致病。若小儿正气不足,并遇气候变化、寒温交替、调护失宜等诱因,六淫之邪均可乘虚而入,发为感冒。感冒的病位主要在肺卫,病机关键为肺卫失宣。

(二) 辨证分型使用中成药

小儿感冒常用中成药一览表

证型		常用中成药
主证	风寒感冒	风寒感冒颗粒
	风热感冒	小儿豉翘清热颗粒、小儿感冒颗粒、小儿感冒宁糖浆
	暑邪感冒	藿香正气口服液、暑湿感冒颗粒
	时疫感冒	连花清瘟颗粒、清开灵颗粒、金莲清热颗粒
兼证	感冒夹痰证	清宣止咳颗粒、通宣理肺丸、安儿宁颗粒
	感冒夹滞证	午时茶颗粒、小儿豉翘清热颗粒
	感冒夹惊证	小儿金丹片、清开灵颗粒

主证

1. 风寒感冒

〔**证候**〕**主症**:恶寒,发热,无汗,鼻塞,流清涕,咽无红肿疼痛。**次症**:喷嚏,咳嗽,痰清稀易咳出,面色白,头身痛,口不渴。**舌脉**:舌淡红,苔薄白,脉浮紧,指纹浮红。

〔**治法**〕疏风解表散寒。

〔**方药**〕荆防败毒散。

〔**中成药**〕

风寒感冒颗粒^(医保目录)(由麻黄、葛根、紫苏叶、防风、桂枝、白芷、陈皮、苦杏仁、桔梗、甘草、干姜组成)。功能主治:解表发汗,疏散风寒。用于风寒感冒,症见发热,头痛,恶寒,无汗,咳嗽,鼻塞,流清涕。用法用量:口服,1 日 3 次。1~3 岁,1 次 3~4g;4~6 岁,1 次 5g;7 岁以上,1 次 8g。

2. 风热感冒

〔证候〕**主症**:发热,恶风,有汗或少汗,鼻塞,流浊涕,咽红肿疼痛。**次症**:喷嚏,咳嗽,痰稠色白或黄,面色红赤,哭闹不安或烦躁不宁,头痛,口渴,小便黄赤。**舌脉**:舌质红,苔薄黄,脉浮数,指纹浮紫。

〔治法〕疏风解表清热。

〔方药〕银翘散。

〔中成药〕

(1)小儿豉翘清热颗粒^(中国药典)(由连翘、淡豆豉、薄荷、荆芥、炒栀子、大黄、青蒿、赤芍、槟榔、厚朴、黄芩、半夏、柴胡、甘草组成)。功能主治:疏风解表,清热导滞。用于小儿风热感冒、风热感冒夹滞证,症见发热咳嗽,鼻塞流涕,咽红肿痛,纳呆口渴,脘腹胀满,便秘或大便酸臭,溲黄等。用法用量:开水冲服,1日3次。6个月~1岁,1次1~2g;1~3岁,1次2~3g;4~6岁,1次3~4g;7~9岁,1次4~5g;10岁以上,1次6g。

(2)小儿感冒颗粒^(中国药典)(由广藿香、菊花、连翘、大青叶、板蓝根、地黄、地骨皮、白薇、薄荷、石膏组成)。功能主治:疏风解表,清热解毒。用于小儿风热感冒,症见发热重,头胀痛,咳嗽痰黏,咽喉肿痛,以及流感见上述证候者。用法用量:开水冲服,1日2次。1岁以下,1次6g;1~3岁,1次6~12g;4~7岁,1次12~18g;8~12岁,1次24g。

(3)小儿感冒宁糖浆^(中国药典)(由薄荷、荆芥穗、苦杏仁、牛蒡子、黄芩、桔梗、前胡、白芷、炒栀子、焦山楂、焦六神曲、焦麦芽、芦根、金银花、连翘组成)。功能主治:疏散风热,清热止咳。用于小儿风热感冒,症见发热,汗出不爽,鼻塞流涕,咳嗽咽痛。用法用量:口服,1日3~4次。初生儿至1岁,1次5ml;2~3岁,1次5~10ml;4~6岁,1次10~15ml;7~12岁,1次15~20ml。

3. 暑邪感冒

〔证候〕**主症**:夏季发病,壮热,汗出热不解,身重困倦,纳呆。**次症**:头晕头痛,鼻塞,喷嚏,面色红赤,哭闹不安或烦躁不宁,咽红肿痛,口渴欲饮或口干不欲饮,恶心呕吐,泄泻,小便短赤。**舌脉**:舌质红,苔黄腻,脉数,指纹紫滞。

〔治法〕清暑解表化湿。

〔方药〕新加香薷饮。

〔中成药〕

(1)藿香正气口服液^(中国药典)(由苍术、陈皮、姜制厚朴、白芷、茯苓、大腹皮、生半夏、甘草浸膏、广藿香油、紫苏叶油组成)。功能主治:解表化湿,理气和中。用于暑邪感冒,症见头痛昏重,胸膈痞闷,脘腹胀痛,呕吐泄泻。用法用量:口服,1日2次。3岁以下,1次5ml;3岁及以上,1次10ml。

(2)暑湿感冒颗粒^(中国药典)(由广藿香、防风、紫苏叶、佩兰、白芷、苦杏仁、大腹皮、香薷、陈皮、生半夏、茯苓组成)。功能主治:清暑祛湿,芳香化浊。用于暑湿感冒,症见胸闷呕吐,腹泻便溏,发热,汗出不畅。用法用量:口服,1日3次。1~3岁,1次2.5g;4~6岁,1次4g;7~13岁,1次8g。

4. 时疫感冒

〔证候〕**主症:**起病急骤,全身症状重,高热寒战,无汗或汗出热不解,面目红赤,咽红肿痛,肌肉、骨节酸痛。**次症:**头晕,头痛,鼻塞,喷嚏,咳嗽,哭闹不安或烦躁不宁,或有呕吐、泄泻。**舌脉:**舌质红或红绛,苔黄燥或黄腻,脉洪数,指纹紫滞。

〔治法〕疏风清热解毒。

〔方药〕银翘散合普济消毒饮。

〔中成药〕

(1)连花清瘟颗粒^(中国药典)(由连翘、金银花、炙麻黄、炒苦杏仁、石膏、板蓝根、绵马贯众、鱼腥草、广藿香、大黄、红景天、薄荷脑、甘草组成)。功能主治:清瘟解毒,宣肺泄热。用于时疫感冒,症见发热,恶寒,肌肉酸痛,鼻塞流涕,咳嗽,头痛,咽干咽痛。用法用量:口服,1日3次。1~3岁,1次2~3g;4~6岁,1次3~4g;7岁及以上,1次6g。

(2)清开灵颗粒^(中国药典)(由胆酸、珍珠母、猪去氧胆酸、栀子、水牛角、板蓝根、黄芩苷、金银花组成)。功能主治:清热解毒,镇静安神。用于时疫感冒,症见高热不退,烦躁不安,咽喉肿痛。用法用量:口服,1日2~3次。1岁以下,1次1.5g;1~3岁,1次3g;4~6岁,1次4.5g;7~13岁,1次6g。

(3)金莲清热颗粒^(中国药典)(由金莲花、大青叶、石膏、知母、地黄、玄参、炒苦杏仁组成)。功能主治:清热解毒,生津利咽。用于时疫感冒,症见高热,口渴,咽干,咽痛,咳嗽,痰稠。用法用量:口服。1岁以下,1次2.5g,1日3次,高热时1日4次;1~15岁,1次2.5~5g,1日4次,高热时每4小时1次。

兼证

1. 感冒夹痰证

〔证候〕感冒兼见咳嗽较剧,痰多,喉间痰鸣。**舌脉:**苔厚腻,脉浮滑或滑数。

〔治法〕风寒夹痰者,辛温解表,宣肺化痰;风热夹痰者,辛凉解表,清肺化痰。

〔方药〕在疏风解表基础上,风寒夹痰者加用二陈汤、三拗汤;风热夹痰者加用桑菊饮、黛蛤散。

〔中成药〕

（1）清宣止咳颗粒^(中国药典)（由桑叶、薄荷、炒苦杏仁、桔梗、白芍、枳壳、陈皮、紫菀、甘草组成）。功能主治:疏风清热,宣肺止咳。用于风热感冒夹痰证,症见咳嗽,咳痰,发热,或鼻塞,流涕,微恶寒,咽红或痛。用法用量:开水冲服,1日3次。1~3岁,1次5g;4~6岁,1次7.5g;7~14岁,1次10g。

（2）通宣理肺丸^(中国药典)（由紫苏叶、前胡、桔梗、苦杏仁、麻黄、甘草、陈皮、制半夏、茯苓、炒枳壳、黄芩组成）。功能主治:解表散寒,宣肺止嗽。用于风寒感冒夹痰证,症见发热,恶寒,咳嗽,鼻塞流涕,头痛,无汗,肢体酸痛。用法用量:口服,1日2~3次。1~3岁,1次2g;4~6岁,1次5g;7~14岁,1次7g。

（3）安儿宁颗粒^(中国药典)（由天竺黄、红花、人工牛黄、岩白菜、甘草、高山辣根菜、洪连、檀香、唐古特乌头组成）。功能主治:清热祛风,化痰止咳。用于风热感冒夹痰证,症见咳嗽有痰,发热咽痛。用法用量:口服,1日3次。1岁以下,1次1.5g;1~5岁,1次3g;5岁以上,1次6g。

2. 感冒夹滞证

〔证候〕主症:感冒兼见脘腹胀满,不思饮食,大便酸臭,或腹痛泄泻,或大便秘结。次症:口气秽臭,恶心呕吐,吐物酸腐。舌脉:苔垢腻,脉滑。

〔治法〕解表兼以消食导滞。

〔方药〕在疏风解表基础上加用保和丸。

〔中成药〕

（1）午时茶颗粒^(中国药典)（由苍术、柴胡、羌活、防风、白芷、川芎、广藿香、前胡、连翘、陈皮、山楂、枳实、炒麦芽、甘草、桔梗、紫苏叶、厚朴、红茶、炒六神曲组成）。功能主治:祛风解表,化湿和中。用于风寒感冒夹滞证,症见恶寒发热,头痛身楚,胸脘满闷,恶心呕吐,腹痛腹泻。用法用量:开水冲服。3岁以下,1次3g,1日1~2次;3岁以上,1次3g,1日2次。

（2）小儿豉翘清热颗粒^(中国药典)（由连翘、淡豆豉、薄荷、荆芥、炒栀子、大黄、青蒿、赤芍、槟榔、厚朴、黄芩、半夏、柴胡、甘草组成）。功能主治:疏风解表,清热导滞。用于小儿风热感冒、风热感冒夹滞证,症见发热咳嗽,鼻塞流涕,咽红肿痛,纳呆口渴,脘腹胀满,便秘或大便酸臭,溲黄等。用法用量:开水冲服,1日3次。6个月~1岁,1次1~2g;1~3岁,1次2~3g;4~6岁,1次3~4g;7~9岁,1次4~5g;10岁及以上,1次6g。

3. 感冒夹惊证

〔证候〕主症:感冒兼见惊惕惊叫,烦躁不宁,甚至骤然两目凝视,肢体抽搐。次症:口唇发绀。舌脉:舌质红,脉浮弦或弦数。

〔**治法**〕解表兼以清热镇惊。

〔**方药**〕在疏风解表基础上加用镇惊丸。

〔**中成药**〕

（1）小儿金丹片^{（中国药典）}（由朱砂、橘红、川贝母、胆南星、前胡、玄参、清半夏、大青叶、木通、桔梗、荆芥穗、羌活、西河柳、地黄、炒枳壳、赤芍、钩藤、葛根、牛蒡子、天麻、甘草、防风、冰片、水牛角浓缩粉、羚羊角粉、薄荷脑组成）。功能主治：祛风化痰，清热解毒。用于感冒夹惊证，症见发热，头痛，咳嗽，气喘，咽喉肿痛，呕吐，以及高热惊风。用法用量：口服，1 日 3 次。1 岁以上，1 次 0.6g；1 岁以下酌减。

（2）清开灵颗粒^{（中国药典）}（由胆酸、珍珠母、猪去氧胆酸、栀子、水牛角、板蓝根、黄芩苷、金银花组成）。功能主治：清热解毒，镇静安神。用于时疫感冒，症见高热不退，烦躁不安，咽喉肿痛。用法用量：口服，1 日 2~3 次。1 岁以下，1 次 1.5g；1~3 岁，1 次 3g；4~6 岁，1 次 4.5g；7~13 岁，1 次 6g。

（三）外治法

1. 药浴疗法

（1）风寒感冒药浴方

〔**组成**〕羌活 30g，独活 30g，细辛 15g，防风 30g，紫苏叶 30g，白芷 30g，桂枝 20g，葱白 30g，淡豆豉 30g。

〔**功效**〕疏风解表散寒。

〔**主治**〕风寒感冒。

〔**用法**〕煎水 3 000ml，候温沐浴，每日 1~2 次。

（2）风热感冒药浴方

〔**组成**〕金银花 30g，连翘 30g，柴胡 30g，桑叶 30g，大青叶 30g，薄荷 20g，蝉蜕 30g，栀子 30g。

〔**功效**〕疏风解表清热。

〔**主治**〕风热感冒。

〔**用法**〕煎水 3 000ml，候温沐浴，每日 1~2 次。

（3）暑邪感冒药浴方

〔**组成**〕香薷 30g，连翘 50g，金银花 50g，柴胡 30g，防风 30g，淡豆豉 30g，扁豆花 30g，石膏 50g，鸡苏散 50g，板蓝根 50g。

〔**功效**〕清暑解表化湿。

〔**主治**〕暑邪感冒。

〔**用法**〕煎水 3 000ml，候温沐浴，每日 1~2 次。

2. 灌肠疗法

〔**组成**〕柴胡 6g,大黄 3g,薄荷 3g,荆芥 6g,防风 5g,石膏 15g,黄柏 5g,黄芩 3g,金银花 5g,连翘 6g。外寒里热可加桂枝 3g、细辛 2g;夹湿加广藿香 5g、佩兰 6g、苍术 3g;夹滞加枳实 6g;夹惊加钩藤 5g、蝉蜕 3g。

〔**功效**〕辛凉解表。

〔**主治**〕风热感冒,尤其适用于小儿服药困难者。

〔**用法**〕上药加水浓煎至所需量(每次 30~100ml),做保留灌肠,保留 20~30 分钟,每日 1~2 次。

四、单验方

(一)验方

1. 王静安(成都市中西医结合医院)验方:清宣导滞汤

生石膏 15~60g,白薇 30g,青蒿 15~30g,天花粉 9~15g,桑叶 10g,赤芍 6~9g,柴胡 6~9g,荆芥 9g,黄连 3~6g,山楂 9~15g,神曲 9~15g,槟榔 6~9g,板蓝根 15~30g。功效:清热解毒,养阴透邪。用于风热感冒。

2. 王烈(长春中医药大学附属医院)验方:小儿退热方

黄芩 50g,柴胡 40g,黄连 30g,寒水石 20g,白屈菜 20g,菊花 6g,牛黄 5g,重楼 4g,射干 4g,板蓝根 4g,蝉蜕 4g,紫荆皮 4g,天竺黄 4g,珍珠 2g,冰片 2g,麝香 1g。功效:清热解毒,解表清里。用于小儿四时感冒,表里同病。

3. 张超云(广东湛江市解放军 422 医院)验方:三三二方

麻黄 3g,杏仁 6g,陈皮 6g,茯苓 6g,白芥子 6g,紫苏子 6g,莱菔子 6g,生姜 3 片,甘草 3g,蝉蜕 6g,钩藤 6g。功效:宣肺解表,化痰止咳,健脾化食。用于风寒感冒。

(二)单方

1. 生姜 5~10 片,红糖适量。用法:水煎或开水泡服。用于风寒感冒。
2. 菊花 6~9g,桑叶 6~10g,芦根 15~30g。用法:水煎服。用于风热感冒。

第二节 小儿扁桃体炎

小儿扁桃体炎是咽部腭扁桃体肿大或伴红肿疼痛甚至溃烂,以咽痛不适为主症的小儿呼吸系统疾病。本病冬、春二季最易发病,多发于 3 岁以上的小儿,分急性扁桃体炎和慢性扁桃体炎两类。多数经积极治疗可获痊愈,部分年长患儿因未及时治疗或治疗不彻底可引起急性肾小球肾炎、风湿热、中耳炎等疾病。

本病属于中医学"小儿乳蛾"范畴,发生于一侧者,名单乳蛾;发生于双侧者,名双乳蛾;咽喉梗阻、喉核溃烂化脓者,名烂乳蛾。急性扁桃体炎称急乳蛾;慢性扁桃体炎称慢乳蛾。

一、诊断要点

(一)症状

1. 急性扁桃体炎　咽痛,咽痒,或吞咽困难,咽部异物感。轻者可无全身症状;重者可见发热,恶寒或微恶寒,头身疼痛,咳嗽,口臭,纳呆。起病较急,病程较短。

2. 慢性扁桃体炎　可有急性扁桃体炎反复发作史,或鼻腔、鼻窦感染史或上呼吸道感染史。咽痛反复发作,或咽痒不适,咽干灼热,有异物感,低热或不发热,口干,或咳嗽,夜寐打鼾。病程较长。

(二)体征

1. 急性扁桃体炎　可见扁桃体充血呈鲜红或深红色,肿大,表面可有脓点,严重者有小脓肿;颌下淋巴结肿大压痛。

2. 慢性扁桃体炎　可见扁桃体肿大,充血呈暗红色或不充血,表面有脓点,或挤压后有少许脓液溢出;或扁桃体表面有瘢痕,颌下淋巴结肿大无压痛。

(三)辅助检查

1. 血常规　病毒感染者白细胞计数正常或偏低。细菌感染者白细胞计数增高,中性粒细胞计数增高。

2. 咽部分泌物细胞学检查　用涂片法或压片法做细胞学检查可见淋巴细胞及浆细胞较多,分叶中性核细胞少,即细胞退行性变明显。

(四)鉴别诊断

急性扁桃体炎需与猩红热、喉关痈、白喉、樊尚咽峡炎鉴别。慢性扁桃体炎需与慢性咽炎鉴别。

二、西医治疗要点

(一)一般治疗

急性扁桃体炎患儿应卧床休息,进流质饮食及多饮水,加强营养,保持二便通畅,咽痛剧烈或高热时,可口服退热药。慢性扁桃体炎患儿应增强体质、提高免疫力,扁桃体炎急性发作时治疗要充分。

(二)西药治疗

1. 抗生素　为主要治疗方法。首选青霉素,根据病情轻重,决定给药途径。用药3天后若病情无好转,需分析原因,改用其他种类抗生素。如有条件,可在确定致病菌后,根据药敏试验选用抗生素。

2. 局部治疗　常用复方硼砂溶液、复方氯己定含漱液(口泰)漱口。

(三)手术治疗

严格掌握手术适应证,对具有手术指征的急、慢性扁桃体炎患儿可行扁桃体切除术。

三、中成药应用

(一)基本病机

乳蛾的病因责之于风热邪毒从口鼻而入,侵袭咽喉;或素体肺胃热炽,复感外邪,邪毒上攻咽喉;或素体阴虚而因邪热伤阴,虚火上炎;或肺脾气虚,卫表不固,反复不愈。乳蛾的病位主要在肺胃,可累及肾。病理因素为热毒,病机为热毒壅结咽喉,气血壅滞,肌膜灼伤受损。

(二)辨证分型使用中成药

小儿乳蛾常用中成药一览表

证型		常用中成药
急乳蛾	风热犯肺证	复方瓜子金颗粒、小儿热速清口服液、六神丸、复方草珊瑚含片
	肺胃热盛证	儿童清咽解热口服液、双黄连口服液、蒲地蓝消炎口服液、喉咽清颗粒(口服液)
慢乳蛾	肺肾阴虚证	金果饮、西瓜霜润喉片
	肺脾气虚证	玉屏风颗粒

急乳蛾

1. 风热犯肺证

〔**证候**〕主症:咽痛,逐渐加剧,咳嗽、吞咽时明显,咽干灼热或痒,轻度吞咽困难。次症:发热,微恶寒,头痛,鼻塞,咳嗽咳痰,喉核及周围黏膜红肿,尚未化脓,颌下淋巴结肿大压痛。舌脉:舌红,苔薄黄,脉浮数。

〔**治法**〕疏风清热,利咽消肿。

〔**方药**〕银翘马勃散。

〔**中成药**〕

（1）复方瓜子金颗粒^{（中国药典）}（由瓜子金、大青叶、野菊花、海金沙、白花蛇舌草、紫花地丁组成）。功能主治：清热利咽，散结止痛，祛痰止咳。用于风热犯肺证，症见咽部红肿、咽痛、发热、咳嗽。用法用量：开水冲服，1 日 2~3 次。6 岁以下，1 次 10g；6 岁及以上，1 次 20g。

（2）小儿热速清口服液^{（中国药典）}（由柴胡、黄芩、板蓝根、葛根、金银花、水牛角、连翘、大黄组成）。功能主治：清热解毒，泻火利咽。用于风热犯肺证，症见高热、头痛、咽喉肿痛、鼻塞流涕、咳嗽、大便干结。用法用量：口服，1 日 3~4 次。1 岁以下，1 次 2.5~5ml；1~3 岁，1 次 5~10ml；3~7 岁，1 次 10~15ml；7~12 岁，1 次 15~20ml。如病情较重或服药 24 小时后疗效不明显，可酌情增加剂量。

（3）六神丸^{（指南推荐）}（由珍珠粉、犀牛黄、麝香、雄黄、蟾酥、冰片组成）。功能主治：清热解毒，消炎止痛。用于烂喉丹痧、咽喉肿痛、喉风喉痛、单双乳蛾、小儿热疖、痈疡疔疮、乳痈发背、无名肿毒属风热证者。用法用量：口服，1 日 3 次。1 岁，1 次 1 粒；2 岁，1 次 2 粒；3 岁，1 次 3~4 粒；4~8 岁，1 次 5~6 粒；9~10 岁，1 次 8~9 粒；10 岁以上，1 次 10 粒。

（4）复方草珊瑚含片^{（中国药典）}（由肿节风浸膏、薄荷脑、薄荷素油组成）。功能主治：疏风清热，消肿止痛，清利咽喉。用于外感风热所致的喉痹，症见咽喉肿痛，声哑失音；急性咽喉炎见上述证候者。用法用量：含服。5~8 岁，1 次 2 片（0.44g/ 片），1 日 3 次；9~10 岁，1 次 2 片（0.44g/ 片），1 日 4 次。

2. 风寒袭肺证

〔**证候**〕**主症**：咽微痛，轻度吞咽困难，喉核淡红稍肿，咽黏膜色淡。**次症**：发热恶寒，喷嚏，鼻塞涕清，头身疼痛，无汗。**舌脉**：舌淡红，苔薄白，脉浮。

〔**治法**〕疏风散寒，利咽消肿。

〔**方药**〕加味香苏散。

3. 肺胃热盛证

〔**证候**〕**主症**：咽痛明显，吞咽时加剧，牵引耳痛，张口、吞咽困难，喉核红肿，咽黏膜深红，喉核表面有黄白色脓点。**次症**：发热面赤，口渴欲冷饮，口臭，咳吐黄痰，小便短黄，大便秘结，颌下淋巴结肿大压痛。**舌脉**：舌红，苔黄或黄腻，脉洪数。

〔**治法**〕清泻肺胃，利咽消肿。

〔**方药**〕清咽利膈汤。

〔中成药〕

（1）儿童清咽解热口服液^(指南推荐)（由柴胡、黄芩苷、紫花地丁、人工牛黄、苣荬菜、鱼腥草、芦根、赤小豆组成）。功能主治:清热解毒,消肿利咽。用于小儿急性咽炎(急喉痹)肺胃热盛证,症见发热、咽痛、咽部充血,或咳嗽、口渴等。用法用量:口服,1 日 3 次。1~3 岁,1 次 5ml;4~7 岁,1 次 10ml;7 岁以上,1 次 15ml。

（2）双黄连口服液^(中国药典)（由金银花、黄芩、连翘组成）。功能主治:疏风解表,清热解毒。用于肺胃热盛证,症见发热,咳嗽,咽痛。用法用量:口服。3 岁以下,1 次 10ml,1 日 2 次;3~6 岁,1 次 10ml,1 日 3 次;6 岁以上,1 次 20ml,1 日 2~3 次。

（3）蒲地蓝消炎口服液^(中国药典)（由蒲公英、板蓝根、苦地丁、黄芩组成）。功能主治:清热解毒,消肿利咽。用于疖肿、腮腺炎、咽炎、扁桃体炎肺胃热盛证。用法用量:口服,1 日 3 次。1 岁以下,1 次 3ml;1~3 岁,1 次 5ml;4~5 岁,1 次 7ml;6 岁及以上,1 次 10ml。

（4）喉咽清颗粒(口服液)^(医保目录)（由土牛膝、马兰草、车前草、天名精组成）。功能主治:清热解毒,利咽止痛。用于肺胃实热所致的咽部肿痛,发热,口渴、便秘,以及扁桃体炎、急性咽炎见上述证候者。用法用量:①颗粒剂:开水冲服。1~3 岁,1 次 1 袋,1 日 2 次;4~13 岁,1 次 1 袋,1 日 3 次;14 岁及以上,1 次 1~2 袋,1 日 3 次。②口服液:口服。1~3 岁,1 次 10ml,1 日 2 次;4~13 岁,1 次 10ml,1 日 3 次;14 岁及以上,1 次 10~20ml,1 日 3 次。

慢乳蛾

1. 肺肾阴虚证

〔证候〕主症:咽部干燥、灼热,咽痒微痛不适,有异物感,喉核暗红肿大,或有少许脓液附着。次症:干咳少痰,潮热盗汗,午后低热,手足心热,鼻干少津,神疲乏力,虚烦失眠,颧红耳鸣,小便黄少,大便干燥。舌脉:舌红少津,苔少,脉细数。

〔治法〕滋阴降火,利咽散结。

〔方药〕养阴清肺汤合六味地黄丸。

〔中成药〕

（1）金果饮^(中国药典)（由地黄、玄参、西青果、蝉蜕、麦冬、胖大海、南沙参、太子参、陈皮、薄荷素油组成）。功能主治:养阴生津,清热利咽。用于肺肾阴虚证,症见咽部红肿,咽痛,口干咽燥。用法用量:口服,1 日 2~3 次。3 岁以下,1 次 5ml;3~6 岁,1 次 10ml;7 岁及以上,1 次 15ml。

（2）西瓜霜润喉片^{（中国药典）}（由西瓜霜、冰片、薄荷素油、薄荷脑组成）。功能主治：清音利咽，消肿利咽。用于肺肾阴虚证，症见咽痛，口干咽燥，灼热，声音不扬。用法用量：含服。3 岁以下，1 次 1 片（0.6g/ 片），1 日 2 次；3~6 岁，1 次 1 片，1 日 3 次；7 岁及以上，1 次 1 片，1 日 4 次。

2. 肺脾气虚证

〔证候〕主症：咽部不适，微痒或干燥，或有异物感、梗阻感，喉核肥大，色泽淡白，经久不消，挤压时可有少许脓液。次症：咳痰色白，面色少华，神疲乏力，食欲不振，大便溏薄，易自汗出，反复外感。舌脉：舌淡红，舌体胖大，苔薄白润，脉细弱无力。

〔治法〕补肺健脾，利咽散结。

〔方药〕玉屏风散合参苓白术散。

〔中成药〕

玉屏风颗粒^{（中国药典）}（由黄芪、炒白术、防风组成）。功能主治：益气，固表，止汗。用于表虚不固，自汗恶风，面色㿠白，或体虚易感风邪者。用法用量：开水冲服，1 日 3 次。6 岁以下，1 次半袋；6 岁及以上，1 次 1 袋。

3. 痰瘀互结证

〔证候〕主症：久病咽痛不适，有异物梗阻感，或咽部堵闷、吞咽不畅，或有刺痛感，或咽干欲漱水，喉核肿大暗红，质韧，或硬或软，表面不平。次症：痰黏难咳，全身症状不明显，颌下淋巴结肿大压痛。舌脉：舌质暗，或有瘀斑，苔薄腻，脉弦或细涩。

〔治法〕祛痰化瘀，利咽散结。

〔方药〕会厌逐瘀汤合二陈汤。

（三）外治法

1. 双料喉风散^{（指南推荐）}

〔组成〕珍珠、人工牛黄、冰片、黄连、山豆根、甘草、青黛、人中白（煅）、寒水石。

〔功效〕清热解毒，消炎止痛。

〔主治〕肺胃热毒炽盛所致之咽喉肿痛、齿龈肿痛。

〔用法〕将药粉吹于腭弓和扁桃体表面，每日 10 次以上。

2. 贴敷疗法

〔组成〕吴茱萸、黄连、黄芩、连翘，以 2∶1∶2∶2 比例研成细粉混合。

〔功效〕清热解毒。

〔主治〕急乳蛾风热犯肺证、肺胃热盛证。

〔**用法**〕取药粉 20g 左右,用适量醋调和,捏成小饼状,每日睡前贴于双足涌泉穴后固定,次晨取下,1 日 1 次,3 日为一个疗程,可用 2 个疗程。

四、单验方

(一) 验方

1. 聂惠民(北京中医药大学)**验方**:柴胡解热汤

柴胡 15g,清半夏 8g,竹茹 15g,陈皮 15g,人参 10g,甘草 5g,黄芩 15g,金银花 10g,山栀子 10g,牛蒡子 10g,芦根 10g,白茅根 15g,苏叶 15g,生姜 5g,大枣 4 枚。功效:疏风清热,利咽解毒。用于急性扁桃体炎风热犯肺证。

2. 王静安(成都市中西医结合医院)**验方**:清咽化毒汤

大青叶 30g,蜡梅花 15~30g,天花粉 15g,豆根 6~10g,射干 9g,白薇 30g,川黄连 6~10g,胖大海 6~10g。功效:清热解毒。用于急性扁桃体炎风热犯肺证。

(二) 单方

1. 蒲公英 30g。用法:水煎分 2 次服,连服 5~7 日。用于急乳蛾风热犯肺证。

2. 金银花 10g,甘草 6g。用法:水煎 10 分钟,取药汁频频漱口,每日数次。用于急乳蛾风热犯肺证。

第三节　小儿支气管炎

小儿支气管炎指由于各种病原引起的支气管黏膜感染,以咳嗽、咳痰为主要特征,常继发于上呼吸道感染,或为急性传染病的一种表现。本病是儿童时期常见的呼吸道疾病,一年四季均可发生,以冬春二季发病率高。任何年龄皆可发病,以婴幼儿为多见。

本病属于中医学“小儿咳嗽”等范畴。

一、诊断要点

(一) 症状

大多先有上呼吸道感染症状,之后以咳嗽为主要症状,开始为干咳,以后有痰。婴幼儿症状较重,常有发热、呕吐及腹泻等。一般无全身症状。

(二) 体征

双肺呼吸音粗,可有不固定的散在干啰音和粗中湿啰音。婴幼儿有痰常不易咳出,可在咽喉部或肺部闻及痰鸣音。

（三）辅助检查

1. 血常规　病毒性支气管炎白细胞计数正常或偏低;细菌性支气管炎白细胞计数可升高,中性粒细胞百分比升高。

2. 胸部 X 线　肺纹理增粗,或肺门阴影增浓。

（四）鉴别诊断

小儿支气管炎需与支气管肺炎、肺不张、气管异物、肺结核等疾病进行鉴别。

二、西医治疗要点

（一）一般治疗

经常变换体位,多饮水,保持适当的空气湿度,使呼吸道分泌物易于咳出。

（二）西药治疗

由于病原体多为病毒,一般不使用抗生素。疑有细菌感染者应用抗生素,如系支原体感染应予大环内酯类抗生素。

（三）对症治疗

一般不用镇咳药,以免影响痰液咳出;痰液黏稠时可用祛痰药,如氨溴索、N- 乙酰半胱氨酸等。喘憋严重可应用支气管扩张药,如雾化吸入沙丁胺醇或硫酸特布他林等 β_2 肾上腺素受体激动药,也可以吸入糖皮质激素,如布地奈德混悬液,喘息严重者可加服泼尼松 3~5 天。

三、中成药应用

（一）基本病机

咳嗽的病因分为外感与内伤,常见病因有外邪犯肺、痰浊内生、脏腑亏虚等。小儿肺脏娇嫩,卫外不固,易为外邪所侵,故以外感咳嗽为多见。本病病位在肺,常涉及脾。病机为肺脏受邪,失于宣降,肺气上逆。

（二）辨证分型使用中成药

小儿支气管炎常用中成药一览表

证型	常用中成药
风寒袭肺证	三拗片、风寒咳嗽颗粒、通宣理肺丸
风热犯肺证	小儿肺热咳喘口服液、急支糖浆、小儿清肺化痰口服液

续表

证型	常用中成药
风燥伤肺证	清燥润肺合剂
痰热壅肺证	肺力咳合剂、止咳橘红口服液、清肺抑火丸
痰湿蕴肺证	橘红痰咳液、二陈丸
阴虚肺热证	养阴清肺口服液、蜜炼川贝枇杷膏
肺脾气虚证	玉屏风口服液、补肺丸

1. 风寒袭肺证

〔证候〕主症：咳嗽频作，痰稀色白易咳，鼻塞，流清涕。次症：喷嚏，恶寒，发热，咽痒声重，口不渴，头痛，全身酸痛。舌脉：舌淡红，苔薄白，脉浮紧或指纹浮红。

〔治法〕疏风散寒，宣肺止咳。

〔方药〕华盖散。

〔中成药〕

（1）三拗片^{（中国药典）}（由麻黄、苦杏仁、甘草、生姜组成）。功能主治：宣肺解表。用于风寒袭肺证，症见咳嗽声重，痰多色白清稀。用法用量：口服。3岁以下，1次0.5g，1日2次；3~6岁，1次0.5g，1日3次；7岁及以上，1次1.0g，1日2~3次。

（2）风寒咳嗽颗粒^{（中国药典）}（由陈皮、生姜、法半夏、青皮、苦杏仁、麻黄、紫苏叶、五味子、桑白皮、炙甘草组成）。功能主治：宣肺散寒，祛痰止咳。用于外感风寒、肺气不宣所致的咳喘，症见头痛鼻塞，痰多咳嗽，胸闷气喘。用法用量：开水冲服，1日2次。1岁以下，1次1/3袋；1~3岁，1次1/2袋；4岁及以上，1次1袋。

（3）通宣理肺丸^{（中国药典）}（由紫苏叶、前胡、桔梗、苦杏仁、麻黄、甘草、陈皮、制半夏、茯苓、炒枳壳、黄芩组成）。功能主治：解表散寒，宣肺止嗽。用于风寒感冒夹痰证，症见发热，恶寒，咳嗽，鼻塞流涕，头痛，无汗，肢体酸痛。用法用量：口服，1日2~3次。1~3岁，1次2g；4~6岁，1次5g；7~14岁，1次7g。

2. 风热犯肺证

〔证候〕主症：咳嗽不爽，痰稠色黄难咳，鼻流浊涕。次症：发热，恶风，有汗，咽痛，口渴，头痛。舌脉：舌质红，苔薄黄，脉浮数或指纹浮紫。

〔治法〕疏风清热，宣肺止咳。

〔方药〕桑菊饮。

〔中成药〕

（1）小儿肺热咳喘口服液^{（中国药典）}（由麻黄、苦杏仁、石膏、甘草、金银花、连翘、知母、黄芩、板蓝根、麦冬、鱼腥草组成）。功能主治：清热解毒，宣肺化痰。用于风热犯肺证，症见发热，汗出，微恶风寒，咳嗽，痰黄，或兼喘息，口干而渴。用法用量：口服。1~3岁，1次10ml，1日3次；4~7岁，1次10ml，1日4次；8~12岁，1次20ml，1日3次。

（2）急支糖浆^{（中国药典）}（由鱼腥草、金荞麦、四季青、麻黄、紫菀、前胡、枳壳、甘草组成）。功能主治：清热化痰，宣肺止咳。用于风热犯肺证，症见发热，恶寒，胸膈满闷，咳嗽咽痛。用法用量：口服，1日3~4次。1岁以下，1次5ml；1~3岁，1次7ml；3~7岁，1次10ml；7岁以上，1次15ml。

（3）小儿清肺化痰口服液^{（中国药典）}（由麻黄、前胡、黄芩、炒紫苏子、石膏、炒苦杏仁、葶苈子、竹茹组成）。功能主治：清热化痰，止咳平喘。用于风热犯肺证，症见呼吸气促，咳嗽痰喘，喉中作响。用法用量：口服，1日2~3次。1岁以下，1次3ml；1~5岁，1次10ml；5岁以上，1次15~20ml。

3. 风燥伤肺证

〔证候〕主症：干咳无痰，或痰少难咳，或痰中带血，咽干鼻干。次症：口干欲饮，咽痒咽痛，发热，大便干。舌脉：舌红少津，苔薄而干，脉浮数或指纹浮紫。

〔治法〕润燥止咳，疏风宣肺。

〔方药〕桑杏汤。

〔中成药〕

清燥润肺合剂^{（指南推荐）}（由桑叶、石膏、麦冬、阿胶、北沙参、苦杏仁、枇杷叶、黑芝麻、甘草组成）。功能主治：清燥润肺。用于风燥伤肺证，症见干咳无痰，气逆而喘，咽干鼻燥，心烦口渴。用法用量：口服。3岁以下，1次5ml，1日3次；3~6岁，1次10ml，1日2次；7岁及以上，1次10ml，1日3次。

4. 痰热壅肺证

〔证候〕主症：咳嗽痰多，痰稠色黄难咳。次症：发热口渴，面赤心烦，或伴气促，小便短赤，大便干结。舌脉：舌质红，苔黄腻，脉滑数或指纹紫滞。

〔治法〕清肺化痰，肃肺止咳。

〔方药〕清金化痰汤。

〔中成药〕

（1）肺力咳合剂^{（医保目录）}（由黄芩、前胡、百部、红花龙胆、梧桐根、白花蛇舌草、红管药组成）。功能主治：清热解毒，镇咳祛痰。用于痰热壅肺引起的咳嗽痰黄。用法用量：口服，1日3次。7岁以下，1次10ml；7~14岁，1次15ml。

（2）止咳橘红口服液^(中国药典)（由化橘红、陈皮、法半夏、茯苓、款冬花、甘草、瓜蒌皮、紫菀、麦冬、知母、桔梗、地黄、石膏、苦杏仁、炒紫苏子组成）。功能主治:清肺,止咳,化痰。用于痰热阻肺引起的咳嗽痰多,胸满气短,咽干喉痒。用法用量:口服,1日2次。3岁以下,1次3ml;3岁及以上,1次5ml。

（3）清肺抑火丸^(中国药典)（由黄芩、栀子、知母、浙贝母、黄柏、苦参、桔梗、前胡、天花粉、大黄组成）。功能主治:清肺止咳,化痰通便。用于痰热阻肺引起的咳嗽,痰黄稠黏,口干咽痛,大便干燥。用法用量:口服,1日2~3次。3岁以下,1次3g;3岁及以上,1次6g。

5. 痰湿蕴肺证

〔证候〕主症:咳嗽声重,痰多色白而稀,胸闷纳呆。次症:口不渴,喉间痰鸣,神疲肢倦,大便溏薄。舌脉:舌质淡,苔白腻,脉滑或指纹紫滞。

〔治法〕燥湿化痰,肃肺止咳。

〔方药〕二陈汤合三子养亲汤。

〔中成药〕

（1）橘红痰咳液^(中国药典)（由化橘红、蜜百部、茯苓、制半夏、白前、甘草、苦杏仁、五味子组成）。功能主治:理气化痰,润肺止咳。用于痰湿蕴肺证,症见咳嗽,气喘,痰多。用法用量:口服,1日3次。3岁以下,1次5ml;3岁及以上,1次10ml。

（2）二陈丸^(中国药典)（由陈皮、制半夏、茯苓、甘草组成）。功能主治:燥湿化痰,理气和胃。用于痰湿蕴肺证,症见咳嗽痰多,胸脘胀闷,恶心呕吐。用法用量:口服,1日2次。1岁以下,1次3g;2~3岁,1次4.5g;4岁及以上,1次9g。

6. 阴虚肺热证

〔证候〕主症:干咳无痰,或痰少难咳,或痰中带血。次症:咽痛声嘶,口舌干燥,潮热盗汗,五心烦热,形体消瘦,大便干结。舌脉:舌红少苔,脉细数或指纹紫。

〔治法〕滋阴润燥,养阴清肺。

〔方药〕沙参麦冬汤。

〔中成药〕

（1）养阴清肺口服液^(中国药典)（由地黄、麦冬、玄参、川贝母、白芍、牡丹皮、薄荷、甘草组成）。功能主治:养阴润肺,清肺利咽。用于阴虚肺燥证,症见咽喉干痛,干咳少痰,或痰中带血。用法用量:口服。3岁以下,1次5ml,1日2次;3~6岁,1次5ml,1日3次;7岁及以上,1次10ml,1日2次。

（2）蜜炼川贝枇杷膏^(医保目录)（由北沙参、薄荷脑、陈皮、川贝母、桔梗、款冬花、枇杷叶、水半夏、五味子、杏仁水组成)。功能主治:清热润肺,止咳平喘,理气化痰。用于阴虚肺热证,症见咳嗽,胸闷,咽喉痛痒,声音沙哑。用法用量:口服,1 日 2 次。1~3 岁,1 次 5ml;4~7 岁,1 次 10ml;8 岁及以上,1 次 15ml。

7. 肺脾气虚证

〔证候〕**主症:**咳嗽无力,痰稀色白,久延难愈,神疲自汗,气短懒言。**次症:**面色少华,少食纳呆,反复感冒。**舌脉:**舌质淡,苔薄白,脉细无力或指纹淡。

〔治法〕益气补肺,健脾化痰。

〔方药〕六君子汤。

〔中成药〕

(1) 玉屏风口服液^(中国药典)(由黄芪、防风、炒白术组成)。功能主治:益气,固表,止汗。用于肺脾气虚证,症见自汗恶风,面色㿠白,体虚易感风邪。用法用量:口服,1 日 3 次。1 岁以下,1 次 3ml;1~5 岁,1 次 5~10ml;6~14 岁,1 次 10ml。

(2) 补肺丸^(中药成方制剂卷)(由熟地黄、党参、蜜炙黄芪、蜜炙桑白皮、紫菀、五味子组成)。功能主治:补肺益气,止咳平喘。用于肺脾气虚证,症见气短喘咳,咳声低弱,干咳痰黏,咽干舌燥。用法用量:口服,1 日 2 次。1 岁以下,1 次 1/4 丸;1~3 岁,1 次 1/3 丸;4~7 岁,1 次 1/2 丸;8 岁及以上,1 次 1 丸。

(三) 外治法

1. 贴敷法

〔组成〕生麻黄、桂枝、清半夏、葶苈子、桑白皮各 30g,白芥子、细辛、冰片各 20g。如属寒证,加肉桂 20g;如属热证,加生大黄 20g。

〔功效〕止咳化痰。

〔主治〕咳嗽属热证、寒证皆可加减运用。

〔用法〕上药共研细末,加蜂蜜调匀,贴敷于天突穴、神阙穴、膻中穴、肺俞穴,每次 6~8 小时,隔日贴敷 1 次,1 周为一个疗程。

2. 足浴

〔组成〕生姜 30g。

〔功效〕温肺散寒止咳。

〔主治〕咳嗽风寒袭肺证。

〔用法〕将生姜放入药罐中,加适量清水浸泡 5~10 分钟,水煎取汁,放入盆中,待温时足浴,每次 10~30 分钟,每日 2~3 次,连续 2~3 日。

四、单验方

(一) 验方

1. 董廷瑶(上海市中医医院)验方:止嗽散加减

桔梗 6g,荆芥 10g,炙紫菀 15g,百部 10g,炙白前 15g,橘红 6g,炙甘草 5g。功效:散寒解表,宣肺止咳。用于风寒咳嗽者。

2. 王静安(成都市中西医结合医院)验方

(1)清宣宁嗽汤:荆芥 9g,炙麻绒 9g,炙百部 12g,炙旋覆花 15g,炙白前根 15g,芦根 15~30g,橘络 9g,黄连 6~9g,山楂 15g,神曲 15g,枳壳 9g,桔梗 9g。功效:宣肺解表。用于咳嗽风邪束肺证。

(2)宣肺化湿汤:芦根 15~30g,冬瓜仁 30g,荆芥 10g,黄连 10~15g,炙百部 12g,炙款冬花 15g,炙旋覆花 15g,炒麦芽 15g,炒谷芽 15g,桔梗 10g,滑石 30g,木通 10g,紫苏 10g,炙麻绒 10~15g。功效:清热化湿,祛痰止咳。用于咳嗽湿热蕴肺证。

(3)滋阴润肺饮:沙参 15~30g,麦冬 9~15g,知母 10g,天花粉 10g,百合 15g,炙百部 12g,炙紫菀 15g,炙枇杷叶 15g,桔梗 9g,山楂 15g,神曲 15g。功效:滋阴润肺。用于咳嗽肺阴不足证。

(二) 单方

1. 紫菀 9g,陈皮 9g,白萝卜汁 12g,红糖适量。用法:水煎趁热温服。用于风寒咳嗽。

2. 鸭梨 1 个去核,杏仁 9g,冰糖 15g。用法:水煎服。用于风热咳嗽。

第四节　小儿肺炎

肺炎是由病原体感染或其他因素(如吸入羊水、油类和过敏反应等)引起的肺部炎症,主要临床表现为发热、咳嗽、气促、呼吸困难及肺部啰音等,为婴幼儿时期的常见病。本病一年四季均可发生,但多见于冬春季节;任何年龄均可患病,年龄越小,发病率越高。预后一般与年龄、体质、感染程度及护理有密切的关系。病情较重者容易合并心力衰竭、缺氧中毒性脑病等严重变证,甚至危及生命,是婴幼儿死亡的常见原因。

本病属于中医学"肺炎喘嗽"范畴。

一、诊断要点

（一）症状

发热、咳嗽、喘促为主要临床症状。大叶性肺炎可有胸痛、咳铁锈色痰；新生儿患肺炎时，常以不乳、精神萎靡、口吐白沫为主要表现；重症肺炎常见烦躁不安、呼吸困难、喘憋鼻煽、面色苍白、口唇青紫。

（二）体征

肺部听诊可闻及较固定的中细湿啰音。喘憋性肺炎听诊可闻及喘鸣音、哮鸣音，呼气时间延长；大叶性肺炎轻度叩诊浊音或呼吸音减弱，肺实变后有典型叩诊浊音、语颤增强及管状呼吸音。

（三）辅助检查

血常规、C反应蛋白、细菌培养、病毒学检查、肺炎支原体检测等。胸部X线、CT或纤维支气管镜检查用于明确肺部病变情况或排除支气管异物等。

（四）鉴别诊断

肺炎需与急性支气管炎、支气管异物、肺结核、特发性肺含铁血黄素沉着症等可能出现咳嗽、气促、呼吸困难的疾病相鉴别。

二、西医治疗要点

（一）一般治疗

保持呼吸道通畅，对低氧血症者应立即给氧。加强营养，重症不能进食者可给予静脉营养。高热患儿宜多饮水，必要时予补液治疗。

（二）西药治疗

1. 抗生素　根据以下原则选用抗生素：①临床与实验室的资料针对可能的病原；②选用病原敏感的抗生素；③结合疾病的严重程度。若为支原体肺炎，可选用大环内酯类抗生素；若为病毒性肺炎，可选用抗病毒药物，如利巴韦林或阿昔洛韦等。

2. 糖皮质激素　具有以下情况者可使用：①感染中毒症状明显；②严重喘憋；③伴有脑水肿、中毒性脑病、感染性休克、呼吸衰竭等；④胸膜有渗出者。

3. 其他药物　还可根据临床情况选用化痰药、支气管扩张药、细胞免疫调节剂、免疫球蛋白等。

（三）物理治疗

肺部理疗可促进炎症消散。

三、中成药应用

(一)基本病机

肺炎的病机关键为肺气郁闭,痰热是其病理产物。肺为娇脏,性喜清肃,外合皮毛,开窍于鼻。外感风邪,外邪由口鼻或皮毛而入,侵犯肺卫,致肺气郁闭,宣降失司,清肃之令不行,闭郁不宣,化热炼津,炼液成痰,阻于气道,肃降无权,从而出现咳嗽、气促、痰壅、鼻煽、发热等肺气闭塞的证候,发为肺炎喘嗽。

(二)辨证分型使用中成药

小儿肺炎常用中成药一览表

证型		常用中成药
常证	风寒郁肺证	通宣理肺口服液、宣肺止嗽合剂、杏苏止咳颗粒
	风热郁肺证	羚羊清肺散、小儿肺热咳喘口服液、热毒宁注射液
	痰热闭肺证	儿童清肺口服液、天黄猴枣散、痰热清注射液
	毒热闭肺证	安宫牛黄丸、清开灵注射液、炎琥宁注射液
	阴虚肺热证	养阴清肺丸、润肺止咳胶囊
	肺脾气虚证	玉屏风口服液
变证	心阳虚衰证	参附注射液
	邪陷厥阴证	清开灵注射液、醒脑静注射液、安宫牛黄丸

常证

1. 风寒郁肺证

〔**证候**〕主症:恶寒发热,头身痛,无汗,咳嗽,气喘鼻煽,痰稀白易咳,可见泡沫样痰,或闻喉间痰鸣,咽不红。次症:鼻塞流清涕,喷嚏,口不渴,面色淡白,纳呆,小便清长。舌脉:舌淡红,苔薄白,脉浮紧,指纹浮红。

〔**治法**〕辛温宣肺,止咳平喘。

〔**方药**〕华盖散加减。

〔**中成药**〕

(1)通宣理肺口服液[指南推荐](由紫苏叶、前胡、桔梗、苦杏仁、麻黄、甘草、陈皮、制半夏、茯苓、枳壳、黄芩组成)。功能主治:解表散寒,宣肺止嗽。用于风寒郁肺证,症见咳痰不畅,发热恶寒,鼻塞流涕,头痛无汗,肢体酸痛。用法用量:口服,1 日 2~3 次。3~7 岁,1 次 7ml;8 岁及以上,1 次 10ml。

（2）宣肺止嗽合剂^(中国药典)(由荆芥、前胡、桔梗、蜜百部、蜜紫菀、陈皮、鱼腥草、薄荷、蜜罂粟壳、蜜甘草组成)。功能主治:疏风宣肺,止咳化痰。用于风寒郁肺证,症见咳嗽、咽痒、鼻塞流涕、恶寒发热、咳痰等。用法用量:口服,1 日 3 次。3 岁以下,1 次 5ml;3~6 岁,1 次 5~10ml;7~10 岁,1 次 10~15ml;11 岁及以上,1 次 15~20ml。

（3）杏苏止咳颗粒^(中国药典)(由苦杏仁、陈皮、紫苏叶、前胡、桔梗、甘草组成)。功能主治:宣肺散寒,止咳祛痰。用于咳嗽气逆属风寒郁肺证者。用法用量:口服,1 日 3 次。1~3 岁,1 次 2g;4~6 岁,1 次 4g;7~9 岁,1 次 6g;10~12 岁,1 次 8g;12 岁以上,1 次 12g。

2. 风热郁肺证

〔证候〕主症:发热恶风,咳嗽,气喘,咽红肿,咳黄痰,或闻喉间痰鸣,鼻煽,声高息涌,胸膈满闷。次症:头痛有汗,鼻塞流清涕或黄涕,口渴欲饮,纳呆,便秘,小便黄少,面色红赤,烦躁不安。舌脉:舌质红,苔薄黄,脉浮数,指纹浮紫。

〔治法〕辛凉宣肺,清热化痰。

〔方药〕身热较甚而咳喘不剧者,银翘散主之;热邪偏重,伴有频咳、气促、痰多者,麻黄杏仁甘草石膏汤主之。

〔中成药〕

（1）羚羊清肺散^(指南推荐)(由羚羊角粉、赤芍、板蓝根、连翘、金银花、知母、天花粉、琥珀、甘草、朱砂、石膏、冰片、栀子、芦根、水牛角浓缩粉、川贝母、桔梗、僵蚕组成)。功能主治:清热泻火,凉血解毒,化痰息风。用于温热病,高热神昏,烦躁口渴,痉厥抽搐,以及小儿肺热咳喘。用法用量:口服,1 日 2 次。1~3 月龄,1 次 0.1g;4~12 月龄,1 次 0.2~0.5g;1~2 岁,1 次 0.5~1g;3~10 岁,1 次 1~3g;11~14 岁,1 次 3~4g。重症者每 4~6 小时 1 次,或遵医嘱。

（2）小儿肺热咳喘口服液^(中国药典)(由麻黄、苦杏仁、石膏、甘草、金银花、连翘、知母、黄芩、板蓝根、麦冬、鱼腥草组成)。功能主治:清热解毒,宣肺化痰。用于风热犯肺证,症见发热,汗出,微恶风寒,咳嗽,痰黄,或兼喘息,口干而渴。用法用量:口服。1~3 岁,1 次 10ml,1 日 3 次;4~7 岁,1 次 10ml,1 日 4 次;8~12 岁,1 次 20ml,1 日 3 次。

（3）热毒宁注射液^(医保目录)(由青蒿、金银花、栀子组成)。功能主治:清热,疏风,解毒。用于风热所致的高热、微恶风寒、头身痛、咳嗽、痰黄等。用法用量:以 5% 葡萄糖注射液或 0.9% 氯化钠注射液 250ml 稀释后静脉滴注,滴速为 30~60 滴 /min，1 日 1 次，疗程 3 日。儿童推荐剂量为 0.6ml/（kg·d），10 岁以下 <10ml/ 次，10~17 岁 <20ml/ 次。

3. 痰热闭肺证

〔证候〕主症：发热，有汗，咳嗽，痰黄稠，或喉间痰鸣，气急喘促，鼻煽，声高息涌，呼吸困难，胸高胁满，张口抬肩，口唇发绀。次症：咽红肿，面色红，口渴欲饮，纳呆，便秘，小便黄少，烦躁不安。舌脉：舌质红，苔黄腻，脉滑数，指纹紫滞。

〔治法〕清热涤痰，开肺定喘。

〔方药〕五虎汤合葶苈大枣泻肺汤加减。

〔中成药〕

（1）儿童清肺口服液^(指南推荐)（由麻黄、苦杏仁、石膏、甘草、桑白皮、瓜蒌皮、黄芩、板蓝根、橘红、法半夏、紫苏子、葶苈子、浙贝母、紫苏叶、细辛、薄荷、枇杷叶、白前、前胡、石菖蒲、天花粉、青礞石组成）。功能主治：清肺，解表，化痰，止咳。用于面赤身热，咳嗽痰多，咽痛。用法用量：口服，1 日 3 次。6 岁以下，1 次 10ml；6 岁及以上，1 次 20ml。

（2）天黄猴枣散^(指南推荐)（由天竺黄、制天麻、猴枣、珍珠、胆南星、僵蚕、冰片、薄荷脑、体外培育牛黄、珍珠层粉、全蝎组成）。功能主治：除痰定惊，祛风清热。用于小儿痰多咳喘、发热不退、惊悸不眠等。用法用量：口服，1 日 1~2 次。1~4 岁，1 次 0.15g；5 岁及以上，1 次 0.3g。

（3）痰热清注射液^(医保目录)（由黄芩、熊胆粉、山羊角、金银花、连翘组成）。功能主治：清热，化痰，解毒。用于风温痰热阻肺证。用法用量：以 5% 葡萄糖注射液或 0.9% 氯化钠注射液 100~200ml 稀释后静脉滴注，滴速为 30~60 滴 /min，儿童推荐剂量为每次 0.3~0.5ml/kg，最大剂量不超过 20ml/d，1 日 1 次；或遵医嘱。

4. 毒热闭肺证

〔证候〕主症：壮热不退，咳嗽剧烈，痰黄稠难咳或痰中带血，气急喘促，喘憋，呼吸困难，鼻煽，胸高胁满，胸膈满闷，张口抬肩，面色红赤，口唇发绀，烦躁不宁或嗜睡，甚则神昏谵语。次症：鼻孔干燥，涕泪俱无，呛奶，恶心呕吐，口渴引饮，便秘，小便黄少。舌脉：舌红少津，苔黄腻或黄燥，脉洪数，指纹紫滞。

〔治法〕清热解毒，泻肺开闭。

〔方药〕黄连解毒汤合麻黄杏仁甘草石膏汤加减。

〔中成药〕

（1）安宫牛黄丸^(中国药典)（由牛黄、水牛角浓缩粉、人工麝香、珍珠、朱砂、雄黄、黄连、黄芩、栀子、郁金、冰片组成）。功能主治:清热解毒,镇惊开窍。用于热病,邪入心包,高热惊厥,神昏谵语。用法用量:口服,1 日 1 次。1 岁以下,1 次 1/5 丸或 0.3g;1~5 岁,1 次 1/4~1/2 丸或 0.4~0.8g;6~14 岁,1 次 1/2~1 丸或0.8~1.6g。

（2）清开灵注射液^(中国药典)〔由胆酸、珍珠母（粉）、猪去氧胆酸、栀子、水牛角（粉）、板蓝根、黄芩苷、金银花组成〕。功能主治:清热解毒,化痰通络,醒神开窍。用于热病,神昏,神志不清;急性肝炎、上呼吸道感染、肺炎、脑血栓形成、脑出血见上述证候者。用法用量:肌内注射,2 岁以上 1 日 0.5~1ml。重症患者 1 日 5~10ml,以 10% 葡萄糖注射液 200ml 或 0.9% 氯化钠注射液 100ml 稀释后静脉滴注。

（3）炎琥宁注射液^(指南推荐)（主要成分为炎琥宁,化学名称为 14- 脱羟 -11,12- 二脱氢穿心莲内酯 -3,19- 二琥珀酸半酯钾钠盐）。功能主治:清热解毒,凉血消肿。用于病毒性肺炎和病毒性上呼吸道感染属毒热闭肺证者。用法用量:5~10mg/（kg·d）,以 5% 或 10% 葡萄糖注射液稀释后静脉滴注,最大剂量不超过 160mg/d。

5. 阴虚肺热证

〔**证候**〕**主症:**咳喘持久,时有低热,干咳,痰少或无痰,咳痰带血,手足心热,面色潮红。**次症:**口干、口渴欲饮,神疲倦怠,夜卧不安,形体消瘦,盗汗,便秘,小便黄少,病程迁延。**舌脉:**舌红少津,苔少或花剥,脉细数,指纹淡红。

〔**治法**〕养阴清肺,润肺止咳。

〔**方药**〕沙参麦冬汤加减。

〔**中成药**〕

（1）养阴清肺丸^(中国药典)（由地黄、麦冬、玄参、川贝母、白芍、牡丹皮、薄荷、甘草组成）。功能主治:养阴润燥,清肺利咽。用于阴虚肺燥,咽喉干痛,干咳少痰。用法用量:口服,1 日 2 次。1~6 岁,1 次 3g（半丸）;7 岁及以上,1 次 6g（1 丸）。

（2）润肺止咳胶囊^(医保目录)（由蜜炙百部、生地黄、麦冬、芦根、黄芩、苦杏仁、蜜炙枇杷叶、桔梗、浙贝母、甘草组成）。功能主治:养阴清热,润肺止咳。用于肺热燥咳,或热病伤阴所致的咳嗽。用法用量:口服,1 日 3 次。3~6 岁,1次 1 粒;7~12 岁,1 次 2 粒;13 岁及以上,1 次 2~4 粒。

6. 肺脾气虚证

〔**证候**〕**主症:**咳嗽日久,咳痰无力,痰稀白易咳,气短,喘促乏力,动则喘甚,低热起伏,病程迁延,反复感冒。**次症:**面白少华,神疲乏力,形体消瘦,自汗,纳差,口不渴,便溏。**舌脉:**舌质淡红,舌体胖嫩,苔薄白,脉无力或细弱,指纹淡。

〔**治法**〕补肺益气,健脾化痰。

〔**方药**〕人参五味子汤加减。

〔**中成药**〕

玉屏风口服液^(中国药典)(由黄芪、防风、炒白术组成)。功能主治:益气,固表,止汗。用于表虚不固,自汗恶风,面色㿠白,或体虚易感风邪者。用法用量:口服,1日3次。1岁以下,1次3ml;1~5岁,1次5~10ml;6~14岁,1次10ml。

变证

1. 心阳虚衰证

〔**证候**〕**主症:**面色苍白,唇指发绀,呼吸浅促、困难,胁下痞块,心悸动数,虚烦不安,神萎淡漠。**次症:**四肢不温,多汗,小便减少。**舌脉:**舌质淡紫,脉疾数、细弱欲绝,指纹紫滞。

〔**治法**〕温补心阳,救逆固脱。

〔**方药**〕参附龙牡救逆汤加减。

〔**中成药**〕

参附注射液^(指南推荐)〔由红参、附片(黑顺片)组成〕。功能主治:回阳救逆,益气固脱。用于阳气暴脱的厥脱证(感染性休克、失血性休克、失液性休克等),也可用于阳虚(气虚)所致的惊悸、怔忡、喘咳、胃痛、泄泻、痹证等。用法用量:6岁以上,0.5ml/(kg·d),加入10%葡萄糖注射液100~250ml中静脉滴注,最大剂量不超过20ml/d。

2. 邪陷厥阴证

〔**证候**〕**主症:**壮热不退,口唇发绀,气促,喉间痰鸣,烦躁不安,谵语狂躁,神识昏迷,口噤项强,角弓反张,四肢抽搐。**次症:**大便秘结或二便失禁。**舌脉:**舌质红绛,脉细数,指纹紫。

〔**治法**〕清心开窍,平肝息风。

〔**方药**〕羚角钩藤汤加减合牛黄清心丸。

〔**中成药**〕

(1)清开灵注射液^(中国药典)〔由胆酸、珍珠母(粉)、猪去氧胆酸、栀子、水牛角(粉)、板蓝根、黄芩苷、金银花组成〕。功能主治:清热解毒,化痰通络,醒神开窍。用于热病,神昏,神志不清;急性肝炎、上呼吸道感染、肺炎、脑血栓形成、脑出血见上述证候者。用法用量:肌内注射,2岁以上1日0.5~1ml。重症患者1日5~10ml,以10%葡萄糖注射液200ml或0.9%氯化钠注射液100ml稀释后静脉滴注。

（2）醒脑静注射液^(医保目录)（由麝香、郁金、冰片、栀子组成）。功能主治：清热解毒,凉血活血,开窍醒脑。用于小儿热性惊厥,外伤头痛,神志昏迷；颅内感染所致的头痛呕恶、昏迷抽搐等。用法用量：0.3~0.5ml/(kg·d),以5%或10%葡萄糖注射液或0.9%氯化钠注射液50ml稀释后静脉滴注；或遵医嘱。

（3）安宫牛黄丸^(中国药典)（由牛黄、水牛角浓缩粉、人工麝香、珍珠、朱砂、雄黄、黄连、黄芩、栀子、郁金、冰片组成）。功能主治：清热解毒,镇惊开窍。用于热病,邪入心包,高热惊厥,神昏谵语。用法用量：口服,1日1次。1岁以下,1次1/5丸或0.3g；1~5岁,1次1/4~1/2丸或0.4~0.8g；6~14岁,1次1/2~1丸或0.8~1.6g。

（三）外治法

1. 敷背方

〔组成〕肉桂、丁香、川乌、草乌、乳香、没药各15g,红花、当归、川芎、赤芍、透骨草各30g。高热、气喘者,可加用黄芩、黄连、大黄各10g。

〔功效〕温经通络,活血祛瘀。

〔主治〕用于肺部湿啰音持续不消者。

〔用法〕研末,以凡士林调制,敷贴于肺俞穴或啰音处,胶布固定,约2小时取下。1日1次,7日为一个疗程。

2. 肺脾气虚贴

〔组成〕炙白芥子、前胡、丁香、肉桂、桃仁各5g,细辛1.5g。

〔功效〕温经通络,化痰活血。

〔主治〕用于肺脾气虚证。

〔用法〕研末,以凡士林调制,敷贴于肺俞、膈俞、膻中等穴,8小时后取下。1日1次,7日为一个疗程。

3. 敷背方

〔组成〕大黄粉、芒硝粉、蒜泥,按4∶1∶4比例配制。

〔功效〕泻肺清热,活血通络。

〔主治〕肺炎喘嗽肺部有啰音者。

〔用法〕上药以清水调成糊状,均匀平摊于敷料上,敷在背部肩胛间区及肺部听诊湿啰音密集处。根据年龄选择敷药时间,每日1次,7日为一个疗程。

四、验方

1. 王烈（长春中医药大学附属医院）**验方**：泻肺化痰汤

黄芩 10g，紫苏子 10g，枳壳 10g，葶苈子 10g，瓜蒌 10g，射干 10g。功效：泻肺定喘，解毒化痰。是治疗小儿肺炎的基础方。

2. 汪受传（江苏省中医院）**验方**：三拗汤加味

炙麻黄 3g，桑白皮 10g，杏仁 10g，黄芩 10g，前胡 10g，葶苈子 10g，紫苏子 10g，浙贝母 6g，紫菀 6g，丹参 10g，鱼腥草 15g，虎杖 15g，甘草 3g。功效：清热肃肺，化痰止咳。用于小儿支原体肺炎中期。

第五节　小儿哮喘

哮喘是支气管哮喘的简称。支气管哮喘是由多种细胞（如嗜酸性粒细胞、肥大细胞、T淋巴细胞、中性粒细胞、气道上皮细胞等）和细胞组分参与的气道慢性炎性疾病。这种慢性炎症导致气道高反应性，通常出现广泛多变的可逆性气流受限，并引起反复发作的喘息、气急、胸闷或咳嗽等症状，常在夜间和/或凌晨发作，多数患者可自行缓解或经治疗缓解。

本病属于中医学"哮病""喘证"范畴。

一、诊断要点

（一）病史

多有婴儿期湿疹等过敏性疾病史、家族哮喘史。发作多与某些诱发因素有关，如气候骤变、感受外邪、接触或进食某些致敏物质等。

（二）症状

气喘哮鸣反复发作。常突然发作，发作前多有喷嚏、咳嗽等先兆症状。发作时喘促、气急、哮鸣、咳嗽，甚者不能平卧、烦躁不安、口唇青紫。

（三）体征

发作时两肺闻及哮鸣音，以呼气时明显，呼气延长。支气管哮喘如继发感染，可闻及中、细湿啰音。

（四）辅助检查

变应原检测、肺功能测定、胸部 X 线检查，其他如痰液中嗜酸性粒细胞或中性粒细胞计数、呼出气 NO（FeNO）可评估与哮喘相关的气道炎症。

（五）鉴别诊断

支气管哮喘需与毛细支气管炎、支气管肺炎、支气管异物或其他喘息性疾病相鉴别。

二、西医治疗要点

（一）一般治疗

保持呼吸道通畅、吸氧、采取正确的体位、保证休息，并做好心理护理，提高活动耐力，密切监测病情及健康教育指导。

（二）西药治疗

根据药物作用机制可分为支气管扩张药和抗炎药两大类，某些药物兼有扩张支气管和抗炎作用。

1. 支气管扩张药　β_2 肾上腺素受体激动药、茶碱类。

2. 抗炎药　糖皮质激素、白三烯调节剂、色甘酸钠和尼多酸钠、抗 IgE 单克隆抗体、抗组胺药。

三、中成药应用

（一）基本病机

哮喘由素体肺、脾、肾不足，导致痰饮内伏，隐伏于肺，成为哮喘之凤根，遇诱因而引发。发作时，痰随气升，气因痰阻，相互搏结，阻塞气道，宣肃失常，导致呼吸困难，气喘哮鸣。正如《证治汇补·胸膈门》所言："内有壅塞之气，外有非时之感，膈有胶固之痰，三者相合，闭拒气道，搏击有声，发为哮病。"由于本病伏痰难去，外邪难防，发物难明，尤其素体肺、脾、肾不足的状态难于调整，致使哮喘缠绵，难以根治。

（二）辨证分型使用中成药

小儿哮喘常用中成药一览表

	证型	常用中成药
发作期	寒证	小青龙口服液、苓桂咳喘宁胶囊、桂龙咳喘宁片
	热证	哮喘宁颗粒、清咳平喘颗粒、小儿咳喘灵颗粒
	外寒内热证	桂黄清热颗粒
	肺实肾虚证	苏子降气丸、黑锡丹

续表

	证型	常用中成药
缓解期	肺脾气虚证	玉屏风口服液、小儿肺咳颗粒
	脾肾阳虚证	固本咳喘片、固肾定喘丸
	肺肾阴虚证	蛤蚧定喘丸

发作期

1. 寒证

〔**证候**〕主症:气喘,喉间哮鸣,咳嗽,胸闷,痰稀色白、泡沫多、易咳。**次症**:喷嚏,鼻塞,流清涕,唇青,形寒肢凉,无汗,口不渴,小便清长,大便溏薄,咽不红。**舌脉**:舌淡红,苔薄白或白滑,脉浮紧,指纹红。

〔**治法**〕温肺散寒,涤痰定喘。

〔**方药**〕小青龙汤合三子养亲汤加减。

〔**中成药**〕

（1）小青龙口服液^(指南推荐)（由麻黄、桂枝、白芍、干姜、细辛、炙甘草、法半夏、五味子组成）。功能主治:解表化饮,止咳平喘。用于风寒水饮,恶寒发热,无汗,喘咳痰稀。用法用量:口服,1 次 5~10ml,1 日 2 次。

（2）苓桂咳喘宁胶囊^(医保目录)（由茯苓、桂枝、麸炒白术、炙甘草、法半夏、陈皮、苦杏仁、桔梗、龙骨、牡蛎、生姜、大枣组成）。功能主治:温肺化饮,止咳平喘。用于外感风寒,痰湿阻肺,症见咳嗽痰多,喘息,胸闷气短等。用法用量:口服,1 次 2~3 粒,1 日 3 次。

（3）桂龙咳喘宁片^(医保目录)（由桂枝、龙骨、白芍、生姜、大枣、炙甘草、牡蛎、黄连、法半夏、瓜蒌皮、炒苦杏仁组成）。功能主治:止咳化痰,降气平喘。用于风寒或痰湿阻肺引起的咳嗽、气喘、痰涎壅盛等症。用法用量:口服,1 次 1.6g(2片),1 日 3 次。

2. 热证

〔**证候**〕主症:气喘,声高息涌,喉间哮鸣,咳嗽痰壅,痰黏、色黄、难咳,胸闷,呼吸困难。**次症**:鼻塞,流涕黄稠,身热,面红唇干,夜卧不安,烦躁不宁,口渴,小便黄赤,大便干,咽红。**舌脉**:舌质红,苔薄黄或黄腻,脉浮数或滑数,指纹紫。

〔**治法**〕清肺涤痰,止咳平喘。

〔**方药**〕麻黄杏仁甘草石膏汤合苏葶丸加减。

〔中成药〕

（1）哮喘宁颗粒^(指南推荐)（由麻黄、紫菀、百部、甘草、苦杏仁组成）。功能主治：止咳化痰。用于热性哮喘。用法用量：口服，1 日 2 次。5 岁以下，1 次 5g；5~10 岁，1 次 10g；11~14 岁，1 次 20g。

（2）清咳平喘颗粒^(医保目录)（由石膏、金荞麦、鱼腥草、蜜炙麻黄、炒苦杏仁、川贝母、矮地茶、枇杷叶、炒紫苏子、炙甘草组成）。功能主治：清热宣肺，止咳平喘。用于热性哮喘，症见咳嗽气急，甚或喘息，咳痰色黄或不爽，发热，咽痛，便干，苔黄或黄腻等。用法用量：开水冲服，1 次 5~10g，1 日 3 次。

（3）小儿咳喘灵颗粒^(医保目录)（由麻黄、金银花、苦杏仁、板蓝根、石膏、甘草、瓜蒌组成）。功能主治：宣肺清热，止咳祛痰。用于呼吸道感染引起的咳喘。用法用量：开水冲服，1 日 3~4 次。2 岁以下，1 次 1g；3~4 岁，1 次 1.5g；5~7 岁，1 次 2g；8 岁及以上，1 次 4g。

3. 外寒内热证

〔证候〕**主症**：气喘，喉间哮鸣，咳嗽痰黏、色黄、难咳，胸闷，喷嚏，鼻塞，流清涕，恶寒，发热，面色红赤。**次症**：夜卧不安，无汗，口渴，小便黄赤，大便干，咽红。**舌脉**：舌质红，苔薄白或薄黄，脉浮紧或滑数，指纹浮红或沉紫。

〔治法〕解表清里，止咳定喘。

〔方药〕大青龙汤加减。

〔中成药〕

桂黄清热颗粒^(医保目录)（由麻黄、桂枝、苦杏仁、石膏、生姜、大枣、炙甘草组成）。功能主治：发汗解表，清热除烦。用于外寒内热证，症见发热恶寒，寒热俱重，脉浮紧，身疼痛，不汗出而烦躁。用法用量：开水冲服，1 日 3 次。1~5 岁，1 次 2.5g（半袋）；6~12 岁，1 次 5g（1 袋）。

4. 肺实肾虚证

〔证候〕**主症**：气喘，喉间哮鸣，持续较久，喘促胸满，动则喘甚，咳嗽，痰稀、色白、易咳，形寒肢冷。**次症**：面色苍白或晦暗少华，神疲倦怠，小便清长。**舌脉**：舌质淡，苔薄白或白腻，脉细弱或沉迟，指纹淡滞。

〔治法〕泻肺平喘，补肾纳气。

〔方药〕偏于肺实者，用苏子降气汤加减；偏于肾虚者，用都气丸合射干麻黄汤加减。

〔中成药〕

（1）苏子降气丸^(中国药典)（由炒紫苏子、厚朴、前胡、甘草、姜半夏、陈皮、沉香、当归组成）。功能主治：降气化痰，温肾纳气。用于上盛下虚、气逆痰壅所致的咳嗽喘息、胸膈痞塞。用法用量：口服，1 日 1~2 次。1~6 岁，1 次 3g；7~12 岁，1 次 6g。

（2）黑锡丹^{（医保目录）}（由黑锡、硫黄、川楝子、胡芦巴、木香、制附子、肉豆蔻、补骨脂、沉香、小茴香、阳起石、肉桂组成）。功能主治：升降阴阳，坠痰定喘。用于真元亏惫，上盛下虚，痰壅气喘，胸腹冷痛。用法用量：姜汤或淡盐汤送服，1 日 1~2 次。3~6 岁，1 次 0.5g；7~12 岁，1 次 1g；12 岁以上，1 次 1.5g。

缓解期

1. 肺脾气虚证

〔证候〕**主症**：反复感冒，气短自汗，咳嗽无力，形体消瘦，神疲懒言。**次症**：面白少华或萎黄，纳差，便溏。**舌脉**：舌淡胖，苔薄白，脉细软，指纹淡。

〔治法〕补肺固表，健脾益气。

〔方药〕玉屏风散合人参五味子汤加减。

〔中成药〕

（1）玉屏风口服液^{（中国药典）}（由黄芪、防风、炒白术组成）。功能主治：益气，固表，止汗。用于表虚不固，自汗恶风，面色㿠白，或体虚易感风邪者。用法用量：口服，1 日 3 次。1 岁以下，1 次 3ml；1~5 岁，1 次 5~10ml；6~14 岁，1 次 10ml。

（2）小儿肺咳颗粒^{（中国药典）}（由人参、茯苓、白术、陈皮、鸡内金、酒大黄、鳖甲、地骨皮、北沙参、炙甘草、青蒿、麦冬、桂枝、干姜、淡附片、瓜蒌、款冬花、紫菀、桑白皮、胆南星、黄芪、枸杞子组成）。功能主治：健脾益肺，止咳平喘。用于肺脾不足，痰湿内蕴所致的咳嗽或痰多稠黄，咳吐不爽，气短，喘促，动辄汗出，食少纳呆，周身乏力，舌红苔厚。用法用量：开水冲服，1 日 3 次。1 岁以下，1 次 2g；1~4 岁，1 次 3g；5~8 岁，1 次 6g。

2. 脾肾阳虚证

〔证候〕**主症**：喘促乏力，动则气喘，气短心悸，咳嗽无力，形体消瘦，形寒肢冷，腰膝酸软。**次症**：面白少华，腹胀，纳差，夜尿多，便溏，发育迟缓。**舌脉**：舌质淡，苔薄白，脉细弱，指纹淡。

〔治法〕温补脾肾，固摄纳气。

〔方药〕金匮肾气丸加减。

〔中成药〕

（1）固本咳喘片^{（中国药典）}（由党参、麸炒白术、茯苓、麦冬、盐补骨脂、炙甘草、醋五味子组成）。功能主治：益气固表，健脾补肾。用于脾虚痰盛、肾气不固所致的咳嗽、痰多、喘息气促，动则喘剧。用法用量：口服，1 日 3 次。1~6 岁，

1次1片;7~12岁,1次2片;12岁以上,1次3片。

(2)固肾定喘丸^(中国药典)[由熟地黄、附片(黑顺片)、牡丹皮、牛膝、盐补骨脂、砂仁、车前子、茯苓、盐益智仁、肉桂、山药、泽泻、金樱子肉组成]。功能主治:温肾纳气,健脾化痰。用于肺脾气虚、肾不纳气所致的咳嗽、气喘、动则尤甚。用法用量:口服,1日2~3次。1~6岁,1次0.5g;7~12岁,1次1g;12岁以上,1次1.5~2g。可在有前驱症状时服用,也可预防久喘复发,一般15日为一个疗程。

3. 肺肾阴虚证

〔证候〕主症:喘促乏力,动则气喘,干咳少痰,咳嗽无力,痰黏难咳,盗汗,形体消瘦,腰膝酸软,面色潮红,午后潮热。次症:口干咽燥,手足心热,便秘。舌脉:舌红少津,苔花剥,脉细数,指纹淡红。

〔治法〕养阴清热,敛肺补肾。

〔方药〕麦味地黄丸加减。

〔中成药〕

蛤蚧定喘丸^(中国药典)(由蛤蚧、瓜蒌子、紫菀、麻黄、醋鳖甲、黄芩、甘草、麦冬、黄连、百合、炒紫苏子、石膏、炒苦杏仁、煅石膏组成)。功能主治:滋阴清肺,止咳平喘。用于肺肾两虚、阴虚肺热所致的虚劳久咳、气短烦热、胸满郁闷、自汗盗汗。用法用量:口服,1日2次。1~6岁,水蜜丸1次3~4g,小蜜丸1次30粒(4.5g),大蜜丸1次半丸(4.5g);7~12岁,水蜜丸1次4~5g,小蜜丸1次60粒(9g),大蜜丸1次1丸(9g)。

(三)外治法

1. 冬病夏治膏

〔组成〕白芥子21g,延胡索21g,甘遂12g,细辛12g。

〔功效〕温阳利气,祛散伏痰,固本防哮。

〔主治〕哮喘缓解期培本治疗。

〔用法〕上药共研细末,分成3份,每隔10日使用1份。取药末1份,加生姜汁调和后,分别贴于肺俞、心俞、膈俞、膻中穴,2~4小时揭去。若贴后皮肤发红、局部出现小疱疹,可提前揭去。贴药时间为每年夏季的初伏、中伏、末伏共3次,连用3年。

2. 哮痰膏

〔组成〕明矾、面粉、米醋、蜂蜜。

〔功效〕燥湿消痰。

〔主治〕哮喘缓解期脾虚痰积证。

〔**用法**〕上药混合成糊状,每次取 15g 敷于脐中,隔日换 1 次,连用 20 日。

3. 桃仁膏

〔**组成**〕桃仁、杏仁、栀子仁、白胡椒、糯米。

〔**功效**〕止哮平喘。

〔**主治**〕哮喘发作期。

〔**用法**〕上药共研细末,以鸡蛋清调成糊状,敷双侧涌泉穴,12~24 小时取下。连用 1~3 次。

四、验方

1. 王烈(长春中医药大学附属医院)验方

(1) 发作期(咳期)验方:哮咳饮

紫苏子 15g,地龙 15g,前胡 15g,桃仁 5g,杏仁 5g,冬瓜子 15g,莱菔子 15g,芦根 15g,白屈菜 15g,川贝母 5g,射干 15g,挂金灯 15g。功效:解痉通络,降逆止咳。

(2) 缓解期(痰期)验方:缓哮汤

紫苏子 15g,前胡 15g,白前 15g,桃仁 5g,杏仁 5g,白屈菜 15g,胆南星 5g,茯苓 15g,款冬花 15g,清半夏 8g,沙参 15g,莱菔子 15g。功效:健脾化痰止咳。

(3) 稳定期(根期)验方:防哮汤

黄芪 15g,玉竹 15g,女贞子 15g,牡蛎 15g,补骨脂 15g,五味子 5g,太子参 5g。功效:补肺健脾益肾,固本截痰。

2. 周平安(北京中医药大学东方医院)验方:柴胡脱敏汤

柴胡 10g,黄芩 10g,白芍 15g,乌梅 10g,五味子 6g,防风 10g,甘草 6g,炙麻黄 10g,杏仁 6g,广地龙 10g。功效:养血柔肝,息风缓痉,宣肺平喘。是支气管哮喘急性发作期的基础方。

第六节 反复呼吸道感染 •⋯⋯⋯⋯⋯⋯⋯⋯⋯⋯⋯⋯⋯⋯⋯⋯

反复呼吸道感染指 1 年内发生上、下呼吸道感染的次数超出正常范围。上呼吸道感染包括鼻炎、咽炎、扁桃体炎;下呼吸道感染为支气管炎、毛细支气管炎及肺炎等。本病为儿童常见疾病之一,1~3 岁的幼儿发病率最高,一般到学龄期前后发病次数明显减少。以冬春气温变化剧烈时患病人数较多,夏季有自然缓解的趋势。若反复呼吸道感染日久不愈,易发生慢性鼻炎、咳嗽及肾炎、风湿病等,严重影响小儿的生长发育与身心健康。

古代医籍中称本病为"自汗易感",近年来通常称为"反复呼吸道感染"。

一、诊断要点

(一) 症状

轻症有发热、鼻塞、流涕、打喷嚏、干咳、咽痛、扁桃体充血等症状,发热一般低于 38.5℃,症状持续两三天;重症体温可达 39~40℃,并有流涕、咳嗽、头痛、全身不适、烦躁不安等症状,婴幼儿还可合并呕吐、腹泻等,高热甚则持续 1~2 周。

(二) 体征

扁桃体肿大,肺部听诊可闻及干湿啰音等。

反复呼吸道感染判断条件

年龄(岁)	反复上呼吸道感染(次/年)	反复下呼吸道感染(次/年)	
		反复气管支气管炎	反复肺炎
0~2 岁	7	3	2
2⁺~5 岁	6	2	2
5⁺~14 岁	5	2	2

注:1. 两次感染间隔时间至少 7 天以上。

2. 若上呼吸道感染次数不够,可以将上、下呼吸道感染次数相加,反之则不能。但若反复感染以下呼吸道为主,则应定义为反复下呼吸道感染。

3. 确定次数需连续观察 1 年。

4. 反复肺炎指 1 年内反复患肺炎 2 次,肺炎需由肺部体征和影像学证实,两次肺炎诊断期间肺部体征和影像学改变应完全消失。

(三) 辅助检查

血常规、病原微生物检测、免疫功能测定、过敏原检测、过敏原特异性 IgE 检测、肺功能,肺部影像学、支气管镜、耳鼻咽喉科检查可发现某些先天发育异常和急、慢性感染灶。

(四) 鉴别诊断

反复呼吸道感染需与变应性鼻炎相鉴别。

二、西医治疗要点

（一）一般治疗

保持呼吸道通畅,经常清除鼻腔分泌物。保持合适的体位,勿使气道受压。对咳嗽、痰不易咳出者,要拍背辅助排痰;痰液过于黏稠时,应提高室内湿度,并供给充足的水分;少量多餐,予易消化、高营养的饮食。

（二）西药治疗

1. 抗生素　感染期可根据药物敏感试验选用适当的抗生素;病毒感染者可选用利巴韦林等。

2. 维生素　对于维生素缺乏者,及时补充维生素 A、维生素 D、维生素 C、维生素 B_2、维生素 B_6、维生素 E。

3. 微量元素　对于伴有微量元素缺乏症者,应定时予锌、铁、铜、锰等。注意用药时间不宜过长。

4. 免疫调节剂　对于有免疫缺陷或免疫功能低下者,应给予免疫调节剂。常用的药物有胸腺肽、干扰素、左旋咪唑、转移因子、丙种球蛋白、细菌溶解产物等。

三、中成药应用

（一）基本病机

小儿反复呼吸道感染多因正气不足,卫外不固,造成屡感外邪,邪毒久恋,稍愈又作,反复不已。小儿脏腑娇嫩,肌肤薄弱,藩篱疏松,卫外功能薄弱,对外邪的抵抗力差;阴阳二气均较稚弱,肺、脾、肾三脏更为不足,加之寒温不能自调,一旦偏颇,六淫之邪或从皮毛而入,或从口鼻而受,均及于肺。正与邪的消长变化,导致反复呼吸道感染。

（二）辨证分型使用中成药

反复呼吸道感染常用中成药一览表

证型	常用中成药
肺脾气虚证	黄芪生脉饮、玉屏风口服液、参苓白术丸
营卫失调证	桂枝颗粒
脾肾两虚证	龙牡壮骨颗粒
肺脾阴虚证	百合固金口服液、槐杞黄颗粒

1. 肺脾气虚证

〔证候〕主症:反复外感,面黄少华,形体消瘦,肌肉松软,少气懒言,气短,多汗、动则易汗。次症:食少纳呆,口不渴,或大便溏薄。舌脉:舌质淡,苔薄白,脉无力,指纹淡。

〔治法〕补肺固表,健脾益气。

〔方药〕玉屏风散合六君子汤加减。

〔中成药〕

(1) 黄芪生脉饮^(指南推荐)(由黄芪、党参、麦冬、五味子组成)。功能主治:益气滋阴,养心补肺。用于反复呼吸道感染肺脾气虚证。用法用量:口服。6岁以下,1次10ml,1日2次;6岁及以上,1次10ml,1日3次。

(2) 玉屏风口服液^(中国药典)(由黄芪、防风、炒白术组成)。功能主治:益气,固表,止汗。用于表虚不固,自汗恶风,面色㿠白,或体虚易感风邪者。用法用量:口服,1日3次。1岁以下,1次3ml;1~5岁,1次5~10ml;6~14岁,1次10ml。

(3) 参苓白术丸^(中国药典)(由人参、茯苓、麸炒白术、山药、炒白扁豆、莲子、麸炒薏苡仁、砂仁、桔梗、甘草组成)。功能主治:补脾胃,益肺气。用于反复呼吸道感染症见体倦乏力、食少便溏等脾虚证候者。用法用量:口服,1日3次。1~5岁,1次3g;6~12岁,1次6g。

2. 营卫失调证

〔证候〕主症:反复外感,恶风、恶寒,面色少华,四肢不温,多汗易汗,汗出不温。次症:食纳不香,小便清,大便溏。舌脉:舌淡红,苔薄白,脉无力,指纹淡红。

〔治法〕温卫和营,益气固表。

〔方药〕黄芪桂枝五物汤加减。

〔中成药〕

桂枝颗粒^(中国药典)(由桂枝、白芍、生姜、甘草、大枣组成)。功能主治:解肌发表,调和营卫。用于外感风邪,头痛发热,鼻塞干呕,汗出恶风。用法用量:开水冲服,1日3次。1~3岁,1次2g;4~7岁,1次2.5g;8岁及以上,1次5g。

3. 脾肾两虚证

〔证候〕主症:反复外感,面色萎黄或面白少华,形体消瘦,肌肉松软,鸡胸龟背,腰膝酸软,形寒肢冷,四肢不温,发育落后,喘促乏力,气短,动则喘甚,少气懒言,多汗易汗。次症:食少纳呆,大便溏或五更泄泻,夜尿多。舌脉:舌质淡,苔薄白,脉沉细无力。

〔治法〕温补肾阳,健脾益气。

〔方药〕金匮肾气丸合理中汤加减。

〔中成药〕

龙牡壮骨颗粒^(中国药典)(由党参、黄芪、山麦冬、醋龟甲、炒白术、山药、醋南五味子、龙骨、煅牡蛎、茯苓、大枣、甘草、乳酸钙、炒鸡内金、维生素 D_2、葡萄糖酸钙组成)。功能主治:强筋壮骨,和胃健脾。用于治疗和预防小儿脾肾两虚所致的反复呼吸道感染。用法用量:开水冲服,1 日 3 次。2 岁以下,1 次 5g 或 3g(无蔗糖);2~7 岁,1 次 7.5g 或 4.5g(无蔗糖);7 岁以上,1 次 10g 或 6g(无蔗糖)。

4. 肺脾两虚证

〔证候〕**主症**:反复外感,面白颧红少华,盗汗自汗,手足心热。**次症**:食少纳呆,口渴,大便干结。**舌脉**:舌质红,苔少或花剥,脉细数,指纹淡红。

〔治法〕养阴润肺,益气健脾。

〔方药〕生脉散合沙参麦冬汤加减。

〔中成药〕

(1) 百合固金口服液^(中国药典)(由百合、生地黄、熟地黄、麦冬、玄参、川贝母、当归、白芍、桔梗、甘草组成)。功能主治:养阴润肺,化痰止咳。用于肺肾阴虚,燥咳少痰,痰中带血,咽干喉痛。用法用量:口服。6 岁以下,1 次 10ml,1 日 3 次;6 岁及以上,1 次 20ml,1 日 2 次。

(2) 槐杞黄颗粒^(指南推荐)(由槐耳菌质、枸杞子、黄精组成)。功能主治:益气养阴。用于气阴两虚引起的儿童体质虚弱、反复感冒,症见头晕,神疲乏力,口干气短,心悸,易出汗,食欲不振,大便秘结。用法用量:开水冲服,1 日 2 次。1~3 岁,1 次 5g;4~12 岁,1 次 10g。

(三) 外治法

1. 敷贴疗法

方法一

〔组成〕白芥子3份,细辛2份,甘遂1份,皂荚1份,五倍子3份,冰片0.05份。

〔功效〕温经通络,利气豁痰。

〔主治〕反复呼吸道感染虚证兼痰浊内郁者。

〔用法〕上药共研细末,每次取 1~2g,以姜汁调成糊状,敷于双侧肺俞穴,外用胶布固定,于夏季的初伏、中伏、末伏各贴 1 次,每次 4~6 小时。

方法二

〔组成〕五倍子粉 10g。

〔**功效**〕敛肺止汗。

〔**主治**〕反复呼吸道感染各证型多汗者。

〔**用法**〕以适量食醋调成糊状,睡前敷脐,每日 1 次 ,连用 5~7 日。

2. 捏脊疗法　具有调阴阳、理气血、和脏腑、通经络的作用,可提高患儿免疫力、增强体质,防治反复呼吸道感染。用于反复呼吸道感染各证型。双手拇指指腹与示指、中指指腹对合,夹持肌肤,拇指在后,示指、中指在前。两手沿脊柱两旁,由下而上连续地夹提肌肤,边捏边向前推进,自尾骶部长强穴开始,一直捏到项枕部为止(一般捏到大椎穴,也可延至风府穴)。重复 3~5 遍,再按揉肾俞穴 2~3 次。每天 1 次,每周治疗 5 天,4 周为一个疗程。

四、验方

1. 俞景茂(江苏省中医院)**验方**:少阳和解汤

柴胡 6g,黄芩 6g,太子参 6g,杏仁 6g,浙贝母 6g,制半夏 6g,丹参 6g,辛夷花 6g,白芍 6g,生山楂 9g,山海螺 12g,蝉蜕 3g,桂枝 3g,炙甘草 3g。功效:和解表里,疏利枢机。用于反复呼吸道感染表邪未尽而正气已虚,枢机失利,病在少阳者。

2. 虞坚尔(上海市中医医院)**验方**

(1)感染期**验方**:和解方

柴胡 6g,黄芩 6g,姜半夏 6g,太子参 6g,炙甘草 3g,广藿香 9g,川厚朴 6g,白茯苓 9g。功效:和解少阳,芳化清热,运脾。

(2)缓解期**验方**:补肾固表方

菟丝子 9g,炙黄芪 9g,焦白术 9g,关防风 9g,黄芩 6g,柴胡 6g,乌梅肉 6g,麻黄根 9g。功效:补肾益气固表,扶正祛邪。

第七节　变应性鼻炎 •

变应性鼻炎又称过敏性鼻炎,是机体接触过敏原后,由 IgE 介导产生的鼻黏膜炎症。变应性鼻炎是常见的鼻部疾病,以突发或反复发作的鼻痒、喷嚏、流清涕及鼻塞为特征,常伴发过敏性结膜炎、湿疹、哮喘、腺样体肥大、鼻窦炎、鼻出血、中耳炎及睡眠呼吸障碍等疾病。

本病属于中医学"鼻鼽""鼽嚏"范畴。

一、诊断要点

（一）病史

本病可常年发病,亦可呈季节性发作,春、秋、冬三季多发。患儿多有反复发作的病史,部分患儿可有荨麻疹、湿疹、支气管哮喘等过敏性疾病史或家族史。

（二）症状

鼻痒、喷嚏、清水样涕、鼻塞等症状出现 2 项及 2 项以上,每天症状持续或累计出现 1 小时以上。可伴有眼痒、结膜充血等眼部症状。症状严重者可有"变应性敬礼"动作,即为减轻鼻痒和使鼻腔通畅而用手掌或手指向上揉鼻。

（三）体征

发作期常见鼻黏膜苍白、灰白或浅蓝色,水肿,少数病例鼻黏膜充血,鼻甲肿大,鼻腔水样分泌物。症状严重的患儿可出现:①变应性黑眼圈:由于下眼睑肿胀而出现的下睑暗影;②变应性皱褶:由于经常向上揉搓鼻尖而在鼻梁皮肤表面出现横行皱纹。间歇期上述体征不明显。

（四）辅助检查

白细胞计数正常,嗜酸性粒细胞可增高。鼻腔分泌物嗜酸性粒细胞检查可呈阳性,鼻腔分泌物肥大细胞(嗜碱性粒细胞)可呈阳性。皮肤点刺试验、血清总 IgE 检测、血清特异性 IgE 检测、血清学过敏原抗体检测均有助于本病的诊断。

（五）鉴别诊断

变应性鼻炎需与伤风鼻塞、鼻窒、鼻渊、鼻息肉等相鉴别。

二、西医治疗要点

（一）治疗原则

尽量避免接触过敏原,正确使用抗组胺药和糖皮质激素。如有条件,可行特异性免疫疗法。对变应性鼻炎积极有效的治疗可预防和减轻哮喘的发作。

（二）西药治疗

1. 抗组胺药　能与炎症介质组胺竞争 H_1 受体而阻断组胺的生物效应,部分抗组胺药还兼具抗炎作用,对治疗鼻痒、喷嚏和鼻分泌物增多有效,但对缓解鼻塞作用较弱。疗程一般不少于 2 周,5 岁以下推荐使用糖浆制剂,5 岁以上可口服片剂,剂量按年龄和体重计算。

2. 缓解鼻黏膜充血药　多于鼻内局部应用治疗鼻塞。鼻塞严重时可适当使用低浓度的缓解鼻黏膜充血药,连续应用不超过 7 日。常用口服缓解鼻黏膜充血药如麻黄碱,优点是药效持久,但婴幼儿、青光眼、糖尿病、高血压和心血管疾病患儿应慎用。严格按照推荐剂量服用,连续应用不超过 7 日。

3. 抗胆碱药　用于治疗鼻溢严重者。0.03% 溴化异丙托品喷鼻剂可明显减少水样分泌物。

4. 肥大细胞膜稳定剂　色甘酸钠可稳定肥大细胞膜,防止脱颗粒释放介质。临床上应用 2% 色甘酸钠溶液滴鼻或喷鼻。近年来,有可口服的奈多罗米,效果明显强于色甘酸钠。

5. 糖皮质激素　糖皮质激素全身用药的机会不多,仅用于少数重度持续性变应性鼻炎的患儿,对改善鼻塞、流涕、喷嚏及鼻痒等症状均有作用。疗程一般不超过 2 周,应注意用药禁忌证。多口服泼尼松,1 日 30mg,连服 7 日后每日减少 5mg,然后改为鼻内局部应用。

（三）物理治疗

1. 局部按摩　用手指于鼻梁两侧上下摩擦。

2. 理疗　激光、微波等。

三、中成药应用

（一）基本病机

本病因肺、脾、肾三脏虚损,复感风寒异气,鼻窍受邪所致。

（二）辨证分型使用中成药

变应性鼻炎常用中成药一览表

证型	常用中成药
肺气虚寒证	辛芩颗粒
肺经伏热证	鼻康片、辛夷鼻炎丸
脾气虚弱证	通窍鼻炎颗粒、通窍鼻炎片
肾阳不足证	金匮肾气丸

1. 肺气虚寒证

〔证候〕主症:突发鼻痒,喷嚏频频,流清涕,鼻塞,嗅觉减退,畏风怕冷。次症:自汗,气短懒言,语声低怯,面色苍白,或见咳嗽痰稀,鼻黏膜淡红或苍白,下鼻甲肿大,鼻道水样分泌物。舌脉:舌质偏淡或淡红,苔薄白,脉虚弱。

〔治法〕温肺散寒,益气固表。

〔方药〕温肺止流丹加减。

〔中成药〕

辛芩颗粒^(中国药典)（由细辛、黄芩、荆芥、防风、白芷、苍耳子、黄芪、白术、桂枝、石菖蒲组成）。功能主治:益气固表,祛风通窍。用于肺气不足、风邪外袭所致的鼻痒、喷嚏、流清涕,易感冒;变应性鼻炎见上述证候者。用法用量:开水冲服,1日3次。2~3岁,1次2.5g;4~12岁,1次5g。婴幼儿及肾功能不全患儿禁用。

2. 肺经伏热证

〔证候〕主症:突发鼻痒,喷嚏频频,流清涕或黏稠涕。次症:鼻塞,嗅觉减退,可伴有咳嗽、咽痒、口干烦热,或见鼻衄,鼻黏膜偏红,鼻甲肿胀,鼻腔干燥,咽红。舌脉:舌质红,苔黄,脉数。

〔治法〕清宣肺气,通利鼻窍。

〔方药〕辛夷清肺饮加减。

〔中成药〕

（1）鼻康片^(指南推荐)（由羊耳菊、鱼腥草、绣线菊、大蓟根、漆姑草、路路通、鹅不食草组成）。功能主治:清热解毒,疏风消肿,利咽通窍。用于风热所致的急慢性鼻炎、鼻窦炎及咽炎。用法用量:口服,1日3次。4~6岁,1次2片;7~12岁,1次3片。

（2）辛夷鼻炎丸^(中国药典)（由辛夷、薄荷、紫苏叶、甘草、广藿香、苍耳子、鹅不食草、板蓝根、山白芷、防风、鱼腥草、菊花、三叉苦组成）。功能主治:祛风宣窍,清热解毒。用于风热上攻、热毒蕴肺所致的鼻塞、鼻流清涕或浊涕、发热、头痛;慢性鼻炎、变应性鼻炎、神经性头痛见上述证候者。用法用量:口服,1日2次。4~6岁,1次2g;7~12岁,1次3g。

3. 脾气虚弱证

〔证候〕主症:突发鼻痒鼻塞,喷嚏频频,流清涕,面色萎黄,食少纳呆。次症:嗅觉减退,消瘦,腹胀,大便溏薄,四肢倦怠乏力,鼻黏膜淡红或苍白,下鼻甲肿大,鼻道水样分泌物。舌脉:舌淡胖,苔薄白,脉弱。

〔治法〕益气健脾,升阳通窍。

〔方药〕补中益气汤加减。

〔中成药〕

（1）通窍鼻炎颗粒^(中国药典)（由炒苍耳子、防风、黄芪、白芷、辛夷、炒白术、薄荷组成）。功能主治:散风固表,宣肺通窍。用于风热蕴肺、表虚不固所致的鼻塞时轻时重、鼻流清涕或浊涕、前额头痛;慢性鼻炎、变应性鼻炎、鼻窦炎见

上述证候者。用法用量:开水冲服,1 日 3 次。5~8 岁,1 次 1g;9 岁及以上,1
次 2g。

（2）通窍鼻炎片(中国药典)(由炒苍耳子、防风、黄芪、白芷、辛夷、炒白术、薄
荷组成)。功能主治:散风固表,宣肺通窍。用于风热蕴肺、表虚不固所致的鼻
塞时轻时重、鼻流清涕或浊涕、前额头痛;慢性鼻炎、变应性鼻炎、鼻窦炎见上
述证候者。用法用量:口服,1 日 3 次。2~5 岁,1 次 2 片;6~10 岁,1 次 3 片;
11~15 岁,1 次 4 片;16~17 岁,1 次 5 片。

4. 肾阳不足证

〔**证候**〕**主症**:突发鼻痒鼻塞,喷嚏频频,流清涕,面色苍白,形寒肢冷。**次
症**:嗅觉减退,腰膝酸软,神疲倦怠,小便清长,鼻黏膜苍白,鼻道水样分泌物。
舌脉:舌质淡,苔白,脉沉细。

〔**治法**〕温补肾阳,通利鼻窍。

〔**方药**〕金匮肾气丸加减。

〔**中成药**〕

金匮肾气丸(医保目录)(由地黄、山药、山茱萸、茯苓、牡丹皮、泽泻、桂枝、制附
子、牛膝、车前子组成)。功能主治:温补肾阳,化气行水。用于鼻炎肾阳不足
证。用法用量:口服,1 日 2 次。1~3 岁,1 次 2g;4~7 岁,1 次 3g;8 岁及以上,1
次 6g。

（三）外治法

1. 滴鼻法　应用具有芳香通窍功效的滴鼻剂滴鼻。

2. 鼻腔盐水冲洗　可改善症状、清洁鼻腔、恢复鼻黏膜功能,是一种辅助
治疗方法。推荐使用生理盐水或 1% ~2%高渗盐水。

（四）针灸疗法

1. 体针　选取迎香、印堂、风池、风府、合谷为主穴,上星、足三里、禾髎、
肺俞、脾俞、肾俞、三阴交等为配穴。每次治疗各选 1~2 个主穴及配穴,用补法,
留针 20 分钟。

2. 灸法　选取督脉的上星、神庭、囟会、前顶穴灸治,每次 2~4 小时,每日
1 次,4 日为一个疗程,治疗 3~4 个疗程,每个疗程间停 1 日。

3. 耳穴贴压　选取神门、内分泌、内鼻、肺、脾、肾、肾上腺、皮质下等穴,
以王不留行籽贴压,两耳交替,每次取 3~5 穴。

4. 穴位敷贴　选用白芥子、细辛、辛夷、甘遂、冰片等药物研粉,以生姜汁
调成膏状,敷贴于大椎、迎香、肺俞等穴位。

（五）预防和调护

与患儿及家长充分沟通,说明本病病程较长和反复发作的特点,以及对生活质量和下呼吸道的影响(尤其是可诱发支气管哮喘),以提高治疗的依从性。

1. 锻炼身体,增强免疫力,防止受凉。

2. 注意室内卫生,经常除尘去霉,勤晒被褥,避免与宠物接触。

3. 注意观察,寻找诱发因素,若有发现,应尽量避免。在寒冷、扬花季节外出戴口罩,减少和避免接触各种尘埃、花粉;避免接触或进食易引起过敏的食物,如海鲜、羽毛、兽毛、蚕丝等,忌辛辣刺激食物。

4. 按揉迎香穴 100 遍,每日 1 次。

5. 对季节性发病的患儿,需提示家长在发病季节前 2~3 周预防性用药。

四、单方

1. 苍耳子。用法:①去壳研细末,口服,1 次 3g,1 日 2~3 次;②炼蜜为丸,口服,1 次 6g,1 日 2~3 次;③水煎服,每剂 6g,分 2 次服。用于变应性鼻炎、慢性鼻炎、副鼻窦炎。

2. 鹅不食草适量。用法:鲜品洗净揉成小团,纳入鼻腔,1 日 2 次。用于急慢性鼻炎、急慢性鼻窦炎、变应性鼻炎属风寒表证者。

第八节 咳嗽变异性哮喘

咳嗽变异性哮喘是一种特殊类型的哮喘,咳嗽是其唯一或主要的临床表现,持续或反复发作超过 1 个月,常伴夜间或清晨发作性咳嗽,无明显喘息、气促等症状或体征,但有气道高反应性。有的患者发作有一定的季节性,以春秋为多。易发人群为儿童及其他过敏体质者。运动后加重,临床无感染表现,或经较长时间抗生素治疗无效,用支气管扩张药治疗可使咳嗽发作缓解,往往有个人或家族过敏史。

古代医籍无此病名,可参考"哮咳""风咳"等范畴。

一、诊断要点

（一）诊断标准

1. 持续咳嗽 >4 周,通常为干咳,常在夜间和 / 或清晨发作,运动、遇冷空气后咳嗽加重,临床上无感染征象,或经过较长时间抗生素治疗无效。

2. 支气管扩张药诊断性治疗咳嗽症状明显缓解。

3. 肺通气功能正常,支气管激发试验提示气道高反应性。

4. 有过敏性疾病史,以及过敏性疾病家族史,过敏原检测阳性可辅助诊断。

5. 除外其他疾病引起的慢性咳嗽。

（二）临床表现

咳嗽变异性哮喘的症状主要为长期顽固性咳嗽,多持续4周以上,常在吸入刺激性气味、有害气体、冷空气、接触变应原(如花粉、室内尘土、尘螨、霉菌、病毒、动物皮毛、蟑螂、羽毛、食物等),以及运动或上呼吸道感染后诱发,部分患者没有任何诱因。

（三）辅助检查

X线检查、肺通气功能检测、气道高反应性检测、过敏原检测等。

（四）鉴别诊断

咳嗽变异性哮喘需与支气管炎、鼻窦炎、胃食管反流、慢性上气道咳嗽综合征、嗜酸性粒细胞性支气管炎等相鉴别。

二、西医治疗要点

（一）治疗目标

1. 有效控制急性发作症状,并维持最轻的症状,甚至无症状。

2. 防止症状加重或反复。

3. 尽可能将肺功能维持在正常或接近正常的水平。

4. 防止发生不可逆的气流受限。

5. 保持正常活动(包括运动)能力。

6. 避免药物不良反应。

7. 防止因咳嗽变异性哮喘而死亡。

（二）治疗原则

控制治疗应尽早开始。治疗原则为长期、持续、规范和个体化治疗。急性发作期治疗重点为抗炎、平喘,以便快速缓解症状;慢性持续期应坚持长期抗炎,降低气道反应性,防止气道重塑,避免危险因素。

（三）西药治疗

包括缓解药物和控制药物。

缓解药物能快速缓解支气管痉挛及其他伴随的急性症状,用于咳嗽变异性哮喘的发作期,包括:①吸入或口服速效 β₂ 肾上腺素受体激动药;②糖皮质激素;③抗胆碱能药物;④短效茶碱等。

控制药物是抑制气道炎症需长期使用的药物,用于咳嗽变异性哮喘慢性持续期,包括:①吸入或口服糖皮质激素;②白三烯调节剂;③缓释茶碱;④长效 β₂ 肾上腺素受体激动药;⑤肥大细胞膜稳定剂;⑥抗 IgE 抗体。

三、中成药应用

(一)基本病机

本病发病机制是外因诱发,触动伏痰,痰随气升,气因痰阻,相互搏结,阻塞气道,宣肃失常,气逆而上,出现咳嗽、气喘哮鸣、呼吸困难。正如《证治汇补·哮病》曰:"哮即痰喘之久而常发者,因内有壅塞之气,外有非时之感,膈有胶固之痰,三者相合,闭拒气道,搏击有声,发为哮病。"

(二)辨证分型使用中成药

咳嗽变异性哮喘常用中成药一览表

证型	常用中成药
风寒袭肺证(发作期)	小儿治哮灵片
风热犯肺证(发作期)	小儿治哮灵片、小儿热咳清胶囊
痰邪蕴肺证(缓解期)	小儿白贝止咳糖浆
肺脾肾虚证(稳定期)	玉屏风颗粒

1. 风寒袭肺证(发作期)

〔证候〕主症:阵发性呛咳,咽痒。次症:少痰或无痰,以夜间、晨起明显。舌脉:舌淡红,苔薄白,脉浮紧,指纹红。

〔治法〕疏风散寒,解痉止咳。

〔方药〕小青龙汤加减。

〔中成药〕

小儿治哮灵片[指南推荐](由地龙、麻黄、侧柏叶、射干、紫苏子、黄芩、北刘寄奴、白鲜皮、苦参、甘草、细辛、川贝母、橘红、僵蚕、冰片组成)。功能主治:止咳,平喘,镇咳,化痰,强肺,脱敏。用于小儿哮、咳、喘等症。用法用量:口服,1 日 3 次。3 岁以下,1 次 2~4 片;3~6 岁,1 次 4~6 片;7~12 岁,1 次 6~8 片;或遵医嘱。

2. 风热犯肺证(发作期)

〔证候〕主症:阵发性呛咳,咽痛。次症:少痰或无痰,以夜间、晨起明显。

舌脉:舌红,苔白或薄黄,脉浮数,指纹紫。

〔治法〕疏风清热,解痉止咳。

〔方药〕桑菊饮加减。

〔中成药〕

(1)小儿治哮灵片^(指南推荐)(由地龙、麻黄、侧柏叶、射干、紫苏子、黄芩、北刘寄奴、白鲜皮、苦参、甘草、细辛、川贝母、橘红、僵蚕、冰片组成)。功能主治:止咳,平喘,镇咳,化痰,强肺,脱敏。用于小儿哮、咳、喘等症。用法用量:口服,1日3次。3岁以下,1次2~4片;3~6岁,1次4~6片;7~12岁,1次6~8片;或遵医嘱。

(2)小儿热咳清胶囊^(指南推荐)(由蜜炙麻黄、荆芥、炒苦杏仁、百部、蜜炙紫菀、蜜炙桑白皮、白前、瓜蒌仁、川贝母、生石膏、知母、黄芩、地骨皮、炒枳壳、陈皮、桔梗、甘草组成)。功能主治:疏风清肺,宣肺止咳。用于儿童风热、痰热咳嗽,症见咳嗽、痰黄稠、口渴。用法用量:口服,1日3次。4~6岁,1次0.8g;7~14岁,1次1.2g;或遵医嘱。

3. 痰邪蕴肺证(缓解期)

〔证候〕主症:咳嗽减轻,喉中痰鸣,纳少。次症:有痰,色白或黄,大便不实。舌脉:舌淡红,苔白或白腻,脉滑,指纹滞。

〔治法〕健脾化痰止咳。

〔方药〕二陈汤加减。

〔中成药〕

小儿白贝止咳糖浆^(指南推荐)(由白屈菜、平贝母、瓜蒌、矾制半夏组成)。功能主治:清热解毒,化痰止咳。用于痰火壅肺,症见咳痰黄稠或痰中带血、胸胁胀痛,以及火热灼肺、痰阻气道所致的咳嗽。用法用量:口服,1日3次。6月龄以下,1次1~5ml;6~12月龄,1次5~15ml;1~3岁,1次20ml;4~6岁,1次20~25ml;7~9岁,1次25~30ml;10岁及以上,1次30~50ml。

4. 肺脾肾虚证(稳定期)

〔证候〕主症:咳嗽消失,倦怠乏力,汗出易感。次症:纳果,或大便稀溏,四肢不温,夜间多尿或尿频。舌脉:舌淡,苔薄白,脉沉弱,指纹淡。

〔治法〕益气固本。

〔方药〕玉屏风散合肾气丸加减。

〔中成药〕

玉屏风颗粒^(中国药典)(由黄芪、炒白术、防风组成)。功能主治:益气,固表,止汗。用于表虚不固,自汗恶风,面色㿠白,或体虚易感风邪者。用法用量:开水冲服,1 日 3 次。1~3 岁,1 次 1/3 袋;4~7 岁,1 次 1/2 袋;7 岁以上,1 次 1 袋;或遵医嘱。

(三) 外治法

1. 穴位贴敷疗法 采用伏九贴,即夏季的初伏、中伏、末伏及冬季的一九、二九、三九的第 1 天穴位贴敷。药物应用白芥子 7g、延胡索 7g、细辛 4g、甘遂 4g,以鲜生姜汁与适量醋搅匀,制成 3g 的块状软膏。选取天突、膻中、肺俞、膈俞穴,每次贴敷 2~4 小时。如在贴敷过程中出现皮疹、肤痒等过敏反应,应停止贴敷,并予相应处理。

2. 拔罐疗法 选取定喘、风门、肺俞、心俞、天突。用于 3 岁以上发作期、缓解期的患儿。

(四) 预防与调护

1. 饮食宜清淡、营养、易于吸收,不食辛辣刺激、咸寒、炙煿食物。

2. 居室内保持适宜的温度和湿度,空气新鲜。

3. 避免接触灰尘、花粉、油漆、香烟、油烟等过敏原。

4. 根据气候变化增减衣物,防止感冒。

5. 适当户外活动,避免剧烈运动。

四、验方

1. 张颖(上海市长宁区同仁医院)**验方:**自拟止咳抗敏汤

射干 12g,麻黄 9g,杜仲 6g,地龙 12g,僵蚕 9g,白果 9g,柴胡 9g,赤芍 18g,白芍 18g。功效:宣肺祛风,解痉止咳。用于风邪犯肺之咳嗽变异性哮喘。

2. 彭暾(德阳市人民医院)**验方:**自拟抗变止嗽汤

麻黄绒 6g,杏仁、前胡各 20g,桔梗、川芎、款冬花、马兜铃、浙贝母各 12g,远志 10g,石菖蒲 30g,沙参 25g,甘草 6g。功效:滋阴润燥,化痰止咳。用于阴虚肺燥之咳嗽变异性哮喘。

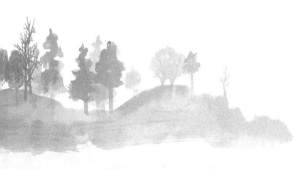

第二章 脾系疾病

第一节 │ 疱疹性口炎 ·

疱疹性口炎是单纯疱疹病毒Ⅰ型感染所引起的口腔炎。多见于1~3岁婴幼儿,在公共场所容易传播,发病无明显季节差异。

本病属于中医学"口疮"范畴。

一、诊断要点

(一)病史

有护养过温或喂养不当,过食炙煿厚味,或外感发热病史。

(二)症状

口腔内局部红肿灼热,疼痛流涎,恶进饮食,可伴发热。

(三)体征

常见齿龈、舌体、两颊、上腭等黏膜处黄白色溃疡,大小不等,甚则满口糜腐。疱疹性口炎先见散在或成簇的小疱疹,周围有红晕,继而疱疹破溃形成溃疡。口疮整个病程为7~10天。

(四)辅助检查

血常规检查白细胞计数及中性粒细胞百分比偏高或正常。

(五)鉴别诊断

本病需与鹅口疮、手足口病及白塞综合征鉴别。

二、西医治疗要点

(一)一般治疗

保持口腔清洁,多饮水,以微温或凉的流质食物为宜,避免刺激性食物。

(二)西药治疗

疼痛严重者可在餐前用2%利多卡因涂抹局部。发热时可用退热剂,针对病因用药。

三、中成药应用

（一）基本病机

小儿口疮发病与风热乘脾、心脾积热上熏，或阴虚火旺上攻口舌有关。

（二）辨证分型使用中成药

口疮常用中成药一览表

证型	常用中成药
风热乘脾证	双黄连口服液、小儿豉翘清热颗粒、蒲地蓝消炎口服液
心火上炎证	小儿化毒散、金莲清热泡腾片
脾胃积热证	黄栀花口服液、健儿清解液
虚火上炎证	知柏地黄丸

1. 风热乘脾证

〔**证候**〕主症：口腔溃疡较多，以口颊、上腭、齿龈、口角处溃烂为主，亦可先见疱疹，继而破溃后形成溃疡，周围焮红，疼痛拒食，烦躁多啼。次症：口臭涎多，面赤口渴，小便短赤，大便秘结，或伴发热恶风，咽红肿痛。舌脉：舌质红，苔薄黄，脉浮数或指纹浮紫。

〔**治法**〕疏风清热，泻火解毒。

〔**方药**〕银翘散加减。

〔**中成药**〕

（1）双黄连口服液^{（中国药典）}（由金银花、黄芩、连翘组成）。功能主治：疏风解表，清热解毒。用于肺胃热盛证，症见发热，咳嗽，咽痛。用法用量：口服。3岁以下，1次10ml，1日2次；3~6岁，1次10ml，1日3次；6岁以上，1次20ml，1日2~3次。

（2）小儿豉翘清热颗粒^{（中国药典）}（由连翘、淡豆豉、薄荷、荆芥、炒栀子、大黄、青蒿、赤芍、槟榔、厚朴、黄芩、半夏、柴胡、甘草组成）。功能主治：疏风解表，清热导滞。用于风热乘脾证、心火上炎证及脾胃积热证。用法用量：开水冲服，1日3次。6个月~1岁，1次1~2g；1~3岁，1次2~3g；4~6岁，1次3~4g；7~9岁，1次4~5g；10岁及以上，1次6g。

（3）蒲地蓝消炎口服液^{（中国药典）}（由蒲公英、板蓝根、苦地丁、黄芩组成）。功能主治：清热解毒，消肿利咽。用于疖肿、腮腺炎、咽炎、扁桃体炎肺胃热盛证。用法用量：口服，1日3次。1岁以下，1次3ml；1~3岁，1次5ml；4~5岁，1次

7ml;6 岁及以上,1 次 10ml。

2. 心火上炎证

〔**证候**〕**主症**:口腔溃疡或糜烂,以舌边尖为多,红肿灼热,疼痛较重,心烦不宁,叫扰啼哭。**次症**:面赤唇红,口干欲饮,进食困难,小便短赤,大便干结。**舌脉**:舌边尖红,苔薄黄,脉细数或指纹紫滞。

〔**治法**〕清心泻火,引热下行。

〔**方药**〕泻心导赤散加减。

〔**中成药**〕

(1) 小儿化毒散[中国药典](由人工牛黄、珍珠、雄黄、大黄、黄连、甘草、天花粉、川贝母、赤芍、制乳香、制没药、冰片组成)。功能主治:清热解毒,活血消肿。用于热毒内蕴、毒邪未尽所致的口疮肿痛、疮疡溃烂、烦躁口渴、大便秘结。用法用量:①口服,1 次 0.6g,1 日 1~2 次;3 岁以下小儿酌减。②外用,敷于患处。

(2) 金莲清热泡腾片[指南推荐](由金莲花、大青叶、生石膏、知母、生地黄、玄参、炒苦杏仁组成)。功能主治:清热解毒,利咽生津,止咳祛痰。用于风热乘脾证、心火上炎证及脾胃积热证。用法用量:溶于 50ml 热水中泡服,每日 3 次。1~3 岁,1 次 1 片;3 岁以上,1 次 2 片。如体温 >38.5℃时,每日 4 次。疗程 3~7 日。

3. 脾胃积热证

〔**证候**〕**主症**:颊内、上腭、唇角、齿龈等处黏膜破损溃烂,色白或黄,呈圆形或椭圆形,溃疡较深,大小不一,有的融合成片,甚至满口糜烂,边缘鲜红,灼热疼痛,恶进饮食。**次症**:口臭,涎多黏稠,兼可发热,面赤唇红,烦躁不安,小便短赤,大便秘结。**舌脉**:舌质红,苔黄,脉数或指纹紫滞。

〔**治法**〕清泻脾胃,通腑泻火。

〔**方药**〕凉膈散加减。

〔**中成药**〕

(1) 黄栀花口服液[指南推荐](由黄芩、金银花、大黄、栀子组成)。功能主治:清肺泻热。用于小儿外感热证,症见发热、头痛、咽赤肿痛、心烦、口渴、大便干结、小便短赤。用法用量:饭后服,1 日 2 次,疗程 3 天。2.5~3 岁,1 次 5ml;4~6 岁,1 次 10ml;7~10 岁,1 次 15ml;11 岁及以上,1 次 20ml。

(2) 健儿清解液[指南推荐](由金银花、菊花、连翘、山楂、苦杏仁、陈皮组成)。功能主治:清热解毒,消滞和胃。用于咳嗽咽痛,食欲不振,脘腹胀满。用法用量:口服,1 日 3 次。婴儿,1 次 4ml;5 岁以下,1 次 8ml;6 岁及以上酌加,1 次 10~15ml。

4. 虚火上炎证

〔**证候**〕**主症**:口腔溃疡较少,稀散色淡,周围淡红,疼痛不显,口流清涎,不甚臭秽。**次症**:口干不渴,颧红盗汗,手足心热,虚烦不寐,神气困乏,经久不愈,大便偏干。**舌脉**:舌红少苔,脉细数或指纹淡紫。

〔**治法**〕滋阴降火,引火归原。

〔**方药**〕六味地黄丸加肉桂。

〔**中成药**〕

知柏地黄丸^(中国药典)(由知母、黄柏、熟地黄、制山茱萸、牡丹皮、山药、茯苓、泽泻组成)。功能主治:滋阴降火。用于阴虚火旺,潮热盗汗,口干咽痛,耳鸣,小便短赤。用法用量:口服,1日2次。1~3岁,1次2g(水蜜丸每30粒6g);4~7岁,1次3g;8岁及以上,1次6g。

(三) 外治法

1. 口腔炎喷雾剂^(指南推荐)

〔**组成**〕蒲公英、忍冬藤、皂角刺、蜂房。

〔**功效**〕清热解毒,消炎止痛。

〔**主治**〕口腔炎、口腔溃疡、咽喉炎等。

〔**用法**〕根据患儿病情每次向口腔挤喷药液适量,1日3~4次。

2. 锡类散^(指南推荐)

〔**组成**〕象牙屑、青黛、壁钱炭、人指甲(滑石粉制)、珍珠、冰片、人工牛黄。

〔**功效**〕解毒化腐。

〔**主治**〕咽喉糜烂肿痛。

〔**用法**〕每用少许,吹敷患处,1日1~2次。

3. 青黛散^(指南推荐)

〔**组成**〕青黛、铜绿、黄矾、黄柏、黄连、藜芦、枯矾、芒硝、砒石、麝香、轻粉。

〔**功效**〕清热解毒,消肿止痛。

〔**主治**〕口疮,咽喉肿痛。

〔**用法**〕先用凉开水或淡盐水清洁口腔,将药少许吹撒患处,1日2~3次。

4. 双料喉风散^(指南推荐)

〔**组成**〕珍珠、人工牛黄、冰片、黄连、山豆根、甘草、青黛、人中白(煅)、寒水石。

〔**功效**〕清热解毒,消肿利咽。

〔**主治**〕肺胃热毒炽盛所致之咽喉肿痛、齿龈肿痛。

〔**用法**〕将药粉吹于患处,1日3次。

四、单验方

（一）验方

1. 陈进（江西省中医院）**验方：**自拟方

栀子、黄芩、连翘各9g，生地黄、天冬各10g，薄荷6g，薏苡仁15g，山楂、麦芽各12g。药量可根据小儿年龄及体重、体质适量加减。大便不通者，加大生地黄用量或加玄参滋阴增液；疮周红肿严重、表面分泌物多、舌红口干者，可加牡丹皮养阴清热凉血；兼发热者，加生石膏凉血泻热；夜寐欠安、哭闹多、脾气急躁、小便短赤者，可加菊花、白蒺藜、生白芍、北沙参清热泻火养阴；口腔溃疡稀少、色淡不甚痛者，可加生黄芪补气敛疮；兼有咳嗽或气喘者，可加杏仁、桔梗开宣肺气。1日1剂，分3次或少量频服，服用前最好先含漱。3日为一个疗程，一般治疗1~2个疗程。功效：清热，泻火，养阴。用于各型口疮。

2. 吴丽萍（甘肃中医药大学）**验方：**清胃散合泻黄散

升麻5g，黄连3g，藿香10g，当归10g，石膏20g，牡丹皮10g，生地黄10g，炙甘草3g。药量随年龄及病情增减。功效：清脾胃郁热，健脾化湿。用于脾胃积热型口疮。

（二）单方

1. 仙鹤草、一枝黄花、板蓝根、大青叶任选一种15~30g。用法：煎浓汁服，1日1剂。用于口疮实证。

2. 莲心5g。用法：冲入沸水，浸泡15分钟，代茶饮。用于口疮实证。

第二节　鹅口疮

鹅口疮为白念珠菌感染在口腔黏膜表面形成白色斑膜的疾病。多见于新生儿和婴幼儿，营养不良、腹泻、长期使用广谱抗生素或类固醇激素的患儿常有此症。新生儿多由产道感染或因哺乳时污染的奶头和乳具被感染。

中医亦称“鹅口疮”。

一、诊断要点

根据发病年龄、病史及口腔乳凝块样白膜，多可确诊。

（一）症状

拒食，吮乳时啼哭，烦躁不安等。

（二）体征

舌上、颊内、牙龈或上腭散布白屑，可融合成片，不易拭去。如强行剥落，可见充血、糜烂创面。重者可向咽喉处蔓延，影响吸奶与呼吸，偶可累及食管、肠道、气管等。

（三）辅助检查

诊断困难者，可取少许白膜涂片，加 10% 氢氧化钠溶液 1 滴，在显微镜下见到白念珠菌孢子和菌丝可确诊。

（四）鉴别诊断

本病需与白喉进行鉴别。

二、西医治疗要点

（一）一般治疗

一般不需口服抗真菌药。应注意哺乳卫生，加强营养，适当补充维生素 B_2 和维生素 C。

（二）西药治疗

可用2% 碳酸氢钠溶液于哺乳前后清洁口腔，或局部涂抹10万~20万 U/ml 制霉菌素鱼肝油混悬溶液，1 日 2~3 次。亦可口服非真菌类肠道微生态制剂，抑制真菌生长。

三、中成药应用

（一）基本病机

鹅口疮可由胎热内蕴，口腔不洁，感受秽毒之邪所致。其主要病变在心、脾，舌为心之苗，口为脾之窍，脾脉络于舌，若感受秽毒之邪，循经上炎，则发为口舌白屑。

（二）辨证分型使用中成药

鹅口疮常用中成药一览表

证型	常用中成药
心脾积热证	健儿清解液、清热解毒口服液、王氏保赤丸
湿热熏蒸证	王氏保赤丸
虚火上炎证	六味地黄口服液、知柏地黄丸

1. 心脾积热证

〔**证候**〕**主症**:口舌白屑堆积,黏膜红赤。**次症**:或伴发热,面赤,手足心热,烦躁不安或啼哭,口干,口臭或口渴,呛奶或呕吐,纳呆,小便黄赤,大便干结。**舌脉**:舌红,苔薄黄或腻,脉滑数或指纹紫红。

〔**治法**〕清心泻脾。

〔**方药**〕清热泻脾散加减。

〔**中成药**〕

(1) 健儿清解液^(指南推荐)(由金银花、菊花、连翘、山楂、苦杏仁、陈皮组成)。功能主治:清热解毒,消滞和胃。用于心脾积热证。用法用量:口服,1 日 3 次。婴儿,1 次 4ml;5 岁以下,1 次 8ml;6 岁及以上酌加,1 次 10~15ml。

(2) 清热解毒口服液^(指南推荐)(由石膏、金银花、玄参、地黄、连翘、栀子、甜地丁、黄芩、龙胆、板蓝根、知母、麦冬组成)。功能主治:清热解毒。用于心脾积热证。用法用量:口服。3 岁以下,1 次 5ml,1 日 3 次;3~6 岁,1 次 10ml,1 日 2 次;7 岁及以上,1 次 10ml,1 日 3 次。

(3) 王氏保赤丸^(指南推荐)(由黄连、干姜、大黄、川贝母、天南星、荸荠粉、巴豆霜、朱砂组成)。功能主治:祛滞,健脾,祛痰。用于心脾积热证及湿热熏蒸证。用法用量:口服。6 月龄以下,1 次 5 粒;6 月龄 ~2 岁,每增加 1 月龄增加 1 粒;2~7 岁,每增加半岁增加 5 粒;8~14 岁,1 次 0.15g(约 60 粒)。病轻者 1 日 1 次,重者 1 日 2~3 次。乳儿可于哺乳时将药丸附着于母亲乳头上,与乳汁一同咽下;若哺乳期已过,可将丸药嵌在小块柔软易消化的食物中一同服下。

2. 湿热熏蒸证

〔**证候**〕**主症**:口舌白屑堆积,色白带黄,黏膜红赤,咽肿。**次症**:或伴发热,面赤,烦躁啼哭,吮乳多啼,口臭,口干不渴,呛奶或呕吐,纳呆,小便黄赤,泄泻或大便秘结。**舌脉**:舌红或淡红,苔黄腻,脉滑数或指纹紫红。

〔**治法**〕清热利湿。

〔**方药**〕甘露消毒丹加减。

〔**中成药**〕

王氏保赤丸^(指南推荐)(由黄连、干姜、大黄、川贝母、天南星、荸荠粉、巴豆霜、朱砂组成)。功能主治:祛滞,健脾,祛痰。用于心脾积热证及湿热熏蒸证。用法用量:口服。6 月龄以下,1 次 5 粒;6 月龄 ~2 岁,每增加 1 月龄增加 1 粒;2~7 岁,每增加半岁增加 5 粒;8~14 岁,1 次 0.15g(约 60 粒)。病轻者 1 日 1 次,重者 1 日 2~3 次。乳儿可于哺乳时将药丸附着于母亲乳头上,与乳汁一同咽下;若哺乳期已过,可将丸药嵌在小块柔软易消化的食物中一同服下。

3. 虚火上炎证

〔证候〕**主症**:口舌白屑稀散,黏膜不红,咽不肿。**次症**:虚烦神疲,颧红低热,手足心热,烦躁啼哭,吮乳多啼,口干不渴,呛奶或呕吐,大便稀溏。**舌脉**:舌淡红,苔薄白或黄,脉细数或指纹紫红。

〔治法〕滋阴降火。

〔方药〕知柏地黄丸加减。

〔中成药〕

(1)六味地黄口服液^(指南推荐)(由熟地黄、山茱萸、山药、茯苓、牡丹皮、泽泻组成)。功能主治:滋阴补肾。用于虚火上炎证。用法用量:口服,1日2次。6岁以下,1次5ml;6岁及以上,1次10ml。

(2)知柏地黄丸^(中国药典)(由知母、黄柏、熟地黄、制山茱萸、牡丹皮、山药、茯苓、泽泻组成)。功能主治:滋阴降火。用于阴虚火旺,潮热盗汗,口干咽痛,耳鸣,小便短赤。用法用量:口服,1日2次。1~3岁,1次2g(水蜜丸每30粒6g);4~7岁,1次3g;8岁及以上,1次6g。

(三)外治法

1. 冰硼散^(中国药典)

〔组成〕冰片、硼砂(煅)、朱砂、玄明粉。

〔功效〕清热解毒,消肿止痛。

〔主治〕热毒蕴结所致的咽喉疼痛、牙龈肿痛、口舌生疮。

〔用法〕涂敷患处,每次适量,1日数次。

2. 青黛散^(指南推荐)

〔组成〕青黛、铜绿、黄矾、黄柏、黄连、藜芦、枯矾、芒硝、砒石、麝香、轻粉。

〔功效〕清热解毒,消肿止痛。

〔主治〕心脾积热所致的口疮、咽喉肿痛。

〔用法〕先用凉开水或淡盐水清洁口腔,将药少许吹撒患处,1日2~3次。

3. 珠黄散^(中国药典)

〔组成〕人工牛黄、珍珠。

〔功效〕清热解毒,祛腐生肌。

〔主治〕热毒内蕴所致的咽痛、咽部红肿、糜烂、口腔溃疡久不收敛。

〔用法〕取药少许吹患处,1日2~3次。

4. 锡类散^(指南推荐)

〔组成〕象牙屑、青黛、壁钱炭、人指甲(滑石粉制)、珍珠、冰片、人工牛黄。

〔功效〕解毒化腐。

〔**主治**〕心脾积热、虚火上炎所致的咽喉糜烂肿痛。

〔**用法**〕每用少许,吹敷患处,1 日 1~2 次。

5. 西瓜霜润喉片^{（中国药典）}

〔**组成**〕西瓜霜、冰片、薄荷素油、薄荷脑。

〔**功效**〕清音利咽,消肿止痛。

〔**主治**〕咽喉肿痛,声音嘶哑,喉痹,喉痛,喉蛾,口糜,口舌生疮,牙痛,急、慢性咽喉炎,急性扁桃体炎,口腔溃疡,口腔炎,牙龈肿痛。

〔**用法**〕含服。3 岁以下,1 次 1 片(0.6g/ 片),1 日 2 次;3~6 岁,1 次 1 片,1 日 3 次;7 岁及以上,1 次 1 片,1 日 4 次。

四、单验方

(一) 验方

1. 赵心波(中国中医科学院西苑医院)**验方**:赵氏雪口方

生甘草 3g,金银花 6g,黄芩 5g,陈皮 5g,焦麦芽 6g,焦大黄 2.4g,天花粉 6g。功效:清胃火,化滞热,消口糜。用于小儿鹅口疮。

2. 祁振华(北京中医医院)**验方**:鹅口散

冰片 1.5g,黄连 9g,青黛 6g,硼砂 3g,寒水石 9g。功效:清热解毒,祛腐生肌,消肿止痛。用于鹅口疮、口糜、乳蛾。用法:上药研极细末,过筛为散。鹅口疮、口糜者,每日外涂 1~2 次;口角及口周溃疡者,可用麻油或其他植物油调涂;乳蛾者,可咽部喷涂。

(二) 单方

1. 细辛 2.5g。用法:研末,加适量面粉,温水调至黏稠,制成直径 3~4cm、厚 0.5cm 的药饼,敷脐,覆以塑料薄膜,用纱布贴膏固定。早晚各换药 1 次,一般 3 日内溃疡愈合,疼痛、流涎、拒食消除。用于心脾积热或虚火上浮所致的鹅口疮,对小儿高热或泄泻后满口糜烂、流涎多、痛甚不能饮食亦有效。

2. 吴茱萸 10g。用法:研末,用醋调成糊状,敷于双侧涌泉穴,24 小时后取下。用于鹅口疮。

第三节　小儿胃炎

小儿胃炎是由于物理、化学、生物性有害因素引起胃黏膜发生炎性病变的一种疾病,分为急性胃炎、慢性胃炎和特殊类型胃炎。急性胃炎和特殊类型胃炎临床相对少见,慢性浅表性胃炎多见。本节主要介绍小儿慢性浅表性胃炎。在我国,儿童胃炎的患病率为 45.1%~84.0%,已成为儿科消化系统疾病的常见病、多发病。

本病属于中医学"胃脘痛"范畴。

一、诊断要点

(一) 症状及体征

本病主要表现为胃脘部疼痛,病程持续 4 周以上,也可表现为上腹部不适、不规律的腹痛,以上腹部或脐周为主,可有腹胀、恶心、呕吐、泛酸、嗳气等表现。本病常伴有食欲差、饮食较少、吐物酸臭、晨起口气臭秽、痛苦面容、大便秘结或泄泻等症状。上腹部可有压痛,亦可无明显体征,少数患儿有消瘦、贫血。

(二) 辅助检查

包括胃镜、胃黏膜组织病理检查及 ^{13}C 尿素呼气试验。

(三) 鉴别诊断

小儿胃炎需与消化性溃疡、反流性食管炎、过敏性紫癜(腹型)、功能性腹痛等相鉴别。临床相对少见的急性胰腺炎、急性胆囊炎、腹型癫痫等必要时也需与小儿胃炎相鉴别。

二、西医治疗要点

(一) 治疗原则

治疗目的在于改善和消除临床症状,无症状者无需治疗。合并幽门螺杆菌感染者应予以抗幽门螺杆菌治疗。

(二) 治疗方案

1. 基础治疗 饮食规律,定时适当,食物宜软易消化,避免过硬、过冷、过酸、粗糙的食物和酒类,以及含咖啡因的饮料;改变睡前进食的习惯;避免精神紧张;尽量不用或少用对胃有刺激性的药物。

2. 西药治疗

(1) 可根据病情选用抗酸药、解痉药、胃肠促动药、胃黏膜保护剂等。

(2) 幽门螺杆菌感染者应进行规范的抗幽门螺杆菌治疗,需坚持大剂量、足疗程、联合用药。药物治疗疗程视病情轻重而定。

三、中成药应用

(一) 基本病机

小儿胃炎多由外感、食伤、素体脾胃虚弱、情志因素引起,病位主要在胃,与肝、脾密切相关,病机多为脾虚、气滞、湿阻、热郁等,脾胃虚弱贯穿小儿胃炎病程演变始终。

(二) 辨证分型使用中成药

小儿胃炎常用中成药一览表

证型	常用中成药
寒邪犯胃证	良附丸
食滞胃肠证	健儿消食口服液、加味保和丸
湿热中阻证	枳实导滞丸
肝胃气滞证	胃苏冲剂、气滞胃痛冲剂
脾胃虚寒证	香砂养胃丸
胃阴不足证	儿宝颗粒
瘀阻胃络证	元胡止痛片

1. 寒邪犯胃证

〔证候〕主症:胃脘冷痛,疼痛暴作,以绞痛为主,痛甚则额冷汗出,疼痛遇寒加重,得温则缓。次症:纳呆,呕吐清水痰涎或不消化残余乳食,面色苍白,小便清长,大便溏薄。舌脉:舌淡红,苔白,脉弦紧或弦迟或脉细。

〔治法〕温中散寒,理气止痛。

〔方药〕良附丸合藿香正气散。

〔中成药〕

良附丸^(中国药典)(由高良姜、醋香附组成)。功能主治:温胃理气。用于寒凝气滞,脘痛吐酸,胸腹胀满。用法用量:口服,1 日 2 次。3~7 岁,1 次 1~2g;7 岁以上,1 次 1.5~3g。3 岁以下儿童用量酌减。

2. 食滞胃肠证

〔证候〕主症:脘腹胀满,疼痛拒按,进食后痛甚,嗳腐吞酸,口气臭秽。次症:不思乳食,恶心呕吐,吐物为酸臭乳块或不消化食物,吐后痛缓,泻下酸臭,大便不爽,夜卧不安,多有饮食不节史。舌脉:舌红,苔厚腻或厚微黄,脉实有力或脉滑。

〔**治法**〕消食导滞,行气止痛。

〔**方药**〕保和丸或消乳丸。

〔**中成药**〕

(1) 健儿消食口服液（中国药典）(由黄芪、炒白术、陈皮、麦冬、黄芩、炒山楂、炒莱菔子组成)。功能主治:健脾益胃,理气消食。用于小儿饮食不节损伤脾胃引起的纳呆食少,脘胀腹满,手足心热,自汗乏力,大便不调,以至厌食、恶食。用法用量:口服,1 日 2 次,用时摇匀。3 岁以下,1 次 5~10ml;3 岁及以上,1 次 10~20ml。

(2) 加味保和丸（专家共识）(由麸炒白术、茯苓、陈皮、姜炙厚朴、枳实、麸炒枳壳、醋炙香附、炒山楂、麸炒六神曲、炒麦芽、法半夏组成)。功能主治:健胃消食。用于饮食积滞,消化不良。用法用量:口服。6 岁以下,1 次 3g,1 日 3 次;6 岁及以上,1 次 6g,1 日 2 次。

3. 湿热中阻证

〔**证候**〕**主症**:腹部胀满疼痛,痛势急迫,疼痛拒按,胃脘痞满,吐酸。**次症**:口苦或黏,口臭,心烦,恶心呕吐,渴喜冷饮,大便干或大便不畅,小便黄。**舌脉**:舌红,苔黄或黄腻,脉滑数。

〔**治法**〕清热化湿,调中行气。

〔**方药**〕三仁汤。

〔**中成药**〕

枳实导滞丸（中国药典）(由炒枳实、大黄、姜汁炙黄连、黄芩、炒六神曲、炒白术、茯苓、泽泻组成)。功能主治:消积导滞,清利湿热。用于脘腹胀痛,不思饮食,大便秘结,痢疾里急后重。用法用量:口服,1 日 2 次。7~14 岁,1 次 4~6g;15 岁及以上,1 次 6~9g;学龄期以前儿童用量遵医嘱。

4. 肝胃气滞证

〔**证候**〕**主症**:脘腹胀满疼痛,攻窜作痛,痛引两胁,或两胁作胀,晨起或情绪紧张时加重,嗳气频作,得嗳气或矢气则舒。**次症**:反酸,胃脘饱胀,餐后尤甚,不思乳食,恶心呕吐,好动易烦,烦躁易怒,胸闷,喜太息,矢气多,大便时干时稀。**舌脉**:舌红,苔薄白,脉弦。

〔**治法**〕疏肝理气,和胃止痛。

〔**方药**〕柴胡疏肝散。

〔**中成药**〕

(1) 胃苏冲剂（专家共识）(由紫苏梗、香附、陈皮、佛手、香橼、枳壳组成)。功能主治:理气消胀,和胃止痛。用于气滞型胃脘痛及胀痛、嗳气、胸闷、食少、排便不畅等症。用法用量:口服,1日2~3次。3岁以下,1次5g;3~6岁,1次10g;7岁及以上,1次15g。

(2)气滞胃痛冲剂(专家共识)(由柴胡、炙延胡索、枳壳、炙香附、白芍、炙甘草组成)。功能主治:疏肝理气,和胃止痛。用于肝郁气滞,胸痞胀满,胃脘疼痛。用法用量:口服。7~14岁,1次5g,1日2次;15岁及以上,1次5g,1日3次;学龄期以前儿童用量遵医嘱。

5. 脾胃虚寒证

〔证候〕**主症:**病程较长,腹部隐痛,时作时止,空腹痛甚,得食痛减,受凉加重,痛处喜按喜温,泛吐清水。**次症:**食少纳呆,食后腹胀,四肢不温,少气乏力,神疲倦怠,头晕,面色㿠白,大便溏或大便不调。**舌脉:**舌淡,边有齿痕,苔薄白,脉沉缓。

〔治法〕温中补虚,缓急止痛。

〔方药〕黄芪建中汤合理中汤。

〔中成药〕

香砂养胃丸^(中国药典)(由木香、砂仁、白术、陈皮、茯苓、制半夏、醋香附、炒枳实、豆蔻、姜厚朴、广藿香、甘草、生姜、大枣组成)。功能主治:温中和胃。用于胃阳不足、湿阻气滞所致的胃痛、痞满,症见胃痛隐隐、脘闷不舒、呕吐酸水、嘈杂不适、不思饮食、四肢倦怠。用法用量:口服,1日3次。3岁以下,1次1~2丸;3岁及以上,1次2~4丸。

6. 胃阴不足证

〔证候〕**主症:**脘腹隐隐灼痛,嘈杂似饥,餐后饱胀,纳少,饥不欲食。**次症:**烦渴喜冷饮,手足心热,口干,舌燥咽干,大便干结。**舌脉:**舌红少津,苔少或花剥,脉细数。

〔治法〕养阴益胃,缓急止痛。

〔方药〕益胃汤。

〔中成药〕

儿宝颗粒^(中国药典)(由太子参、北沙参、茯苓、山药、炒山楂、炒麦芽、陈皮、炒白芍、炒白扁豆、麦冬、煨葛根组成)。功能主治:健脾益气,生津开胃。用于脾气虚弱、胃阴不足所致的纳呆厌食、口干燥渴、大便久泻、面黄体弱、精神不振、盗汗。用法用量:开水冲服,1日2~3次。1~3岁,1次5g或4.5g(低蔗糖型);4~6岁,1次7.5g或6.8g(低蔗糖型);6岁以上,1次10g或9g(低蔗糖型)。

7. 瘀阻胃络证

〔证候〕**主症**：胃脘刺痛为主，疼痛较剧，痛处固定拒按，胃痛日久不愈。**次症**：纳少，不思饮食，可见柏油样便或血便。**舌脉**：舌暗红或紫暗，或有瘀斑，苔薄白，脉弦涩或脉细。

〔**治法**〕活血化瘀，理气止痛。

〔**方药**〕失笑散。

〔**中成药**〕

元胡止痛片^(中国药典)（由醋延胡索、白芷组成）。功能主治：理气，活血，止痛。用于气滞血瘀所致的胃痛、胁痛、头痛及痛经。用法用量：口服，1 日 3 次。3 岁以下，1 次 1 片或遵医嘱；3 岁及以上，1 次 2 片。

四、单验方

（一）验方

闫慧敏（首都医科大学附属北京儿童医院）**验方**

（1）湿热中阻证**经验方**：青黛 1~5g，紫草 3~10g，黄连 1~3g，黄柏 1~3g，香附 2~5g，元胡 2~5g，厚朴 2~5g，乳香 1~3g，藿香 3~5g，败酱草 3~10g，虎杖 3~5g，连翘 3~10g。功效：清热利湿，行气化滞。用于脘腹胀痛，腹部不适，泛酸嗳气，重则呕吐，食纳欠佳，烦躁，小便短赤，大便黏腻不爽，舌偏红，苔白腻或黄腻，脉滑微数。

（2）脾胃虚弱证或脾胃虚寒证**经验方**：黄精 3~10g，茯苓 3~10g，木香 2~5g，草豆蔻 2~5g，黄连 1~3g，黄柏 1~3g，元胡 2~10g，香附 2~5g，厚朴 2~5g，丹参 3~10g。功效：健脾益气，行气化瘀。用于腹痛缓解或疼痛减轻，伴腹胀不适，乏力，纳呆，大便不调，舌淡红，苔白或腻，脉细。

（二）单方

1. 乌贼骨、浙贝母等分。用法：上药研细末，1 次服 1~3g。用于胃痛泛酸明显者。

2. 鸡内金、香橼皮各 10g。用法：上药共研细末，1 次服 0.5~1g。用于食积胃痛。

第四节 小儿腹泻病

小儿腹泻病是各种原因引起的以腹泻为主要临床表现的胃肠道功能紊乱,多发于夏秋季节,有时也称"秋季腹泻"。根据病因不同,本病分为感染性和非感染性两种。前者由细菌、病毒、霉菌及寄生虫感染引起,大便镜检有较多的白细胞或红细胞;后者多见于婴幼儿,常有喂养不当史,大便中含有不消化的饮食物、脂肪球,或粪糖原阳性。本病临床分为轻、中、重三型,重型患儿每天腹泻10次以上,伴有明显的脱水及电解质紊乱表现,需住院治疗。大便稀薄或水样便,排便次数增多,1岁以下每天腹泻5次以上,2岁以上每天腹泻多于3次,即可诊断本病。

本病相当于中医学"小儿泄泻"。

一、诊断要点

(一)症状

1. 胃肠道症状 食欲不振、溢乳、恶心、呕吐、大便次数增多及大便性状改变,稀便、水样便、黏液便或脓血便。

2. 全身症状 发热、烦躁、精神萎靡,重者可致脱水、代谢性酸中毒、电解质紊乱(低钾血症、低钙血症、低镁血症等),甚至休克、昏迷。

(二)体征

轻者无特殊体征,重者可出现眼窝、囟门凹陷,尿少泪少,皮肤黏膜干燥、弹性下降,甚至因血容量明显减少出现休克,如心音低钝、脉搏细速、血压下降、四肢厥冷、尿极少甚至无尿。

(三)辅助检查

1. 大便常规一般正常,细菌感染时可有少量白细胞、红细胞。

2. 细菌感染时大便培养可发现致病菌。

3. 电镜或免疫电镜检查可直接观察病毒形态及特异性抗原颗粒。

4. 酶联免疫吸附试验(ELISA)被世界卫生组织(WHO)作为诊断轮状病毒的标准方法。

(四)鉴别诊断

1. 轻型腹泻需与生理性腹泻进行鉴别。

2. 侵袭性细菌性肠炎需与细菌性痢疾相鉴别。

3. 大肠埃希菌肠炎与急性坏死性肠炎起病相似,要注意鉴别。

二、西医治疗要点

调整饮食,预防和纠正脱水,合理应用抗生素,给予肠黏膜保护剂、助消化与调节肠道微生态制剂,防治并发症。

(一)一般治疗

腹泻时应继续进食,以免造成机体营养不良、酸中毒等。呕吐频繁者应暂禁食 8~12 小时,但不禁饮,待症状缓解后逐渐恢复饮食。腹泻停止后注意补充营养,每日加餐 1 次,至 2 周后。症状性腹泻应同时治疗原发病。

(二)西药治疗

1. 液体疗法

(1)口服补液:口服补液盐(ORS)。

(2)静脉补液:对吐泻严重、明显腹胀、呈中度以上脱水者应静脉补液。

2. 合理应用抗生素　应根据临床特点、大便细菌培养和药物敏感试验结果选用药物。

3. 其他治疗

(1)对症处理:①呕吐:轻度呕吐可随病情好转而自愈,重者可口服多潘立酮,1 次 0.3mg/kg,1 日 3 次,服 3~5 日。②止泻:对非侵袭性细菌感染或病毒性肠炎,无中毒症状,粪便镜检无脓细胞及红细胞时,可用鞣酸蛋白收敛止泻。

(2)微生态疗法:常用单菌制剂、多菌制剂、死菌制剂,有助于恢复肠道正常菌群的生态平衡。

(3)肠黏膜保护剂。

(4)锌补充疗法。

三、中成药应用

(一)基本病机

小儿泄泻的主要病位在脾胃,病机关键为脾胃受损,升降失司,水谷不分,混杂而下。盖胃主受纳腐熟水谷,脾主运化水谷精微,若脾胃受病,则饮食入胃之后,水谷不化,精微不布,清浊不分,合污而下,致成泄泻。

（二）辨证分型使用中成药

小儿泄泻常用中成药一览表

证型		常用中成药
常证	湿热泻	小儿泻速停颗粒、小儿肠胃康颗粒、葛根芩连微丸
	风寒泻	藿香正气口服液
	伤食泻	保和丸、保儿安颗粒
	脾虚泻	小儿香橘丸、小儿腹泻宁泡腾颗粒、小儿腹泻宁糖浆、小儿止泻安颗粒
	脾肾阳虚泻	附子理中丸、四神丸
变证	气阴两伤证	儿宝颗粒
	阴竭阳脱证	生脉注射液

常证

1. 湿热泻

〔**证候**〕**主症**:大便水样,或如蛋花汤,泻下急迫,量多次频。**次症**:大便中或见少许黏液,腹痛时作,或伴呕恶,或发热烦躁,口渴,小便短黄。**舌脉**:舌质红,苔黄腻,脉滑数,指纹紫。

〔**治法**〕清肠解热,化湿止泻。

〔**方药**〕葛根黄芩黄连汤加减。

〔**中成药**〕

（1）小儿泻速停颗粒^(中国药典)（由地锦草、儿茶、乌梅、焦山楂、茯苓、白芍、甘草组成）。功能主治:清热利湿,健脾止泻,缓急止痛。用于小儿湿热壅遏大肠所致的泄泻,症见大便稀薄如水样、腹痛、纳差;小儿秋季腹泻及迁延性、慢性腹泻见上述证候者。用法用量:口服,1 日 3~4 次。6 月龄以下,1 次 1.5~3g;6 月龄~1 岁,1 次 3~6g;1~3 岁,1 次 6~9g;3~7 岁,1 次 10~15g;7~12 岁,1 次 15~20g。

（2）小儿肠胃康颗粒^(指南推荐)（由鸡眼草、地胆草、谷精草、夜明砂、蚕沙、蝉蜕、谷芽、盐酸小檗碱、木香、党参、麦冬、玉竹、赤芍、甘草组成）。功能主治:清热平肝,调理脾胃。用于小儿营养紊乱所引起的食欲不振,面色无华,精神烦忧,夜寝哭啼,腹泻腹胀。用法用量:口服,1 次 1~2 袋,1 日 3 次。

（3）葛根芩连微丸^(指南推荐)（由葛根、黄芩、黄连、炙甘草组成）。功能主治:

解肌透表,清热解毒,利湿止泻。用于湿热泻。用法用量:口服,1次1g,1日3次。

2. 风寒泻

〔证候〕主症:大便清稀,夹有泡沫,臭气不甚,肠鸣腹痛。次症:伴恶寒发热、鼻流清涕、咳嗽。舌脉:舌质淡,苔薄白,脉浮紧或指纹淡红。

〔治法〕疏风散寒,化湿和中。

〔方药〕藿香正气散加减。

〔中成药〕

藿香正气口服液^(中国药典)(由苍术、陈皮、姜制厚朴、白芷、茯苓、大腹皮、生半夏、甘草浸膏、广藿香油、紫苏叶油组成)。功能主治:解表化湿,理气和中。用于风寒泻。用法用量:口服,用时摇匀,1日2次。3岁以下,1次5ml;3岁及以上,1次10ml。

3. 伤食泻

〔证候〕主症:大便稀溏,夹有乳凝块或食物残渣,气味酸臭。次症:或如败卵,脘腹胀满,便前腹痛,泻后痛减,腹部胀痛拒按,嗳气酸馊,或有呕吐,不思乳食,夜卧不安。舌脉:苔厚腻或微黄,脉滑实或指纹滞。

〔治法〕运脾和胃,消食化滞。

〔方药〕保和丸加减。

〔中成药〕

(1)保和丸^(中国药典)(由焦山楂、炒六神曲、制半夏、茯苓、陈皮、连翘、炒莱菔子、炒麦芽组成)。功能主治:消食,导滞,和胃。用于食积停滞,脘腹胀满,嗳腐吞酸,不欲饮食。用法用量:口服,小蜜丸1次3~6g,大蜜丸1次0.5~1丸,1日2次。根据患儿体重酌情调整用量。

(2)保儿安颗粒^(医保目录)(由山楂、稻芽、使君子、布渣叶、莱菔子、槟榔、葫芦茶、孩儿草、莲子心组成)。功能主治:健脾消滞,利湿止泻,清热除烦,驱虫治积。用于食滞及虫积所致的厌食消瘦,胸腹胀闷,泄泻腹痛,夜睡不宁,磨牙咬指。用法用量:开水冲服,1日2次。1岁以下,1次2.5g;2~3岁,1次5g;4岁及以上,1次10g。

4. 脾虚泻

〔证候〕主症:大便稀溏,色淡不臭,常食后即泻,时轻时重。次症:面色萎黄,形体消瘦,神疲倦怠。舌脉:舌淡,苔白,脉缓弱或指纹淡。

〔治法〕健脾益气,助运止泻。

〔方药〕参苓白术散加减。

〔中成药〕

（1）小儿香橘丸^(中国药典)（由木香、陈皮、米泔炒苍术、炒白术、茯苓、甘草、白扁豆、麸炒山药、莲子、麸炒薏苡仁、炒山楂、炒麦芽、麸炒六神曲、姜厚朴、麸炒枳实、醋香附、砂仁、法半夏、泽泻组成）。功能主治：健脾和胃，消食止泻。用于脾虚食滞所致的呕吐便泻、脾胃不和、身热腹胀、面黄肌瘦、不思饮食。用法用量：口服，1次1丸，1日3次；1岁以下小儿酌减。

（2）小儿腹泻宁泡腾颗粒^(指南推荐)（由党参、白术、茯苓、葛根、甘草、广藿香、木香组成）。功能主治：补气健脾，和胃生津。用于小儿腹泻、呕吐、肌热口渴、消化不良、消瘦倦怠、舌淡苔白。用法用量：温开水溶解后服用。10岁以上，1次1袋，1日2次；10岁以下酌减。

（3）小儿腹泻宁糖浆^(中国药典)（由党参、白术、茯苓、葛根、甘草、广藿香、木香组成）。功能主治：健脾和胃，生津止泻。用于脾胃气虚所致的泄泻，症见大便泄泻、腹胀腹痛、纳减、呕吐、口干、倦怠乏力、舌淡苔白。用法用量：口服，1日2次。1~3岁，1次2.5ml；4~7岁，1次5ml；8~10岁，1次7.5ml，10岁以上，1次10ml。

（4）小儿止泻安颗粒^(医保目录)（由赤石脂、肉豆蔻、伏龙肝、茯苓、陈皮、木香、砂仁组成）。功能主治：健脾和胃，利湿止泻。用于小儿消化不良腹泻，脾虚腹泻。用法用量：开水冲服。1岁以下，1次3g（1/2袋），1日3次；1~2岁，1次6g（1袋），1日3次；2~3岁，1次12g（2袋），1日2次。

5. 脾肾阳虚泻

〔证候〕**主症**：久泻不止，大便清稀，澄澈清冷，完谷不化。**次症**：或见脱肛，形寒肢冷，面白无华，精神萎靡，寐时露睛，小便色清。**舌脉**：舌淡，苔白，脉细弱或指纹色淡。

〔治法〕温补脾肾，固涩止泻。

〔方药〕附子理中汤合四神丸加减。

〔中成药〕

（1）附子理中丸^(中国药典)（由制附子、党参、炒白术、干姜、甘草组成）。功能主治：温中健脾。用于脾肾阳虚泻。用法用量：口服。3~6岁，1次1.5g，1日3次；6岁以上，1次3g，1日2次。

（2）四神丸^(中国药典)（由煨肉豆蔻、盐炒补骨脂、醋制五味子、制吴茱萸、大枣组成）。功能主治：温肾散寒，涩肠止泻。用于肾阳不足所致的泄泻，症见肠鸣腹胀、五更溏泄、食少不化、久泻不止、面黄肢冷。用法用量：口服，1日2~3次。1~3岁，1次3g；4~7岁，1次6g；8岁及以上，1次9g。

变证

1. 气阴两伤证

〔**证候**〕**主症:** 泻下过度,质稀如水。**次症:** 精神萎靡或心烦不安,目眶及囟门凹陷,皮肤干燥或枯瘪,啼哭无力无泪,口渴引饮,小便短少,甚则无尿,唇红而干。**舌脉:** 舌红少津,苔少或无苔,脉细数。

〔**治法**〕健脾益气,酸甘敛阴。

〔**方药**〕人参乌梅汤加减。

〔**中成药**〕

儿宝颗粒^(中国药典)(由太子参、北沙参、茯苓、山药、炒山楂、炒麦芽、陈皮、炒白芍、炒白扁豆、麦冬、煨葛根组成)。功能主治:健脾益气,生津开胃。用于脾气虚弱、胃阴不足所致的纳呆厌食、口干燥渴、大便久泻、面黄体弱、精神不振、盗汗。用法用量:开水冲服,1日2~3次。1~3岁,1次5g或4.5g(低蔗糖型);4~6岁,1次7.5g或6.8g(低蔗糖型);6岁以上,1次10g或9g(低蔗糖型)。

2. 阴竭阳脱证

〔**证候**〕**主症:** 泻下不止,次频量多。**次症:** 精神萎靡,表情淡漠,面色青灰或苍白,哭声微弱,啼哭无泪,尿少或无,四肢厥冷。**舌脉:** 舌淡无津,脉沉细欲绝。

〔**治法**〕挽阴回阳,救逆固脱。

〔**方药**〕生脉散合参附龙牡救逆汤加减。

〔**中成药**〕

生脉注射液^(医保目录)(由红参、麦冬、五味子组成)。功能主治:益气养阴,复脉固脱。用于阴竭阳脱证。用法用量:①肌内注射,1次2~4ml,1日1~2次;②静脉滴注,1次20~60ml,用5%葡萄糖注射液250~500ml稀释后使用。新生儿、婴幼儿禁用。

(三) 外治法

1. 小儿敷脐止泻散^(中国药典)

〔**组成**〕黑胡椒。

〔**功效**〕温中散寒,止泻。

〔**主治**〕小儿中寒、腹泻、腹痛。

〔**用法**〕外用,贴敷肚脐,1次1袋,1日1次。

2. 丁桂儿脐贴^(医保目录)

〔**组成**〕丁香、肉桂、荜茇。

〔**功效**〕健脾温中,散寒止泻。

〔**主治**〕小儿泄泻、腹痛。

〔**用法**〕外用,贴于脐部,1 次 1 贴,24 小时换药 1 次。

四、单验方

(一) 验方

1. 陈宝贵(天津中医药大学)**验方:藿梅汤**

藿香 3~5g,乌梅 3~5g,扁豆 5~10g,通草 2~5g,槟榔 2~5g,甘草 3g。功效:健脾化湿,消食止泻。加减:兼食滞者,加炒麦芽 5g、鸡内金 3g;兼外感者,风热加金银花 5g,风寒加苏叶 5g;湿重者,加薏苡仁 6g;久泻不止者,加赤石脂 3g;脾肾阳虚者,加补骨脂 3g、肉桂 1.5g;脾虚气少者,加党参 5g、茯苓 5g。用于各型泄泻。

2. 宋祚民(北京中医医院)**验方:止泻汤**

藿香 6g,苍术 6g,云茯苓 10g,防风 6g,焦山楂 3g,乌梅 6g,黄连 3g,白芍 6g,甘草 3g。功效:清热化湿,分别清浊,健脾和胃。用于四时腹泻,尤以湿热泻为宜。

(二) 单方

1. 山药粉。用法:开水调服,1 次 3~6g,1 日 3~4 次。用于脾虚型腹泻。

2. 鬼针草 30g。用法:加水适量,煎煮后倒入盆内,先熏蒸后浸泡双足,1 日 3~5 次,连用 3~5 日。用于各证泄泻。

3. 茜草 30~60g。用法:加水连煮 3 次,去渣混合,倒入盆中,待温频洗双足,1 次 30~60 分钟,1 日 2~3 次,连洗 3~4 日。用于小儿湿热泻。

第五节 厌食

厌食是以较长时期食欲减退、食量减少为特征的小儿常见消化系统疾病。本病一年四季均可发生,以夏季暑湿当令之时多发。任何年龄皆可发病,1~6 岁更为常见,城市儿童发病率较高。患儿除食欲不振、食量减少外,一般无其他明显不适,预后良好。若长期不愈,可易反复感冒、发热、咳嗽等,甚至导致营养不良,影响小儿发育。

本病相当于西医学"消化功能紊乱""厌食症"。

一、诊断要点

（一）症状

1. 有喂养不当、病后失调、先天不足或精神刺激史。

2. 长期不思进食，厌恶摄食，食量较正常同龄儿童减少 1/3 以上，病程超过 2 个月。

3. 可有呃逆、恶心欲吐、胃部饱胀、满闷不舒、大便稀溏夹有不消化食物或秘结等症。

（二）体征

可有面色少华、形体偏瘦等表现，但精神尚好，活动如常。

（三）辅助检查

1. 实验室检查　唾液淀粉酶正常或降低，D-木糖排泄率降低，血常规检查可发现贫血，血生化检查血白蛋白可下降，维生素检查以明确有无维生素缺乏或中毒，微量元素检查以明确有无锌缺乏，血清瘦素显著低于正常儿。

2. 胃电图检查　餐前胃电参数 f、F 低于健康儿童，餐后胃电参数 f、F、Vpp、Ra 低于健康儿童；同一导联餐后胃电参数 f、F、Vpp、Ra 较餐前降低；胃电节律紊乱率高于健康儿童。

（四）鉴别诊断

厌食需与积滞、疳证相鉴别。

二、西医治疗要点

（一）一般治疗

应做到合理喂养，4 月龄以下的婴儿采用纯母乳喂养。按顺序添加辅食，饮食以主副食为主，不要额外添加"营养品"，培养良好的饮食习惯。

（二）西药治疗

1. 纠正微量元素缺乏　若有缺锌，口服葡萄糖酸锌，1~1.5mg/（kg·d），分 2 次口服。

2. 助消化药　口服胃酶合剂或酵母片，有一定的增进食欲作用。

3. 胃肠促动药　如多潘立酮，能增强胃蠕动，加快胃排空，对胃肠动力障碍引起的厌食有较好的作用。口服，1 次 0.3mg/kg，1 日 3 次，疗程 4 周。

4. 激素疗法　一般不用，对于严重顽固性厌食症可考虑使用泼尼松、小剂量胰岛素，均能增加食欲。

三、中成药应用

（一）基本病机

引起小儿厌食的原因以饮食不节、喂养不当最为多见。小儿脾常不足,加之饮食不知自调、挑食、偏食、好吃零食,食不按时,饥饱无度,或家长缺乏正确的喂养知识,喂养不当,乳食品种调配、变更失宜,纵儿所好,杂食乱投,甚至滥进补品,均可损伤脾胃,导致厌食。此外,先天禀赋不足、他病失调、药物损伤、情志失调等亦可导致本病。厌食的病变脏腑在脾胃,病机关键为脾胃不和,纳运失职。因病因、病程、体质的差异,证候有所区别。

（二）辨证分型使用中成药

小儿厌食常用中成药一览表

证型	常用中成药
脾胃湿热证	王氏保赤丸、保和丸
脾失健运证	保和丸、山麦健脾口服液
脾胃气虚证	健胃消食口服液、醒脾养儿颗粒
脾胃阴虚证	健儿消食口服液、小儿健胃糖浆
肝旺脾虚证	舒肝健胃丸

1. 脾胃湿热证

〔**证候**〕**主症**:不思进食,厌恶进食甚至拒食。**次症**:口渴不欲饮,肢体倦怠,口臭,时有恶心,甚则呕吐,大便干结或臭秽,小便黄少。**舌脉**:舌红,苔薄黄腻,脉滑数,指纹紫滞。

〔**治法**〕清热燥湿,健脾助运。

〔**方药**〕藿朴三仁汤加减

〔**中成药**〕

（1）王氏保赤丸^{（指南推荐）}（由黄连、干姜、大黄、川贝母、天南星、荸荠粉、巴豆霜、朱砂组成）。功能主治:祛滞,健脾,祛痰。用于小儿乳滞疳积、痰厥惊风、喘咳痰鸣、乳食减少、吐泻发热、大便秘结、四时感冒,以及脾胃虚弱、发育不良等。用法用量:口服。6月龄以下,1次5粒;6月龄~2岁,每增加1月龄增加1粒;2~7岁,每增加半岁增加5粒。病轻者1日1次,重者1日2~3次。

（2）保和丸^{（中国药典）}（由焦山楂、炒六神曲、制半夏、茯苓、陈皮、连翘、炒莱菔子、炒麦芽组成）。功能主治:消食,导滞,和胃。用于食积停滞,脘腹胀满,嗳腐吞酸,不欲饮食。用法用量:口服,1 日 2 次。3 岁以下,1 次 1g;3~6 岁,1 次 1.5g;7 岁及以上,1 次 3g。

2. 脾失健运证

〔证候〕**主症:**食欲不振甚至拒食。**次症:**面色少华,饮食乏味,或有胸脘痞闷、嗳气泛恶,偶尔多食后脘腹饱胀,时有流涎,大便软溏,精神如常。**舌脉:**舌淡红,苔薄白或白腻,脉濡,指纹淡红。

〔治法〕健脾助运,消食开胃。

〔方药〕不换金正气散加减

〔中成药〕

(1) 保和丸[中国药典](由焦山楂、炒六神曲、制半夏、茯苓、陈皮、连翘、炒莱菔子、炒麦芽组成)。功能主治:消食,导滞,和胃。用于食积停滞,脘腹胀满,嗳腐吞酸,不欲饮食。用法用量:口服,1 日 2 次。3 岁以下,1 次 1g;3~6 岁,1 次 1.5g;7 岁及以上,1 次 3g。

(2) 山麦健脾口服液[指南推荐](由山楂、麦芽、砂仁、陈皮、高良姜、干姜组成)。功能主治:消食健脾,行气和胃。用于饮食积滞所致的小儿厌食症。用法用量:口服。3 岁以下,1 次 5ml,1 日 2 次;3~6 岁,1 次 5ml,1 日 3 次;7 岁及以上,1 次 10ml,1 日 2 次。

3. 脾胃气虚证

〔证候〕**主症:**不思进食,食欲不振甚至拒食。**次症:**面色少华,神疲倦怠,少言懒语,形体偏瘦,唇色淡,口淡乏味,脘腹胀,大便稀溏。**舌脉:**舌淡胖,边有齿痕,苔薄白,脉细软,指纹淡红。

〔治法〕健脾益气,佐以助运。

〔方药〕异功散加减

〔中成药〕

(1) 健胃消食口服液[指南推荐](由太子参、陈皮、山药、炒麦芽、山楂组成)。功能主治:健胃消食。用于脾胃虚弱所致的食积,症见不思饮食、嗳腐酸臭、脘腹胀满;消化不良见上述证候者。用法用量:口服。3 岁以下,1 次 5ml,1 日 2 次;3~6 岁,1 次 5ml,1 日 3 次;7 岁及以上,1 次 10ml,1 日 2 次。

(2) 醒脾养儿颗粒[指南推荐](由一点红、毛大丁草、山栀茶、蜘蛛香组成)。功能主治:醒脾开胃,养血安神,固肠止泻。用于脾气虚所致的儿童厌食,腹泻便溏,烦躁盗汗,遗尿夜啼。用法用量:温开水冲服。1 岁以下,1 次 2g,1 日 2 次;1~2 岁,1 次 4g,1 日 2 次;3~6 岁,1 次 4g,1 日 3 次;7~14 岁,1 次 6~8g,1 日 2 次。

4. 脾胃阴虚证

〔**证候**〕**主症**:不思进食,厌恶进食。**次症**:面色少华,口渴喜冷饮,唇红,手足心热,汗多浸衣,形体偏瘦,大便燥结,小便黄少。**舌脉**:舌红,苔花剥,脉细数,指纹紫或红。

〔**治法**〕滋脾养胃,佐以助运。

〔**方药**〕养胃增液汤加减

〔**中成药**〕

(1) 健儿消食口服液^(中国药典)(由黄芪、炒白术、陈皮、麦冬、黄芩、炒山楂、炒莱菔子组成)。功能主治:健脾益胃,理气消食。用于小儿饮食不节损伤脾胃引起的纳呆食少,脘胀腹满,手足心热,自汗乏力,大便不调,以至厌食、恶食。用法用量:口服,1 日 2 次,用时摇匀。3 岁以下,1 次 5~10ml;3 岁及以上,1 次 10~20ml。

(2) 小儿健胃糖浆^(医保目录)(由沙参、稻芽、白芍、玉竹、炒麦芽、山楂、麦冬、陈皮、荷叶、牡丹皮、山药组成)。功能主治:健脾消食,清热养阴。用于脾胃阴虚所致的食欲减退,消化不良。用法用量:口服,1 次 10ml,1 日 3 次。

5. 肝旺脾虚证

〔**证候**〕**主症**:食欲不振,厌恶进食,形体偏瘦,两胁胀满。**次症**:平素烦躁易怒,夜寐欠安,兴奋躁动,口苦泛酸,嗳气呃逆,大便失调。**舌脉**:舌红,苔薄黄,脉细小弦,指纹紫滞。

〔**治法**〕疏肝健脾,理气和胃。

〔**方药**〕柴胡疏肝散加减。

〔**中成药**〕

舒肝健胃丸^(医保目录)(由姜制厚朴、醋制香附、麸炒白芍、醋制柴胡、醋炒青皮、香橼、陈皮、檀香、豆蔻、枳壳、炒鸡内金、槟榔、醋炒延胡索、醋制五灵脂、炒牵牛子组成)。功能主治:疏肝开郁,导滞和中。用于肝胃不和引起的胃脘胀痛,胸胁满闷,呕吐吞酸,腹胀便秘。用法用量:口服,1 日 3 次。3~7 岁,1 次 1/4~1/3 丸;8 岁及以上,1 次 1/2 丸。

(三) 外治法

方法一

〔**组成**〕党参、白术、砂仁、木香、三棱、莪术各 6g。

〔**功效**〕健脾益气,消食开胃。

〔**主治**〕脾胃气虚证、脾胃阴虚证、脾失健运证。

〔**用法**〕上药共研细末,加入适量麻油、冰片溶液调成膏状,用橡皮膏贴敷于神阙穴,每次贴敷 2~12 小时,1 日 1 次,敷贴后热敷 2 次,7 日为一个疗程。

方法二

〔**组成**〕胡黄连、青皮、陈皮、三棱、莪术、五谷虫(醋炒)、莱菔子(炒)各 6g。

〔**功效**〕健脾益气,消食开胃。

〔**主治**〕厌食各证型伴有食积者。

〔**用法**〕上药共研细末,过 60 目筛,装袋,每晚敷于神阙穴和命门穴,夜敷昼去,连续用药 4 周为一个疗程。

四、单验方

(一) 验方

段富津(黑龙江中医药大学)**验方:六君子汤加味**

党参 5g,焦白术 5g,茯苓 6g,半夏 5g,陈皮 5,砂仁 5,郁金 5g,竹茹 5g,炒麦芽 6,炙甘草 4g。功效:健脾消食。用于脾虚不运,饮食积滞证。

(二) 单方

山楂 10~20g。用法:将山楂炒焦至黑黄,水泡服,1 日 2 次。用于厌食患儿有肉食滞积、腹胀痞满、脾虚泄泻表现者。

第六节　积滞

积滞是小儿内伤乳食,停聚中脘,积而不化,气滞不行所形成的一种消化系统疾病,以不思乳食,食而不化,脘腹胀满,嗳气酸腐,大便酸臭为特征。本病一年四季均可发生,以夏秋季节暑湿当令之时发病率较高。任何年龄皆可发病,尤以婴幼儿最为多见。禀赋不足,脾胃素虚,人工喂养及病后失调者更易罹患。本病一般预后良好,少数患儿可因迁延失治进一步损伤脾胃,致气血生化乏源,营养及生长发育障碍而转化为疳证,此即前人所言:"积为疳之母,有积不治,乃成疳证。"

本病相当于西医的"消化功能紊乱症"范畴。

一、诊断要点

(一) 症状

1. 有伤乳、伤食史。

2. 以不思乳食,食而不化,大便溏泄,臭如败卵或便秘为特征。

3. 可伴有烦躁不安、夜间哭闹或呕吐等症。

（二）体征

可有脘腹胀满的表现。

（三）辅助检查

大便检查可见不消化的食物残渣、脂肪滴。

（四）鉴别诊断

积滞需与厌食、疳证相鉴别。

二、西医治疗要点

（一）一般治疗

合理饮食,定时、定量进食,注意荤素搭配,不要偏食,不要过食肥甘厚腻及零食,培养良好的饮食习惯。

（二）西药治疗

1. 给予消化酶（如胃蛋白酶、胰酶等）以辅助消化。

2. 胃肠促动药（如多潘立酮）能提高食管下端括约肌张力,增强胃蠕动,加快胃排空,减轻腹胀、恶心、呕吐,对胃肠动力障碍引起的积滞有较好的作用。口服,1 次 0.3mg/kg,1 日 3 次,疗程 4 周。

三、中成药应用

（一）基本病机

积滞常由喂养不当,伤及脾胃,或脾胃虚损,复伤乳食所致,其病变脏腑在脾胃。胃主受纳,脾主运化,一纳一化,饮食物得以消化。若脾胃受损,纳化失和,乳食停聚不消,积而不化,气滞不行,则成积滞。

（二）辨证分型使用中成药

积滞常用中成药一览表

证型	常用中成药
乳食内积证	四磨汤口服液、化积口服液
脾虚夹积证	小儿香橘丸、香砂六君子丸

1. 乳食内积证

〔证候〕主症:乳食不思或少思,脘腹胀满、疼痛拒按,呕吐食物、乳片。次症:夜寐不安,哭闹不宁,大便酸臭或秘结。**舌脉:**舌淡红,苔白垢腻,脉弦滑,指纹紫滞。

〔**治法**〕消乳化食,导滞和中。

〔**方药**〕乳积者,予消乳丸加减;食积者,予保和丸加减。

〔**中成药**〕

(1) 四磨汤口服液^(指南推荐)(由木香、枳壳、乌药、槟榔组成)。功能主治:顺气降逆,消积止痛。用于婴幼儿乳食内滞证,症见腹胀、腹痛、啼哭不安、厌食纳差、腹泻或便秘。用法用量:口服,1 日 3 次,疗程 3~5 日。新生儿,1 次 3~5ml;幼儿,1 次 10ml。

(2) 化积口服液^(中国药典)〔由茯苓(去皮)、海螵蛸、炒鸡内金、醋三棱、醋莪术、红花、槟榔、雷丸、鹤虱、使君子仁组成〕。功能主治:健脾导滞,化积除疳。用于脾胃虚弱所致的疳积,症见面黄肌瘦、腹胀腹痛、厌食或食欲不振、大便失调。用法用量:口服。1 岁以下,1 次 5ml,1 日 2 次;2~5 岁,1 次 10ml,1 日 2 次;5 岁以上,1 次 10ml,1 日 3 次。

2. 食积化热证

〔**证候**〕**主症:**不思乳食,口干,脘腹胀满,腹部灼热。**次症:**午后发热,心烦易怒,夜寐不安,小便黄,大便臭秽或秘结。**舌脉:**舌红,苔黄腻,脉滑数,指纹紫。

〔**治法**〕清热导滞,消积和中。

〔**方药**〕枳实导滞丸加减。

3. 脾虚夹积证

〔**证候**〕**主症:**不思乳食,食则饱胀,呕吐酸馊。**次症:**腹满喜按,喜俯卧,夜寐不安,面色萎黄,形体消瘦,神疲肢倦,大便稀糊或溏,夹食物残渣,唇舌色淡。**舌脉:**苔白腻,脉细滑,指纹淡滞。

〔**治法**〕健脾助运,消积化滞。

〔**方药**〕健脾丸加减。

〔**中成药**〕

(1) 小儿香橘丸^(中国药典)(由木香、陈皮、米泔炒苍术、炒白术、茯苓、甘草、白扁豆、麸炒山药、莲子、麸炒薏苡仁、炒山楂、炒麦芽、麸炒六神曲、姜厚朴、麸炒枳实、醋香附、砂仁、法半夏、泽泻组成)。功能主治:健脾和胃,消食止泻。用于脾虚食滞所致的呕吐便泻、脾胃不和、身热腹胀、面黄肌瘦、不思饮食。用法用量:口服,1 次 1 丸,1 日 3 次;1 岁以下小儿酌减。

(2) 香砂六君子丸^(指南推荐)(由广木香、砂仁、炒党参、炒白术、茯苓、炙甘草、炒陈皮、制半夏组成)。功能主治:益气健脾,化痰和胃。用于脾虚气滞,消化不良,嗳气食少,脘腹胀满,大便溏泄。用法用量:口服,1 日 2 次。3 岁以下,1 次 2g;3~6 岁,1 次 4g;7 岁及以上,1 次 6g。

(三)外治法

方法一

〔**组成**〕白术、桃仁、苦杏仁、栀子各 50g,枳实、砂仁各 10g,樟脑、冰片适量。

〔**功效**〕消乳化食,导滞和中。

〔**主治**〕乳食内积证。

〔**用法**〕上药共研细末,置于玻璃器具中封存。使用时取药 2~3g,加入蛋清调成糊状,分 2 份分别贴敷双侧内关穴。

方法二

〔**组成**〕肉桂 60g,丁香 30g,苍术 30g,焦三仙各 30g,枳壳 10g,玄明粉10g。

〔**功效**〕消乳化食,导滞和中。

〔**主治**〕乳食内积证。

〔**用法**〕上药共研细末过筛,装瓶中密封备用。使用时取药 2~3g,调成糊状,敷贴穴位。主穴:神阙,配脾俞、肾俞、涌泉等。

四、单验方

(一)验方

侯江红(河南省中医院)**验方**:消积颗粒

姜厚朴 6g,大黄 3g,栀子 10g,焦神曲 10g,炒牵牛子 6g,炒牛蒡子 10g,车前子 10g,白豆蔻 3g。功效:运脾化湿消积。用于积滞化热证。

(二)单方

1. 炒鸡内金。用法:研为细末,1~3 岁 1 日服 2g,4~6 岁 1 日服 3g,7~10岁 1 日服 4g,11~12 岁 1 日服 5g,1 日量分 3 等份早中晚水冲服,15 日为一个疗程。用于食积胀满。

2. 牵牛子 10g。用法:焙干研为细末,调和面粉,制成饼干食用。用于虫积食滞、大便秘结。

第七节 疳证 •

疳证是由于喂养不当,或因多种疾病的影响,导致脾胃受损,气液耗伤而形成的一种小儿慢性病证,以形体消瘦,面色无华,毛发干枯,精神萎靡或烦躁,饮食异常,大便不调为特征。本病无明显季节性,各年龄均可罹患,5 岁以下小儿多见。起病缓慢,病程迁延,病情复杂,易出现兼证,病久者病情亦逐渐加重,影响儿童的健康和发育,且易合并其他疾病而危及生命。近年来,随着社会经济的发展和人们生活水平的提高,本病发病率已明显下降,且重症患儿显著减少。本病经积极恰当治疗,一般预后良好,仅少数重症或有严重兼证者预后较差。

临床一般按病程及证候特点将疳证分为疳气、疳积、干疳三大证候及其他兼证。相当于西医学的蛋白质 - 能量营养不良和多种维生素、微量元素缺乏症等。

一、诊断要点

(一)症状

1. 有先天禀赋不足、喂养不当或病后失调及长期消瘦等病史。

2. 饮食异常,大便干稀不调,精神不振,烦躁易怒,或喜揉眉擦眼,或吮指磨牙等。

(二)体征

1. 有面色不华、毛发稀疏枯黄,或脘腹膨胀等表现。

2. 形体明显消瘦,体重低于正常同龄儿平均值 15% 以上,严重者干枯羸瘦,体重可低于正常平均值 40% 以上。

(三)辅助检查

贫血者,血红蛋白及红细胞减少;出现肢体浮肿,属于疳肿胀(营养不良性水肿)者,血清总蛋白大多在 45g/L 以下,血清白蛋白常在 20g/L 以下。血浆胰岛素样生长因子 I(IGF- I)反应灵敏且不受肝功能的影响,是早期诊断的灵敏可靠指标。

(四)鉴别诊断

疳证需与积滞、厌食进行鉴别。

二、西医治疗要点

（一）一般治疗

在查明病因的基础上，积极治疗原发病，如纠正消化道畸形、控制感染性疾病、根治各种消耗性疾病等。根据营养不良的程度、消化功能和对食物的耐受力逐步调整饮食。调整原则是由少到多，由稀到稠，由单一到多样化，直到恢复正常饮食、营养改善为止。

（二）西药治疗

1. 给予消化酶（如胃蛋白酶、胰酶等）以辅助消化。

2. 应用蛋白同化类固醇制剂，如苯丙酸诺龙。

3. 食欲差者，给予胰岛素肌注，可降低血糖，增加饥饿感。注射前可口服葡萄糖，1~2 周为一个疗程。由于营养不良患儿均存在不同程度的缺钾，应用胰岛素时要注意补钾。

4. 锌制剂可提高味觉敏感度，增加食欲，可口服锌元素。血锌过低者，可加 1% 硫酸锌口服，连用 4 周。

5. 合并细菌感染时，应查明病灶并给予相应的抗生素治疗；严重贫血时，可少量多次输血，每次 <10ml/kg，且输血速度应慢；严重营养不良患儿出现严重脱水、酸中毒、电解质紊乱、休克、低血糖昏迷及维生素 A 缺乏引起的眼部损害等情况时，应给予及时处理。

三、中成药应用

（一）基本病机

引起小儿疳证的原因较多，临床以饮食不节、喂养不当、营养失调、疾病影响、药物过伤及先天禀赋不足等因素为常见，其病变部位主要在脾胃，病情演变可涉及五脏。脾胃为后天之本，气血生化之源，脾健胃和，纳化正常，则气血津液化生有源，五脏六腑、四肢肌肉、筋骨皮毛得以濡润滋养。若脾胃受损，纳化失健，生化乏源，气血津液亏耗，则脏腑、肌肉、筋骨、皮毛无以濡养，日久形成疳证。疳证的主要病变脏腑在脾胃，脾胃受损、气血津液耗伤为其基本病理改变。其病情演变常由浅至深，由轻转重，由脾胃而波及他脏。病之初起，往往仅表现脾胃症状，或脾胃失和，或胃强脾弱，虽食而不化，水谷精微不敷，肌肤初失荣养，但虚赢不著，病尚轻浅，故称疳气；若失于调治，病情进展，脾胃受损，纳化不及，积滞内停，壅塞气机，阻滞络脉，则呈现虚中夹实的疳积证候；若病情进一步发展，脾胃日渐衰败，津液消亡，气血耗伤，元气衰惫，全身极度虚赢者,则称为干疳。

干疳及疳积重症阶段,因脾胃虚损严重,生化乏源,气血亏耗,津液消亡,诸脏失养,除可产生脾脏本身之兼证(如泄泻、肿胀、紫癜)外,尚可累及其他脏腑而产生各种兼证。脾病及肝,肝血不足,目失所荣,而致视物不清、夜盲目翳者,谓之"肝疳";脾病及心,心失所养,心火上炎,熏灼口舌,而致口舌生疮者,谓之"心疳";脾病及肺,土不生金,肺气亏虚,卫外不固,易患外感,而见咳喘、潮热者,谓之"肺疳";脾病及肾,肾精亏虚,骨失所养,而致骨骼畸形者,谓之"肾疳"。重者脾脏衰败,他脏虚惫,甚或元气耗竭,阴阳离决而死亡。

（二）辨证分型使用中成药

疳证常用中成药一览表

证型		常用中成药
主证	疳气证	健脾八珍糕
	疳积证	肥儿丸
	干疳证	十全大补颗粒、人参养荣丸
兼证	眼疳	明目地黄丸、石斛夜光丸
	疳肿胀	五苓胶囊

主证

1. 疳气证

〔证候〕主症:形体略瘦,或体重不增,面色少华或微黄。次症:毛发稀疏,食欲不振,或多食多便,精神正常或欠佳,易发脾气,大便干稀不调。舌脉:舌略淡,苔薄白,脉细,指纹淡。

〔治法〕调脾健运。

〔方药〕资生健脾丸加减。

〔中成药〕

健脾八珍糕^(指南推荐)(由炒党参、炒白术、茯苓、炒山药、炒薏苡仁、莲子、炒芡实、白炒扁豆、陈皮组成)。功能主治:健脾益胃。用于脾胃虚弱,消化不良,面色萎黄,腹胀便溏。用法用量:早晚饭前热水化开炖服,亦可干服,1次3~4块,婴儿1次1~2块。

2. 疳积证

〔证候〕主症:明显消瘦,面色萎黄少华或面白无华。次症:腹胀膨隆,腹有青筋,纳呆,烦躁易怒,嗜食异物,啃指甲,揉眉,挖鼻,疲倦乏力,大便干稀不调。**舌脉:**舌质淡,苔白厚腻,脉细滑,指纹紫滞。

〔治法〕消积理脾。

〔方药〕肥儿丸加减。

〔中成药〕

肥儿丸^(中国药典)(由煨肉豆蔻、木香、炒六神曲、炒麦芽、胡黄连、槟榔、使君子仁组成)。功能主治:健胃消积,驱虫。用于小儿消化不良,虫积腹痛,面黄肌瘦,食少腹胀泄泻。用法用量:口服,一次 1~2 丸,一日 1~2 次;3 岁以下小儿酌减。

3. 干疳证

〔证候〕**主症:**显著消瘦,枯瘦如柴,面色萎黄或苍白。**次症:**头发稀疏枯黄,腹凹如舟,精神萎靡,懒言少动,表情冷漠呆滞,夜寐不安,头大颈细,厌食,哭声无力,大便干稀不调。**舌脉:**舌质淡,苔花剥,无脉或脉沉细弱,指纹隐伏不显。

〔治法〕补益气血。

〔方药〕八珍汤加减。

〔中成药〕

(1) 十全大补颗粒^(指南推荐)(由党参、炒白术、茯苓、炙黄芪、熟地黄、当归、酒炒白芍、川芎、肉桂、炙甘草组成)。功能主治:温补气血。用于气血两虚,面色苍白,气短心悸,头晕自汗,四肢不温。用法用量:开水冲服,1 日 2 次。3 岁以下,1 次 5g;3~6 岁,1 次 10g;7 岁及以上,1 次 15g。

(2) 人参养荣丸^(中国药典)(由人参、土白术、茯苓、炙甘草、当归、熟地黄、麸炒白芍、炙黄芪、陈皮、制远志、肉桂、酒蒸五味子组成)。功能主治:温补气血。用于心脾不足,气血两亏,形瘦神疲,食少便溏,病后虚弱。用法用量:口服。3 岁以下,1 次 2g,1 日 2 次;3~6 岁,1 次 4g,1 日 2 次;7 岁及以上,1 次 6g,1 日 1~2 次。

兼证

1. 眼疳

〔证候〕**主症:**夜盲,两目干涩,畏光羞明。**次症:**黑睛混浊,白翳遮睛,眼角赤烂,眼痒。**舌脉:**舌红,苔薄白,脉细。

〔治法〕养血柔肝,滋阴明目。

〔方药〕石斛夜光丸加减。

〔**中成药**〕

（1）明目地黄丸^(中国药典)（由熟地黄、酒萸肉、牡丹皮、山药、茯苓、泽泻、枸杞子、菊花、当归、白芍、蒺藜、煅石决明组成）。功能主治：滋肾，养肝，明目。用于肝肾阴虚，目涩畏光，视物模糊，迎风流泪。用法用量：口服，1 日 2 次。水蜜丸：3 岁以下，1 次 2g；3~6 岁，1 次 4g；7 岁及以上，1 次 6g。小蜜丸：3 岁以下，1 次 3g；3~6 岁，1 次 6g；7 岁及以上，1 次 9g。

（2）石斛夜光丸^(中国药典)（由石斛、人参、山药、茯苓、甘草、肉苁蓉、枸杞子、菟丝子、地黄、熟地黄、五味子、天冬、麦冬、苦杏仁、防风、川芎、麸炒枳壳、黄连、牛膝、菊花、盐蒺藜、青葙子、决明子、水牛角浓缩粉、山羊角组成）。功能主治：滋阴补肾，清肝明目。用于肝肾两亏，阴虚火旺，内障目暗，视物昏花。用法用量：口服，1 日 2 次。水蜜丸：3 岁以下，1 次 2g；3~6 岁，1 次 4g；7 岁及以上，1 次 6g。小蜜丸：3 岁以下，1 次 3g；3~6 岁，1 次 6g；7 岁及以上，1 次 9g。

2. 口疮

〔**证候**〕**主症**：口舌生疮，糜烂，口臭。**次症**：面红，烦躁，夜卧不宁，五心烦热，进食时哭闹，小便短黄，吐弄舌。**舌脉**：舌尖红，苔薄黄，脉细数。

〔**治法**〕清心泻火，滋阴生津。

〔**方药**〕泻心导赤散加减。

3. 疳肿胀

〔**证候**〕**主症**：全身肿胀，眼睑浮肿，颜面肿。**次症**：神倦，肢冷，小便短少，面白无华。**舌脉**：舌淡嫩，苔薄白，脉沉迟无力。

〔**治法**〕健脾温阳，利水消肿。

〔**方药**〕防己黄芪汤合五苓散加减。

〔**中成药**〕

五苓胶囊^(中国药典)（由泽泻、茯苓、猪苓、肉桂、麸炒白术组成）。功能主治：温阳化气，利湿行水。用于阳不化气、水湿内停所致的水肿。用法用量：口服，1 次 1 粒，1 日 2 次。

（三）外治法

冰硼散^(中国药典)

〔**组成**〕冰片、硼砂（煅）、朱砂、玄明粉。

〔**功效**〕清热解毒，消肿止痛。

〔**主治**〕口疮所致的咽喉疼痛、牙龈肿痛、口舌生疮。

〔**用法**〕涂敷患处，每次适量，1 日数次。

四、单验方

(一) 验方

1. 董廷瑶(上海中医药大学)**验方**:董氏苏脾饮

柴胡 6g,山楂 6g,鸡内金 6g,枳壳 6g,炒五谷虫 9g。功效:疏肝理气,运脾消食。用于疳气证。

2. 徐荣谦(北京中医药大学东直门医院)**验方**:消疳理脾汤

麦芽 15g,神曲 15g,三棱 5g,莪术 5g,青皮 10g,陈皮 10g,使君子 5g,芦荟 8g,川黄连 3g,胡黄连 3g,甘草 5g。功效:消食祛积,理气祛滞,杀虫清热。用于疳积证。

(二) 单方

1. 五谷虫。用法:研末水冲服,1 日 3 次,10 日为一个疗程。1 岁以下,1 次 0.5g;2~4 岁,1 次 1.5g;4 岁以上,1 次 2g。用于疳证早、中期脾失健运、积滞内停。

2. 鲜疳积草。用法:捣碎加鸡蛋白 1 个,外敷脚心 1 夜,隔 3 日 1 次,5~7 次为一个疗程。用于疳积。

第八节　营养性缺铁性贫血

营养性缺铁性贫血是体内铁缺乏造成血红蛋白合成减少而引起的小细胞低色素性贫血,以血清铁浓度、转铁蛋白饱和度和血清铁蛋白降低,采用铁剂治疗有效为特征,主要表现为面色苍白或萎黄、唇甲色淡、倦怠乏力、食欲不振等。以 6 月龄至 3 岁的婴幼儿多见。

本病属于中医学"血虚"范畴。

一、诊断要点

(一) 病史

有铁供给不足、吸收障碍、需求增多或慢性失血等病史。

(二) 症状

发病缓慢,轻度贫血者可无自觉症状,随贫血程度加重出现头晕目眩、乏力、食欲不振等症状。

（三）体征

面色萎黄或苍白、唇甲色淡、毛发干枯,重度贫血可有发育迟缓、肝脾肿大。

（四）辅助检查

1. 血常规　血红蛋白降低,6 月龄~6 岁 <110g/L,7~14 岁 <120g/L。呈小细胞低色素性贫血,平均红细胞体积(MCV)<80fl,平均红细胞血红蛋白浓度(MCHC)<310g/L,平均红细胞血红蛋白含量(MCH)<27pg。

2. 铁代谢检查　①血清铁(SI)<10.7μmol/L;②总铁结合力(TIBC)>62.7μmol/L;③转铁蛋白饱和度(TS)<15%;④血清铁蛋白(SF)<16μg/L。上述 4 项铁代谢检查指标至少满足 2 项。

3. 骨髓涂片检查　红细胞系增生活跃,以中、晚幼红细胞为主。

（五）鉴别诊断

营养性缺铁性贫血需与地中海贫血、巨幼红细胞贫血、慢性感染性贫血、再生障碍性贫血、铁粒幼细胞贫血相鉴别。

二、西医治疗要点

（一）治疗原则

去除病因和补充铁剂。

（二）补铁方法

1. 口服铁剂　口服剂量以元素铁计算,1 日 2~6mg/kg,分 3 次口服。1 次量不应超过 1.5~2mg/kg。二价铁盐较易吸收,常用制剂有 2.5%硫酸亚铁合剂、富马酸亚铁和葡萄糖酸亚铁等。最好于两餐之间服药,既减少对胃黏膜的刺激,又利于吸收;同时口服维生素 C 能促进铁的吸收。牛奶、茶、咖啡及抗酸药等与铁剂同服均可影响铁的吸收。

2. 注射铁剂　对口服铁剂不耐受或胃肠道疾病影响铁的吸收时,可用注射铁剂。但注射铁剂较容易发生不良反应,甚至可因过敏性反应致死,故应慎用。

铁剂治疗有效者于 2~3 天后即见网织红细胞升高,5~7 天达高峰,2~3 周下降至正常;治疗约 2 周后,血红蛋白相应增加,临床症状亦随之好转。血红蛋白达正常水平后应继续服用铁剂 6~8 周再停药,以补足铁的贮存量。如 3 周内血红蛋白上升不足 20g/L,应注意寻找原因。

三、中成药应用

（一）基本病机

气血衰弱因脾胃不和产生,尤以喂养不当、脾胃虚损引起者最为常见。本病病变部位在脾、肾、心、肝,脾虚不能化生气血、肾虚不能填精生血为主要病理基础。

（二）辨证分型使用中成药

营养性缺铁性贫血常用中成药一览表

证型	常用中成药
脾胃虚弱证	小儿生血糖浆、健脾生血颗粒
心脾两虚证	归脾丸(浓缩丸)、养血饮口服液
肝肾阴虚证	左归丸
脾肾阳虚证	右归丸

1. 脾胃虚弱证

〔证候〕**主症:**面色苍黄,唇甲淡白,神疲乏力,肌肉松弛,食欲不振,大便不调。**舌脉:**舌质淡,薄白,脉细无力或指纹淡红。

〔治法〕健运脾胃,益气养血。

〔方药〕六君子汤加减。

〔中成药〕

（1）小儿生血糖浆[医保目录]（由熟地黄、炒山药、大枣、硫酸亚铁组成）。功能主治:健脾养胃,补血生津。用于脾胃虚弱所致的血虚,症见面色苍黄,唇甲淡白,神疲乏力,肌肉松弛,食欲不振,大便不调。用法用量:口服,1日2次。1~3岁,1次10ml;4~5岁,1次15ml。

（2）健脾生血颗粒[中国药典]（由党参、茯苓、炒白术、甘草、黄芪、山药、炒鸡内金、醋龟甲、山麦冬、醋南五味子、龙骨、煅牡蛎、大枣、硫酸亚铁组成）。功能主治:健脾和胃,养血安神。用于小儿脾胃虚弱及心脾两虚型缺铁性贫血,症见面色萎黄或无华,食少纳呆,大便不调,烦躁多汗,倦怠乏力。用法用量:饭后用开水冲服,1日3次或遵医嘱。1岁以下,1次2.5g;1~3岁,1次5g;3~5岁,1次7.5g;5~12岁,1次10g。4周为一个疗程。

2. 心脾两虚证

〔证候〕主症：面色萎黄或苍白，唇甲淡白，发黄稀疏，时有头晕目眩，心悸怔忡，夜眠不安，神倦肢倦，气短懒言，食欲不振，注意力涣散，记忆力下降。舌脉：舌淡红，脉细弱或指纹淡红。

〔治法〕补脾养心，益气生血。

〔方药〕归脾汤加减。

〔中成药〕

（1）归脾丸（浓缩丸）^(中国药典)（由党参、炒白术、炙黄芪、炙甘草、茯苓、制远志、炒酸枣仁、龙眼肉、当归、木香、大枣组成）。功能主治：益气健脾，养血安神。用于心脾两虚，气短心悸，失眠多梦，头昏头晕，肢倦乏力，食欲不振。用法用量：口服，1日3次。1岁以下，1次3~4丸；1~3岁，1次4~5丸；4~7岁，1次6~7丸；8岁及以上，1次8~10丸。

（2）养血饮口服液^(中国药典)（由当归、黄芪、鹿角胶、阿胶、大枣组成）。功能主治：补气养血，益肾助脾。用于气血两亏所致的面色萎黄或苍白，唇甲淡白，发黄稀疏，时有头晕目眩，心悸怔忡，夜眠不安，神倦肢倦，气短懒言，食欲不振，注意力涣散，记忆力下降。用法用量：口服。3岁以下，1次5ml，1日2次；3~6岁，1次5ml，1日3次；7岁及以上，1次10ml，1日2次。

3. 肝肾阴虚证

〔证候〕主症：面色苍白，爪甲色白易脆，毛发枯黄，头晕耳鸣，发育迟缓，两目干涩，烦躁失眠，潮红盗汗，四肢震颤，腰膝酸软。舌脉：舌红，苔少或光剥，脉弦数或细数。

〔治法〕滋养肝肾，益精生血。

〔方药〕左归丸加减。

〔中成药〕

左归丸^(医保目录)（由熟地黄、山药、枸杞子、山茱萸、川牛膝、菟丝子、鹿角胶、龟甲胶组成）。功能主治：滋肾补阴。用于真阴不足，头晕目眩，腰酸腿软，口燥舌干，舌红少苔。用法用量：口服，1日2次。3岁以下，1次3g；3~6岁，1次6g；7岁及以上，1次9g。

4. 脾肾阳虚证

〔证候〕主症：面色唇舌爪甲苍白，发黄稀少，精神萎靡，畏寒肢冷，纳呆便溏，或有完谷不化，消瘦或浮肿，发育迟缓。舌脉：舌淡胖嫩，苔白，脉沉细无力或指纹淡。

〔**治法**〕温补脾肾,益阴养血。

〔**方药**〕右归丸加减。

〔**中成药**〕

右归丸^(中国药典)（由熟地黄、炮附片、肉桂、山药、酒萸肉、菟丝子、鹿角胶、枸杞子、当归、盐杜仲组成）。功能主治:温补肾阳。用于肾阳不足,命门火衰,腰膝酸冷,精神不振,怯寒畏冷,大便溏薄,尿频而清。用法用量:口服,1日2次。3岁以下,1次3g;3~6岁,1次6g;7岁及以上,1次9g。

（三）外治法

捏脊法:术者两手握拳,示指桡侧抵于脊背,与拇指将皮肤捏起,两手交替提捏前移,从尾骨端的长强穴起,沿督脉向上提捏至大椎或风府穴,随推、随捏、随捻、随放、随提,连续6次,第四次时,每捏拿两三下,向上提1下,以加强刺激。最后以拇指揉按两侧肾俞穴。治疗4周,前2周1日捏1次,后2周隔日捏1次。用于脾胃虚弱证。

四、单验方

（一）验方

梁文旺（广西中医药大学附属瑞康医院）**经验方**:双屏散

黄芪3g,党参3g,柴胡2g,枳实3g,白术3g,防风2g,甘草2g。功效:调肝理脾,益肺固表。

（二）单方

鸡血藤60g,红枣10枚。用法:加500ml水煎至100ml,不拘时服用。用于贫血心脾两虚证。

第九节 便秘

便秘指大便秘结不通,排便次数减少或排便间隔时间延长,或大便排出不畅,是常见的儿童排便功能障碍,分为器质性便秘与功能性便秘两大类。多数病例为功能性便秘（functional constipation,FC）,即结肠、直肠未发现明显器质性病变,以功能性改变为特征。

本病属于中医学"便秘"范畴。

一、诊断要点

（一）症状

排便为硬粪或干球粪,排便费力,有排不尽感或肛门直肠梗阻、堵塞感,甚则需要手法辅助排便。

（二）体征

长期便秘可发生肛裂,严重者继发痔疮和直肠脱出。直肠性便秘者肛门指诊可触及粗而坚硬的粪块,若直肠空虚,可能为结肠性便秘。

（三）辅助检查

腹部 X 线造影、腰骶椎 X 线造影、X 线钡剂造影、内镜检查、B 超检查、CT 或磁共振(MRI)检查、直肠肛管测压(直肠肛管静息压、收缩压)和直肠肛门抑制反射。

（四）鉴别诊断

本病需与先天性巨结肠、机械性肠梗阻等鉴别。

二、西医治疗要点

（一）一般治疗

婴幼儿应有合适的食谱,人工喂养时应减少牛乳量或在牛奶中增加糖量 8%~10%。较大儿童可增加豆类及豆制品的摄入量,多吃水果和蔬菜,避免挑食、偏食。

（二）西药治疗

1. 缓泻剂 镁乳剂、乳果糖、番泻叶、液状石蜡、聚乙二醇、麻油。

2. 胃肠促动药 多潘立酮。

3. 微生态调节剂 双歧杆菌。

（三）其他治疗

1. 排便训练。

2. 生物反馈治疗。

三、中成药应用

（一）基本病机

本病主要由饮食不节、情志失调、久坐少动、劳倦过度、药物等所致,部分患者与先天禀赋不足有关。病位在大肠,与肺、脾(胃)、肝、肾功能失调相关。基本病机为大肠通降不利,传导失司。

（二）辨证分型使用中成药

便秘常用中成药一览表

证型	常用中成药
乳食积滞证	保和丸
燥热内结证	麻仁丸
气机郁滞证	木香槟榔丸
气虚不运证	补中益气颗粒
血虚肠燥证	通便灵

1. 乳食积滞证

〔**证候**〕**主症**：大便干结，腹胀或腹痛，不思饮食。**次症**：手足心热，小便黄少或恶心呕吐，或有口臭。**舌脉**：舌红，苔黄厚，脉沉有力，指纹紫滞。

〔**治法**〕消积导滞，清热和中。

〔**方药**〕保和丸加减。

〔**中成药**〕

保和丸^{（中国药典）}（由焦山楂、炒六神曲、制半夏、茯苓、陈皮、连翘、炒莱菔子、炒麦芽组成）。功能主治：消食，导滞，和胃。用于食积停滞，脘腹胀满，嗳腐吞酸，不欲饮食。用法用量：口服，小蜜丸 1 次 3~6g，大蜜丸 1 次 0.5~1 丸，1 日 2 次。根据患儿体重酌情调整用量。

2. 燥热内结证

〔**证候**〕**主症**：大便干结，排便困难，甚至便秘不通，或如羊屎状，腹胀不适。**次症**：面赤身热，小便短黄，或口干口臭，或口舌生疮。**舌脉**：舌质红，苔黄燥，脉数有力，指纹色紫。

〔**治法**〕清腑泄热，润肠通便。

〔**方药**〕麻仁丸加减。

〔**中成药**〕

麻仁丸^{（中国药典）}（由火麻仁、苦杏仁、大黄、炒枳实、姜厚朴、炒白芍组成）。功能主治：润肠通便。用于肠热津亏所致的便秘，症见大便干结难下、腹部胀满不舒；习惯性便秘见上述证候者。用法用量：口服，1 日 1~2 次。水蜜丸 1 次 6g，小蜜丸 1 次 9g，大蜜丸 1 次 1 丸。

3. 气机郁滞证

〔**证候**〕**主症**：大便秘结，欲便不能，甚或腹胀疼痛。**次症**：胸胁痞满，嗳气频作。**舌脉**：舌红，苔薄白，脉弦，指纹滞。

〔**治法**〕疏肝理气，导滞通便。

〔**方药**〕六磨汤加减。

〔**中成药**〕

木香槟榔丸（中国药典）（由木香、槟榔、炒枳壳、陈皮、醋炒青皮、醋制香附、醋三棱、醋炙莪术、黄连、酒炒黄柏、大黄、炒牵牛子、芒硝组成）。功能主治：行气导滞，泻热通便。用于湿热内停，赤白痢疾，里急后重，胃肠积滞，脘腹胀痛，大便不通。用法用量：口服，1日2~3次。1~3岁，1次2g；4~7岁，1次3g；8岁及以上，1次3~6g。

4. 气虚不运证

〔**证候**〕**主症**：时有便意，但努挣难下，挣时汗出短气，便后疲乏。**次症**：神疲气怯，面色少华。**舌脉**：舌淡，苔薄，脉虚弱，指纹淡红。

〔**治法**〕健脾益气，润肠通便。

〔**方药**〕黄芪汤加减。

〔**中成药**〕

补中益气颗粒（中国药典）（由炙黄芪、党参、炙甘草、当归、炒白术、升麻、柴胡、陈皮、生姜、大枣组成）。功能主治：补中益气，升阳举陷。用于脾胃虚弱、中气下陷所致的便秘，症见体倦乏力、食少腹胀、大便秘结。用法用量：冲服，1次1袋，1日2~3次。

5. 血虚肠燥证

〔**证候**〕**主症**：大便干燥，艰涩难下，面白无华，唇甲色淡。**次症**：头晕心悸。**舌脉**：舌质淡，苔薄白，脉细弱，指纹淡。

〔**治法**〕滋阴养血，润肠通便。

〔**方药**〕润肠丸加减。

〔**中成药**〕

通便灵（医保目录）（由番泻叶提取物组成）。功能主治：清肠通便。用于习惯性便秘。用法用量：温开水送服，1次5~10ml，早晚各1次。

四、单验方

（一）验方

1. 路广晃（山东中医药大学附属医院）验方：气畅润肠汤

枳实12g，厚朴9g，槟榔12g，当归20g，首乌30g，火麻仁30g，郁李仁24g，佛手12g。功效：疏肝理气，润肠通便。用于腑气不通、肠津亏损的功能性便秘。

2. 张东岳（河南中医药大学第一附属医院）**验方**：自拟方

全当归（油炒）15g，肉苁蓉 30g，何首乌 30g，杭白芍 20g，槐米 20g，火麻仁、郁李仁、柏子仁、瓜蒌仁、炙杏仁各 15g，锁阳 15g，陈皮 12g，莱菔子 20g，焦三仙各 15g，生甘草 6g。功效：滋阴养血，润肠通便。用于顽固性便秘。

（二）单方

1. 郁李仁 3g。用法：研后嚼服，1 日 2 次。用于单纯大便干燥，排便次数少，无其他症状。

2. 大黄 10g。用法：水煎服，1 日 1 剂，分 2 次服。用于大便干燥，便下坚硬且臭，伴有口干、口渴或口舌生疮，心烦。

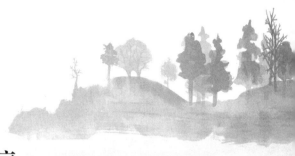

第三章　心肝系疾病

第一节 小儿病毒性心肌炎

　　病毒性心肌炎是病毒侵犯心脏所致的局灶性或弥漫性心肌间质性炎性浸润和心肌纤维变性或坏死性病变,有的可伴有心包或心内膜炎症改变。临床表现主要有心悸怔忡、胸闷胸痛或心前区不适、气短、乏力、多汗、精神不振、面色苍白等。本病由病毒感染引起,任何年龄段均可发生,以 3~10 岁小儿多见,如能及早诊断和治疗,预后大多良好,部分患儿因治疗不及时或病后调养失宜,可迁延不愈而致顽固性心律失常。全年均能发病,高峰季节与致病病毒的流行规律密切相关,一般在 7 月、8 月和 1~3 月。

　　本病属于中医学"心瘅""心悸""怔忡""胸痹"等范畴。

一、诊断要点

(一)临床诊断依据

1. 心功能不全、心源性休克或心脑综合征。

2. X 线和 / 或超声心动图示心脏扩大。

3. 心电图改变,2 个或 2 个以上以 R 波为主的导联(Ⅰ 、Ⅱ 、aVF、V_5)ST-T 改变持续 4 天以上伴动态变化,窦房传导阻滞、房室传导阻滞,完全性右或左束支传导阻滞,呈联律、多型、多源、成对或并行期前收缩,非房室结及房室折返引起的异位性心动过速,低电压(新生儿除外)及异常 Q 波。

4. CK-MB 升高,心肌肌钙蛋白(cTnI 或 cTnT)阳性。

(二)病原学诊断依据

1. 确诊指标　自心内膜、心肌、心包(活检、病理)或心包穿刺液发现以下之一者可确诊心肌炎由病毒引起:①分离到病毒;②用病毒核酸探针查到病毒核酸;③特异性病毒抗体阳性。

2. 参考依据　有以下之一者结合临床表现可考虑心肌炎系病毒引起:①自患儿粪便、咽拭子或血液中分离到病毒,且恢复期血清同型抗体滴度较第一份血清升高或降低 4 倍以上;②病程早期血中特异性 IgM 抗体阳性;③用病毒核酸探针自患儿血中查到病毒核酸。

（三）确诊依据

1. 具备临床诊断依据 2 项,可临床诊断为心肌炎。发病同时或发病前 1~3 周有病毒感染的证据支持诊断。

2. 同时具备病原学确诊依据之一,可确诊为病毒性心肌炎;具备病原学参考依据之一,可临床诊断为病毒性心肌炎。

3. 凡不具备确诊依据,应给予必要的治疗或随诊,根据病情变化,确诊或除外心肌炎。

4. 应除外风湿性心肌炎、中毒性心肌炎、先天性心脏病、结缔组织病、代谢性疾病的心肌损害、甲状腺功能亢进症、原发性心肌病、原发性心内膜弹力纤维增生症、先天性房室传导阻滞、心脏自主神经功能异常、β 受体功能亢进及药物引起的心电图改变。

（四）分期

1. 急性期　新发病,症状、体征及检查阳性发现明显且多变,一般病程在半年以内。

2. 迁延期　临床症状反复出现,迁延不愈,辅助检查结果未恢复正常病程多在半年以上。

3. 慢性期　进行性心脏增大,反复心力衰竭或心律失常,病情时轻时重,病程 1 年以上。

二、西医治疗要点

（一）治疗原则

在一般治疗的基础上,积极对症处理,多采取综合治疗措施。一般治疗包括注意卧床休息与适当限制活动。对症治疗包括予以改善心肌营养和代谢的药物、抗病毒药、抗感染药、调节细胞免疫功能药与免疫抑制剂等。此外,对于出现心包炎、心力衰竭、心源性休克、严重心律失常等并发症者,应及时予以相应的治疗措施。

（二）治疗方案

1. 基础治疗　急性期应卧床休息,一般需休息 3~6 周,重者宜卧床半年到 1 年。烦躁不安时,给予镇静剂,尽量保持安静,减少活动量,以减轻心脏负担。待体温稳定 3~4 周后,心衰控制、心律失常好转、心电图异常纠正时,可逐渐增加活动量。饮食宜营养丰富而易消化,少量多餐。

2. 西药治疗

（1）控制心力衰竭：并发充血性心力衰竭时必须及时控制。根据病情可选用作用快、排泄快的洋地黄制剂，如去乙酰毛花苷或地高辛。急性心力衰竭时可加用利尿剂，但应注意预防低钾血症，否则易致心律失常。

（2）肾上腺皮质激素的应用：经一般治疗后，心力衰竭及末梢循环衰竭未能控制及有严重心律失常者可试用。可选用氢化可的松、泼尼松，但在感染早期一般不宜应用。

（3）维生素 C 的应用：静脉注射大剂量维生素 C 对心肌炎有一定的疗效。其他促进心肌代谢的药物，如 1,6- 二磷酸果糖、三磷酸腺苷、肌苷、辅酶 A 等也可选用。

三、中成药应用

（一）基本病机

小儿病毒性心肌炎的病变脏腑主要在心，脏腑功能失调是内因，邪毒内侵为外因。外邪侵犯，内舍心脉，气滞血瘀，胸阳痹阻而发为本病。基本病机为本虚标实，正虚为本，邪毒留伏、痰湿瘀阻为标，虚实之间常相互兼夹或转化。

（二）辨证分型使用中成药

小儿病毒性心肌炎常用中成药一览表

证型	常用中成药
风热犯心证	银翘解毒颗粒
湿热侵心证	甘露消毒丸
气阴两虚证	芪冬颐心口服液（颗粒）
心脾两虚证	归脾丸（浓缩丸）
痰瘀阻络证	丹参片
心阳虚弱证	参附注射液

1. 风热犯心证

〔证候〕主症：发热，恶风，头晕，心悸，胸闷气短。次症：鼻塞流涕，咽红肿痛，咳嗽，肌痛。舌脉：舌红，苔薄黄，脉促结或代，指纹浮紫。

〔治法〕疏风清热，宁心复脉。

〔方药〕银翘散。

〔中成药〕

银翘解毒颗粒^(中国药典)（由金银花、连翘、薄荷、荆芥、淡豆豉、炒牛蒡子、桔梗、淡竹叶、甘草组成）。功能主治:疏风解表,清热解毒。用于小儿病毒性心肌炎风热犯心证,症见心悸、胸闷气短、发热、头痛、咽喉疼痛等。用法用量:开水冲服,1 日 3 次。3 岁以下,1 次 2.5g;3 岁及以上,1 次 5g。

2. 湿热侵心证

〔证候〕**主症:**寒热起伏,心悸,胸闷憋气。**次症:**全身酸痛,恶心呕吐,腹痛泄泻,肢体乏力。**舌脉:**舌质红,苔黄腻,脉濡数或结或代。

〔治法〕清热化湿,宁心安神。

〔方药〕葛根黄芩黄连汤。

〔中成药〕

甘露消毒丸^(中国药典)（由滑石、茵陈、石菖蒲、木通、射干、豆蔻、连翘、黄芩、川贝母、藿香、薄荷组成）。功能主治:芳香化湿,清热解毒。用于病毒性心肌炎湿热侵心证,症见心悸、胸闷憋气、发热、倦怠、腹胀、肢酸、咽肿、身黄、颐肿、口渴、小便短赤或淋浊,舌苔淡白或厚或干黄者。用法用量:口服,1 日 2 次。3~7 岁,1 次 2~3g;8 岁及以上,1 次 3~5g。

3. 气阴两虚证

〔证候〕**主症:**心悸怔忡,胸闷不适,活动后加重,头晕目眩,少气懒言,神疲倦怠。**次症:**自汗,盗汗,五心烦热,夜寐不安。**舌脉:**舌红,苔少或花剥,脉细数无力或结或代。

〔治法〕益气养阴,宁心复脉。

〔方药〕炙甘草汤。

〔中成药〕

芪冬颐心口服液(颗粒)^(中国药典)（由黄芪、麦冬、人参、茯苓、地黄、烫龟甲、煅紫石英、桂枝、淫羊藿、金银花、丹参、郁金、炒枳壳组成）。功能主治:益气养心,安神止悸。用于气阴两虚所致的心悸、胸闷、胸痛、气短、乏力、失眠多梦、自汗、盗汗、心烦;病毒性心肌炎见上述证候者。用法用量:①口服液:口服,1 次 10ml,1 日 3 次,饭后服用,或遵医嘱,28 日为一个疗程。②颗粒剂:饭后口服,1 次 0.5 袋,1 日 3 次,或遵医嘱,28 日为一个疗程。3 岁以下儿童用量酌减。

4. 心脾两虚证

〔证候〕**主症:**心悸怔忡,厌食纳差,倦怠乏力。**次症:**胸闷气短,面色少华,头晕健忘,失眠多梦,便溏。**舌脉:**舌淡有齿痕,苔白而润,脉缓细弱或结或代,指纹淡。

〔治法〕补益心脾,宁心安神。

〔方药〕归脾汤。

〔中成药〕

归脾丸(浓缩丸)^(中国药典)(由党参、炒白术、炙黄芪、炙甘草、茯苓、制远志、炒酸枣仁、龙眼肉、当归、木香、大枣组成)。功能主治:益气健脾,养血安神。用于心脾两虚,气短心悸,失眠多梦,头昏头晕,肢倦乏力,食欲不振。用法用量:口服,1 日 3 次。1 岁以下,1 次 3~4 丸;1~3 岁,1 次 4~5 丸;4~7 岁,1 次 6~7 丸;8 岁及以上,1 次 8~10 丸。

5. 痰瘀阻络证

〔证候〕主症:心悸,胸闷憋气,胸痛如刺,气短气促,头晕,脘闷纳差,痰多。次症:时欲呕吐,面色晦暗,唇甲青紫。舌脉:舌紫暗,舌边尖有瘀点,苔腻,脉滑或结或代。

〔治法〕豁痰活血,化瘀通络。

〔方药〕瓜蒌薤白半夏汤合丹参饮。

〔中成药〕

丹参片^(中国药典)(由丹参组成)。功能主治:活血化瘀。用于瘀血闭阻所致的胸痹,症见胸部疼痛、痛处固定、舌质紫暗。用法用量:口服,1 日 3 次。3 岁以下,1 次 1 片;3~6 岁,1 次 2 片;7 岁及以上,1 次 3 片。

6. 心阳虚弱证

〔证候〕主症:心悸怔忡,胸闷气短气促,头晕多汗,畏寒肢冷。次症:神疲乏力,虚烦不安,面色苍白,口唇青紫,下肢浮肿。舌脉:舌淡或胖嫩,脉缓无力或结或代。

〔治法〕温振心阳,宁心安神。

〔方药〕桂枝甘草龙骨牡蛎汤。

〔中成药〕

参附注射液^(指南推荐)[由红参、附片(黑顺片)组成]。功能主治:回阳救逆,益气固脱。用于气虚、阳虚所致的胸痹、怔忡。用法用量:①肌内注射,1 次 2~4ml,1 日 1~2 次;②静脉滴注,1 次 10~20ml,以 5% 或 10% 葡萄糖注射液 100~250ml 稀释后使用,1 日 1 次;③静脉注射,1 次 5~20ml,以 5% 或 10% 葡萄糖注射液 20ml 稀释后使用,1 日 1 次。建议每公斤体重每次用量 1~2ml,最大剂量不超过 20ml/d。

四、单验方

（一）验方

于作盈（吉林省中医药科学院）**验方:心肌灵 1 号**

金银花 3~10g,板蓝根 3~10g,连翘 3~10g,丹参 3~10g,黄芪 5~20g,当归 3~10g,川芎 2~10g,黄精 5~15g,黄连 1~3g,玄参 1~10g,枳壳 3~10g,砂仁 1~5g,焦三仙各 5~10g。功效:清热解表,滋养心阴。用于病毒性心肌炎急性期之风热犯肺、逆传心包证,早期可见发热恶风,咽痛,咳嗽,胸闷,心慌,饮食少,舌质红,苔薄黄,脉细数。

（二）单方

黄芪。用法:研细末,口服,1 次 2~4g,1 日 2 次。用于各类型病毒性心肌炎。

第二节　注意缺陷多动障碍

注意缺陷多动障碍(attention deficit and hyperactive disorder,ADHD)是儿童常见的神经行为障碍,临床以活动过多,注意力不集中,冲动任性,自控能力差,动作不协调和四肢精细动作能力弱,甚则出现社会适应障碍和学习困难,但智力正常或基本正常为特征。本病多见于学龄前儿童,男孩多于女孩。发病与遗传、环境、教育、产伤等有一定关系。本病预后良好,绝大多数患儿到青春期逐渐好转,活动过多的症状消失,但注意力不集中、性格异常可继续存在。如能及时发现、早期干预、综合治疗,可避免性格缺陷和破坏性行为的进一步发生,防止给家庭和社会带来严重困扰。

本病属于中医学"健忘""失聪""肝风"等范畴。

一、诊断要点

（一）病史

起病于学龄前期,病程至少持续 6 个月。有多动、品行障碍、精神障碍等病史及家族史,或有铅中毒、锌缺乏病史。

（二）症状

至少具备以下项目中的 4 条,其症状严重性可不同程度地影响学习和适应环境的能力。

1. 需要静坐的场合难以静坐,常常动个不停。

2. 容易兴奋和冲动。

3. 常常干扰其他儿童的活动。

4. 做事粗心大意,常常有始无终。

5. 很难集中思想听课、做作业或做其他需要持久注意的事情。

6. 要求必须立即得到满足,否则就产生情绪反应。

7. 经常话多,好插话或喧闹。

8. 难以遵守集体活动的秩序和纪律。

9. 学习困难、成绩差,但不是由于智能障碍所引起。

10. 动作笨拙,精巧和协调动作较差。

（三）体征

体格检查动作不协调,翻手试验、对指试验、指鼻试验可呈阳性。

（四）辅助检查

脑电图、微量元素、注意力测试诊断量表等。

（五）鉴别诊断

本病需与抽动秽语综合征、孤独症、儿童精神分裂症等疾病进行鉴别。

二、西医治疗要点

（一）一般治疗

认知行为治疗、社会化技能治疗、父母管理班和躯体的训练项目等。

（二）西药治疗

1. 中枢神经兴奋剂　哌醋甲酯 0.2~0.5mg/（kg·d）。

2. 精神类抗抑郁药　丙米嗪、去甲丙米嗪、氯丙咪嗪。

三、中成药应用

（一）基本病机

本病病因病机可归结为先天禀赋不足、后天失于护养、教育不当、环境影响等,其他如外伤瘀滞、情志失调也可引起。病位主要在心、肝、脾、肾。病机关键为脏腑阴阳失调,阴失内守,阳躁于外。

（二）辨证分型使用中成药

注意缺陷多动障碍常用中成药一览表

证型	常用中成药
肝肾阴虚证	杞菊地黄丸、静灵口服液
心脾两虚证	归脾丸
痰火扰心证	小儿智力糖浆
脾虚肝旺证	逍遥丸
肾虚肝亢证	知柏地黄丸、小儿黄龙颗粒

1. 肝肾阴虚证

〔证候〕主症：多动难静，急躁易怒，冲动任性，难以自控，注意力不集中。次症：遗尿，腰酸乏力，五心烦热，盗汗，大便秘结。舌脉：舌质红，苔少，脉细弦。

〔治法〕滋养肝肾，平肝潜阳。

〔方药〕杞菊地黄丸加减。

〔中成药〕

（1）杞菊地黄丸^{（中国药典）}（由枸杞子、菊花、熟地黄、酒萸肉、牡丹皮、山药、茯苓、泽泻组成）。功能主治：滋养肝肾，平肝潜阳。用于肝肾阴亏，眩晕耳鸣，羞明畏光，迎风流泪，视物昏花等。用法用量（水蜜丸）：口服，1日2次。3岁以下，1次3g；3~6岁，1次6g；7岁及以上，1次9g。

（2）静灵口服液^{（指南推荐）}（由熟地、山药、茯苓、丹皮、泽泻、远志、龙骨、女贞子组成）。功能主治：滋阴潜阳，宁神益智。用于肾阴不足、肝阳偏旺，症见注意力涣散，多动多语，冲动任性，学习困难，舌质红，脉细数等。用法用量：口服。3~5岁，1次5ml，1日2次；6~14岁，1次10ml，1日2次；15岁及以上，1次10ml，1日3次。

2. 心脾两虚证

〔证候〕主症：神思涣散，注意力不集中，多动而无暴躁，言语冒失，记忆力差。次症：神疲乏力，形体消瘦或虚胖，自汗盗汗，纳差，面色少华。舌脉：舌淡，苔白，脉细。

〔治法〕养心安神，健脾益气。

〔方药〕归脾汤加减。

〔**中成药**〕

归脾丸^(中国药典)(由党参、炒白术、炙黄芪、炙甘草、茯苓、制远志、炒酸枣仁、龙眼肉、当归、木香、大枣组成)。功能主治:益气健脾,养血安神。用于心脾两虚,气短心悸,失眠多梦,头昏头晕,肢倦乏力,食欲不振。用法用量:口服,1日2次。3岁以下,1次3g;3~6岁,1次6g;7岁及以上,1次9g。

3. 痰火扰心证

〔**证候**〕**主症**:多动多语,性情暴戾,易激惹,注意力不集中。**次症**:胸中烦热,懊恼不眠,口苦纳呆,大便秘结,小便黄赤。**舌脉**:舌质红,苔黄腻,脉滑数。

〔**治法**〕清热泻火,化痰宁心。

〔**方药**〕黄连温胆汤加减。

〔**中成药**〕

小儿智力糖浆^(指南推荐)(由石菖蒲、雄鸡、龙骨、远志、龟甲组成)。功能主治:开窍益智,调补心肾,滋养安神。用于小儿多动,烦躁不安,神思涣散,少寐健忘,潮热盗汗等。用法用量:口服,1次10~15ml,1日2~3次。

4. 脾虚肝旺证

〔**证候**〕**主症**:注意力涣散,多动多语,坐立不安,兴趣多变,烦躁不宁,语言冒失。**次症**:胸闷纳呆,睡眠不实,面色无华,便溏。**舌脉**:舌淡红,苔薄白脉弦。

〔**治法**〕健脾平肝,疏肝解郁。

〔**方药**〕逍遥散加减。

〔**中成药**〕

逍遥丸^(中国药典)(由柴胡、当归、白芍、炒白术、茯苓、炙甘草、薄荷、生姜组成)。功能主治:疏肝健脾,养血调经。用于肝郁脾虚所致的郁闷不舒、胸胁胀痛、头晕目眩、食欲减退。用法用量:口服,1日3次。3岁以下,1次1.5g;3~6岁,1次3g;7岁及以上,1次6g。

5. 肾虚肝亢证

〔**证候**〕**主症**:神思涣散,多动多语,注意力不集中,冲动任性。**次症**:急躁易怒,五心烦热,口干咽燥,盗汗,腰酸乏力,遗尿。**舌脉**:舌红,苔少,脉细数或弦细。

〔**治法**〕滋肾平肝。

〔**方药**〕知柏地黄丸加减。

〔**中成药**〕

(1) 知柏地黄丸^(中国药典)(由知母、黄柏、熟地黄、制山茱萸、牡丹皮、山药、茯苓、泽泻组成)。功能主治:滋阴降火。用于阴虚火旺所致的潮热盗汗,口干咽痛,小便短赤。用法用量:口服,1 日 2 次。1~3 岁,1 次 2g(水蜜丸每 30 粒 6g);4~7 岁,1 次 3g;8 岁及以上,1 次 6g。

(2)小儿黄龙颗粒^[医保目录](由熟地黄、白芍、麦冬、知母、五味子、煅龙骨、煅牡蛎、党参、石菖蒲、远志、桔梗组成)。功能主治:滋阴潜阳,安神定志。用于肾虚肝亢所致的多动不宁,神思涣散,性急易怒,多言多语,盗汗,口干咽燥,手足心热等。用法用量:冲服,1 日 2 次,疗程为 6 周。6~9 岁,1 次 1 袋;10~14 岁,1 次 2 袋。

(三)外治法

1. 针灸疗法 取百会、风府、内关、神门、合谷、阳陵泉、三阴交、足三里、涌泉、太冲,用平补平泻法。

2. 心理及行为疗法 包含教育引导、心理治疗、行为矫正和感觉统合训练,主要借助滑板、滑梯、平衡台、吊缆、圆筒、球等器材,每次 90~100 分钟,每周 3~6 次,30 次为一个疗程。

四、单验方

(一)验方

刘振寰(广州中医药大学附属南海妇产儿童医院)**验方**:消惊汤加减

生地黄 20g,黄精 20g,钩藤 15g,石菖蒲 15g,龙齿 30g(先煎),石决明 30g(先煎),生牡蛎 30g(先煎),远志 10g,白芍 10g,枸杞子 10g,陈皮 10g,菊花 10g,酸枣仁 10g,甘草 5g。功效:醒神息风,滋养肝肾。用于注意缺陷多动障碍肝肾阴虚证,症见注意力不集中,急躁易怒,五心烦热,舌红苔少等。

(二)单方

黑豆、酸枣仁、茯苓、海带、金针菇、胡萝卜。用法:做成散剂,口服,4~6 岁 1 次 10g,7~12 岁 1 次 15~20g,1 日 2 次,3 个月为一个疗程。

第三节 抽动秽语综合征

抽动秽语综合征是起于儿童时期的一种复杂的慢性神经精神障碍性疾病。临床常以表情肌、颈肌、四肢或腹部肌肉迅速、反复、不规则的运动性抽动、发声性抽动起病。好发年龄在 5~10 岁,男孩多于女孩。少数患儿至青春期可自行缓解,有的可延续到成人。患儿可伴有情绪行为症状,但智力一般不受影响。

本病属于中医"肝风""慢惊风""抽搐""瘛疭"等范畴。

一、诊断要点

(一)病史

多起病于儿童或青少年时期,可有疾病后及情志失调的诱因或家族史。

(二)症状

1. 抽动秽语综合征 表现为不自主的肌肉抽动,包括挤眉、眨眼、咧嘴、耸鼻、面肌抽动、仰颈、扭肩、甩手、鼓腹等重复动作,症状逐渐加重,出现四肢及躯体的爆发性动作,如踢腿、跺脚等。

2. 发声抽动 可出现的发音有喉中怪声、呻吟声或粗言秽语。抽动反复发作,可受意志暂时控制。

以上两类症状不能用其他疾病解释,两者可出现于病程的某些时候,但不一定同时存在。

3. 其他 部分患儿有性格障碍,如急躁、胆小、任性、自伤或伤人、强迫症,在学习方面自控力差、注意力不集中、成绩不稳定等。

(三)体征

部分患儿可有神经系统阳性体征,翻手试验阳性,肢体局部可触及压痛点。

(四)辅助检查

脑电图、头部 MRI、微量元素检测、抗链球菌溶血素 O 试验等可协助鉴别诊断,耶鲁综合抽动严重程度量表(YGTSS)、多发性抽动症综合量表(TSGS)、智力测试可了解病情的程度。

(五)鉴别诊断

抽动秽语综合征需与风湿性舞蹈症、肌阵挛、习惯性抽动、注意力缺陷多动障碍等疾病进行鉴别。

二、西医治疗要点

(一)药物治疗

1. 氟哌啶醇 为强效多巴胺受体阻断剂,单次剂量应从 0.5~1mg 开始,每晚睡前顿服,每 4~7 日增加 0.25~0.5mg,直至症状控制为止,通常 1 日剂量为 2~8mg。出现副作用时应暂缓加量,待副作用减轻或消失后再调整剂量。

2. 盐酸硫必利 阻断中脑边缘系统多巴胺受体,抗抽动作用较氟哌啶醇弱。口服剂量为 1 次 50mg,1 日 2~3 次,最大剂量可达 1 日 300mg。

（二）心理治疗

包括对患儿进行支持性心理治疗、行为治疗和对家长进行指导等,以解除患儿的各种心理困扰,使患儿正确认识疾病,正确处理生活中遇到的问题。

三、中成药应用

（一）基本病机

抽动秽语综合征的病因可归结为先天因素、后天因素和诱发因素,病位主要在肝,常涉及心、脾、肾三脏。肝风内动是其基本病机。

（二）辨证分型使用中成药

抽动秽语综合征常用中成药一览表

证型	常用中成药
肝亢风动证	当归龙荟丸、菖麻熄风片
痰火扰神证	礞石滚痰丸、牛黄镇惊丸
气郁化火证	泻青丸
脾虚痰聚证	香砂六君丸
阴虚风动证	九味熄风颗粒、六味地黄口服液

1. 肝亢风动证

〔证候〕**主症:**抽动频繁有力,多动难静,面部抽动明显。**次症:**声音高亢,任性,自控力差,烦躁易怒,头晕头痛,或胁下胀满。**舌脉:**舌红,苔白或薄黄,脉弦有力。

〔治法〕平肝潜阳,息风止痉。

〔方药〕天麻钩藤饮加减。

〔中成药〕

（1）当归龙荟丸[中国药典]（由酒当归、酒炙龙胆、芦荟、青黛、栀子、酒黄连、酒黄芩、盐黄柏、酒大黄、木香、人工麝香组成）。功能主治:平肝息风,泻火通便。用于肝亢风动所致的抽动症,以多发抽动、心烦不宁、头晕目眩、脘腹胀满、大便秘结为症状的急慢性惊风见上述证候者。用法用量:口服,1 日 3 次。3~6 岁,1 次 2g;7 岁及以上,1 次 3g。

（2）菖麻熄风片[指南推荐]（由白芍、天麻、石菖蒲、珍珠母、远志组成）。功能主治:平肝息风,安神化痰。用于肝风内动夹痰所致的头、颈、五官或肢体不自主抽动,喉中发出异常声音,烦躁易怒,多梦易惊,舌红苔白腻,脉弦滑等。用法用量:口服,1 日 3 次,疗程为 4 周。4~6 岁,1 次 1 片;7~11 岁,1 次 2 片;12~14 岁,1 次 3 片。

2. 痰火扰神证

〔证候〕**主症:**抽动频繁、有力、喉中痰鸣,口出异声秽语。**次症:**烦躁易怒,睡眠多梦,喜食肥甘,大便秘结,小便短赤。**舌脉:**舌红,苔黄腻,脉数。

〔治法〕清热化痰,宁心安神。

〔方药〕黄连温胆汤加减。

〔中成药〕

(1) 礞石滚痰丸(中国药典)(由煅金礞石、沉香、黄芩、熟大黄组成)。功能主治:逐痰降火。用于痰火扰神所致的抽动症,症见癫狂惊悸,喘咳痰稠、大便秘结等。用法用量:口服,1 日 1 次。3 岁以下,1 次 2g;3~6 岁,1 次 4g;7 岁及以上,1 次 6g。

(2) 牛黄镇惊丸(中国药典)(由牛黄、全蝎、炒僵蚕、珍珠、人工麝香、朱砂、雄黄、天麻、钩藤、防风、琥珀、胆南星、制白附子、制半夏、天竺黄、冰片、薄荷、甘草组成)。功能主治:镇惊安神,祛风豁痰。用于小儿惊风,抽动,高热,烦躁不安等。用法用量:口服,水蜜丸 1 次 1g,小蜜丸 1 次 1.5g,大蜜丸 1 次 1 丸,1 日 1~3 次;3 岁以下小儿酌减。

3. 气郁化火证

〔证候〕**主症:**抽动频繁有力,脾气急躁,注意力不集中,秽语连连,面红耳赤。**次症:**头晕头痛,胸胁胀闷,口苦喜饮,目赤咽红,大便秘结,小便短赤。**舌脉:**舌红,苔黄,脉弦数。

〔治法〕清肝泻火,息风止痉。

〔方药〕清肝达郁汤加减。

〔中成药〕

泻青丸(中国药典)(由龙胆、酒大黄、防风、羌活、栀子、川芎、当归、青黛组成)。功能主治:清肝泻火。用于抽搐频繁有力,脾气急躁,口苦头晕,两胁疼痛,小便赤涩。用法用量:口服。3~6 岁,1 次 5g,1 日 3 次;7~12 岁,1 次 7.5g,1 日 2 次;13 岁及以上,1 次 10g,1 日 2 次。

4. 脾虚痰聚证

〔证候〕**主症:**抽动日久,发作无常,抽动无力,喉中痰鸣。**次症:**形体虚胖,食欲不振,健忘,困倦多寐,面色萎黄,大便溏。**舌脉:**舌淡红,苔白腻,脉沉滑。

〔治法〕健脾柔肝,行气化痰。

〔**方药**〕十味温胆汤加减。

〔**中成药**〕

香砂六君丸^(中国药典)(由木香、砂仁、党参、炒白术、茯苓、炙甘草、陈皮、姜半夏组成)。功能主治:益气健脾,化痰和胃。用于脾胃虚弱兼有痰湿气滞所致的抽动久而无力,喉中有痰,食欲不振,大便溏,舌淡苔白等。用法用量:①口服,1次6g,1日2~3次。可根据患儿年龄及体重适当调整用量。②用开水化开丸药,待温,加糖适量调服。③将丸药装入小布包,加水适量,煎服。

5. 阴虚风动证

〔**证候**〕**主症**:肢体震颤,筋脉拘急。**次症**:形体消瘦,头晕耳鸣,两颧潮红,手足心热,睡眠不安,大便干结,尿频或遗尿。**舌脉**:舌红绛少津,苔少光剥,脉细数。

〔**治法**〕滋阴养血,柔肝息风。

〔**方药**〕大定风珠加减。

〔**中成药**〕

(1)九味熄风颗粒^(医保目录)(由熟地黄、龙骨、龟甲、天麻、龙胆、钩藤、僵蚕、青礞石、法半夏组成)。功能主治:滋阴补肾,平肝息风,化痰宁神。用于肾阴亏损、肝风内动所致的喉中发出异常声音,神思涣散,注意力欠集中,小动作多,性情急躁等。用法用量:开水冲服,1日2次,疗程6周。4~7岁,1次6g;8~10岁,1次9g;11~14岁,1次12g;或遵医嘱。

(2)六味地黄口服液^(指南推荐)(由熟地黄、山茱萸、山药、茯苓、牡丹皮、泽泻组成)。功能主治:滋阴补肾。用于肾精不足之证,症见抽搐日久,腰膝酸软,潮热盗汗,头晕头痛。用法用量:口服。6岁以下,1次5ml,1日3次;6岁及以上,1次10ml,1日2次。

(三)外治法

1. 针灸疗法 针刺百会、四神聪、神庭、上星、头维、印堂、曲池、合谷、阳陵泉、三阴交、太冲。眨眼和耸鼻者加刺攒竹、迎香;口角抽动者加刺地仓、颊车;喉出怪声者加刺廉泉、列缺。以提插捻转法施以平补平泻,得气后留针30分钟。隔日1次,1个月为一个疗程。

2. 耳穴疗法 贴压皮质下、神门、心、肝、肾、脾、脑干。

3. 推拿疗法 推揉脾土,捣小天心,揉五指节,运内八卦,分阴阳,推上三关,揉涌泉、足三里。

4. 心理干预 行为矫正疗法、行为转移疗法、心理支持疗法。

四、验方

1. 韩新民（江苏省中医院）**验方**：安神定志灵

黄芩 6g，连翘 10g，决明子 10g，醋柴胡 6g，广郁金 10g，当归 6g，炙龟甲 20g，钩藤 10g，益智仁 10g，远志 6g，天竺黄 10g，石菖蒲 10g。功效：清心平肝，豁痰开窍，安神定志。用于心肝火旺所致的抽动频繁有力，烦躁不安，发声高亢，便秘尿黄，舌红苔黄等。

2. 刘卓（辽宁中医药大学附属医院）**验方**：文静汤

白芍 8g，玄参 8g，麦冬 8g，生龙骨 15g，生牡蛎 15g，钩藤 8g，珍珠母 10g，合欢皮 8g。功效：滋阴潜阳，平肝止痉。用于抽动秽语综合征肝风内动、痰火上扰证。

第四节　热性惊厥

热性惊厥（febrile convulsion，FC）为婴幼儿时期由发热（至少 38℃）引起的惊厥发作，具有年龄依赖性和显著的遗传易感性，局限于 6 月龄~5 岁神经系统发育正常的儿童。绝大多数患儿 5 岁以后不再发作，病程呈自限过程。惊厥多发生于发热初起，70% 的热性惊厥患儿与上呼吸道感染有关，少数伴胃肠道症状及中耳炎等，多表现为发热、四肢抽搐、颈项强直、角弓反张、神志昏迷。尽管热性惊厥绝大多数预后良好，但仍有部分病例反复发作，甚至导致成人期的癫痫发作及认知功能障碍等神经系统后遗症。

本病属于中医学"急惊风"范畴。

一、诊断要点

（一）症状

1. 发热　热性惊厥大多发生于发热 24 小时内体温上升的初始阶段，体温急骤升高至高热（39~40℃以上）。

2. 典型临床表现　意识突然丧失，同时伴急骤发生的全身性或局限性、强直性或阵挛性面部、四肢肌肉抽搐，常伴双眼上吊、凝视或斜视，口周流涎，颜面发绀，伴或不伴大小便失禁，持续数秒或数分钟后常可自行缓解。

3. 单纯性热性惊厥一般无神经系统阳性体征。

4. 少数患儿伴有呕吐、腹痛、腹泻等消化系统症状,部分病例伴有中耳炎。

（二）体征

1. 体温　肛温≥38.5℃;腋温≥38℃。

2. 神经系统　①神志昏迷;②颈项强直;③少数患儿可有一过性单侧或双侧巴宾斯基征。

（三）辅助检查

为明确发热的病因,排除引起惊厥的其他疾病,同时评估复发及继发癫痫的可能性,为进一步治疗提供依据,应根据病情选择相应的辅助检查,包括常规实验室检查、脑脊液检查、脑电图与神经影像学检查。

（四）鉴别诊断

本病是排除性诊断,需与中枢神经系统感染、癫痫、中毒性脑病、代谢紊乱、急性中毒或遗传代谢病等其他病因所致的惊厥发作相鉴别。

二、西医治疗要点

（一）一般治疗

保持呼吸道通畅、吸氧、监护生命体征,开放静脉通道。

（二）西药治疗

1. 对症治疗　对于高热患儿应及时采取退热措施,包括物理降温和药物降温,退热药可选用对乙酰氨基酚或布洛芬,但只能增加患儿的舒适度,并不能预防热性惊厥再次发作。

2. 发作时的治疗　大多数热性惊厥呈短暂发作,持续时间 1~3 分钟,不必急予止惊药治疗。应保持呼吸道通畅,防止跌落或受伤;勿刺激患儿,忌掐人中、撬开牙关、按压或摇晃患儿,避免引起进一步伤害;抽搐期间分泌物较多,可将患儿头偏向一侧或侧卧,及时清理口鼻分泌物,避免窒息;同时监测生命体征、保证正常心肺功能,必要时吸氧,开放静脉通道。

若惊厥发作持续超过 5 分钟,则需要药物止惊。选用快速有效的药物,目前多首选地西泮,对多数患儿有效。热性惊厥持续状态予地西泮无效者,可选用咪达唑仑或其他静脉用止惊药(苯妥英钠、氯硝西泮等)。

3. 复发的预防　包括发热时间歇性应用地西泮和长期口服抗癫痫药两种方案,但长期口服抗癫痫药尚存在争议,美国儿科学会基于药物相关副作用不推荐预防性口服抗癫痫药。

三、中成药应用

（一）基本病机

小儿脏腑娇嫩,元气薄弱,卫外不固,易感受外邪(六淫之邪和疫疠之气)。感邪之后,常从阳化热,热甚生痰,痰盛生惊,引动肝风。若感受温邪疫疠之气,则起病急骤,邪热炽盛,传变迅速,内陷心肝;若暑温致病,则易化热化火,迅速深入营血,气营两燔,甚至吐衄、发斑,出现内闭外脱危证;若饮食不洁,误食污秽或毒物,湿热疫毒蕴结肠腑,也可内陷心肝,扰乱神明,而致高热昏厥,抽搐不止。小儿元气未充,神气怯弱,若猝见异物、乍闻异声,或不慎跌仆、暴受惊恐,惊则气乱,恐则气下,致使心神不能守舍,神无所依,轻者神志不宁,惊惕不安,重者痰涎上壅,引动肝风,发为惊厥。

（二）辨证分型使用中成药

热性惊厥常用中成药一览表

证型	常用中成药
风热动风证	牛黄抱龙丸、小儿惊风散
邪陷心肝证	安宫牛黄丸、羚羊角胶囊
暴受惊恐证	牛黄镇惊丸

1. 风热动风证

〔证候〕**主症**:起病急骤,发热,随热势升高出现烦躁,随即出现神昏、抽搐。**次症**:头痛,流涕,咳嗽,咽痛。**舌脉**:舌质红,苔薄白或薄黄,脉浮数。

〔治法〕疏风清热,息风定惊。

〔方药〕银翘散加减。

〔中成药〕

（1）牛黄抱龙丸^(中国药典)(由牛黄、胆南星、天竺黄、茯苓、琥珀、人工麝香、全蝎、炒僵蚕、雄黄、朱砂组成)。功能主治:清热镇惊,祛风化痰。用于小儿风痰壅盛所致的惊风,症见高热神昏、惊风抽搐。用法用量:口服,1次1丸,1日1~2次;1岁以下小儿酌减。

（2）小儿惊风散^(中国药典)(由全蝎、炒僵蚕、雄黄、朱砂、甘草组成)。功能主治:镇惊息风。用于小儿惊风,抽搐神昏。用法用量:口服,1岁小儿1次1.5g,1日2次;1岁以下小儿酌减。

2. 邪陷心肝证

〔证候〕**主症**:起病急骤,高热不退,谵语,神志昏迷,反复抽搐,两目上视。**次症**:烦躁口渴,头痛。**舌脉**:舌质红,苔黄腻,脉数。

〔治法〕清心开窍,平肝息风。

〔方药〕羚角钩藤汤加减。

〔中成药〕

(1)安宫牛黄丸^(中国药典)(由牛黄、水牛角浓缩粉、人工麝香、珍珠、朱砂、雄黄、黄连、黄芩、栀子、郁金、冰片组成)。功能主治:清热解毒,镇惊开窍。用于热病,邪入心包,高热惊厥,神昏谵语。用法用量:口服,1 日 1 次。1 岁以下,1 次 1/5 丸或 0.3g;1~5 岁,1 次 1/4~1/2 丸或 0.4~0.8g;6~14 岁,1 次 1/2~1 丸或 0.8~1.6g。

(2)羚羊角胶囊^(中国药典)(由羚羊角组成)。功能主治:平肝息风,清肝明目,散血解毒。用于肝风内动,肝火上扰,血热毒盛所致的高热惊痫,神昏痉厥,癫痫发狂,头痛眩晕,目赤,翳障,温毒发斑。用法用量:口服,1 日 1 次。3 岁以下,1 次 0.15g;3~12 岁,1 次 0.15~0.3g;12 岁以上,1 次 0.3~0.6g。

3. 暴受惊恐证

〔证候〕**主症**:暴受惊恐后惊惕不安,身体战栗,喜投母怀,夜间惊啼,甚至惊厥、抽搐,神志不清。**次症**:大便色青。**舌脉**:脉律不整,指纹紫滞。

〔治法〕镇惊安神,平肝息风。

〔方药〕琥珀抱龙丸加减。

〔中成药〕

牛黄镇惊丸^(中国药典)(由牛黄、全蝎、炒僵蚕、珍珠、人工麝香、朱砂、雄黄、天麻、钩藤、防风、琥珀、胆南星、制白附子、制半夏、天竺黄、冰片、薄荷、甘草组成)。功能主治:镇惊安神,祛风豁痰。用于小儿惊风,高热抽搐,牙关紧闭,烦躁不安。用法用量:口服,水蜜丸 1 次 1g,小蜜丸 1 次 1.5g,大蜜丸 1 次 1 丸,1 日 1~3 次;3 岁以下小儿酌减。

四、单验方

(一)验方

1. 董幼祺(宁波市中医院)**验方**:董氏固本防惊汤

全蝎 1.2g,胆南星 2g,知母 5g,茯苓 10g,陈皮 3g,炒麦芽 10g,南沙参 10g,石斛 10g,生甘草 3g,钩藤 6g,天麻 10g,僵蚕 6g。功效:疏风化痰通络。用于素有痰浊内阻,复感风邪,引动伏痰,风痰交阻,阻滞络窍,发为惊风者。

2. 梅大钊(宜昌市中医医院)验方:截风定搐汤

葛根、连翘、蝉蜕、僵蚕、天花粉各 10g,黄芩、地龙各 6g,大青叶、钩藤各 15g,甘草 3g。功效:清热疗惊。用于惊风发作时。

(二) 单方

1. 羚羊角粉。用法:温开水冲服。3 岁以下,1 次 0.3g,1 日 2 次;3~6 岁,1 次 0.3g,1 日 3 次;7 岁及以上,1 次 0.6g,1 日 2 次。频繁发作、病情重者,遵医嘱。用于急惊风各证。

2. 胆南星 6g,石膏 15g,竹叶 6g。用法:水煎服,1 日 1 剂,分 2 次服。用于肢体抽搐,发热,喉间痰鸣,腹胀或喘息。

第五节　癫痫

癫痫是由已知或未知原因引起的以意识、运动、感觉、认知及自主神经功能障碍为特征的慢性脑部疾病,是儿童常见的神经系统疾病。我国癫痫的整体患病率约为 7‰,大多数病例在儿童时期起病,一般认为男性稍多于女性,70% 的患儿经正规抗癫痫治疗可获得完全控制。

本病属于中医学"痫病"范畴。

一、诊断要点

国际抗癫痫联盟(ILAE)根据临床发作的表现和脑电图的改变,将癫痫发作分为局灶性发作、全面性发作、不明起源的发作(表 3-1)。

表 3-1　癫痫分类(ILAE,2017)

局灶性发作 (focal onset)		全面性发作 (generalized onset)	不明起源的发作 (unknown onset)
意识清楚	意识模糊	运动性	运动性
运动性 　自动症 　失张力发作 　癫痫样痉挛发作 　过度运动发作		强直 - 阵挛发作 　阵挛发作 　肌阵挛发作 　失张力发作 　肌阵挛 - 强直 - 阵挛发作	强直 - 阵挛发作 　癫痫样痉挛发作 非运动性 　行为终止

续表

局灶性发作 （focal onset）	全面性发作 （generalized onset）	不明起源的发作 （unknown onset）
肌阵挛发作 强直发作 非运动性 　自主神经性发作 　行为终止 　认知性发作 　感觉性发作	肌阵挛 - 失张力发作 癫痫样痉挛发作 非运动性（失神） 　典型发作 　不典型发作 　肌阵挛失神发作 　眼睑肌阵挛发作	
局灶性进展为双侧强直 - 阵挛性		不能归类

　　癫痫诊断分为 5 个步骤：①判断是否癫痫；②判断癫痫发作类型；③判断癫痫综合征类型；④寻求癫痫病因；⑤确定残障和共患病的情况。并按照以下步骤搜集诊断证据：

　　（一）病史

　　完整的病史包括现病史（重点发作史），询问起病年龄、发作时的表现、是否有先兆、持续时间、意识状态、发作次数、有无诱因及与睡眠的关系、发作后状态等，还包括出生史、既往史、家族史及疾病的社会心理影响等。

　　（二）体格检查

　　体格检查包括神经系统、心肺腹查体及视觉、听觉检查等，体格检查应仔细，尤其是头面部、皮肤、神经系统的检查。

　　（三）辅助检查

　　脑电图是癫痫的重要检查，对于癫痫的诊断及发作类型、综合征分类都至关重要。影像学检查包括 CT、MRI、功能性神经影像、正电子发射体层成像（PET）、单光子发射计算机体层摄影（SPECT）等，对于癫痫的诊断有重要的辅助价值。其他如遗传代谢病筛查、染色体检查、基因分析、血生化、脑脊液检查、尿液检查等也对癫痫的诊断有一定的辅助价值。

　　（四）鉴别诊断

　　儿童癫痫应注意与其他发作性疾病鉴别，包括低血糖、屏气发作、晕厥、睡眠障碍、儿童癔症性发作、偏头痛、抽动障碍等。

二、西医治疗要点

(一) 治疗原则

首先应强调以患者为中心,在控制癫痫发作的同时,尽可能减少不良反应,并应从治疗开始就关注患儿的远期整体预后,即最佳有效性与最大安全性的平衡。癫痫的临床处理中,既要强调遵循治疗原则(指南),又要充分考虑个体差异,采取有原则的个体化治疗。

(二) 西药治疗

抗癫痫药是目前治疗癫痫的主要方案,常作为首选方案。抗癫痫药分为传统抗癫痫药与新抗癫痫药。传统抗癫痫药主要包括苯巴比妥、丙戊酸、卡马西平、苯妥英钠、氯硝西泮,新抗癫痫药主要指 20 世纪 90 年代后上市的抗癫痫药,目前国内已有的包括拉莫三嗪、左乙拉西坦、奥卡西平、托吡酯、唑尼沙胺及氨己烯酸等。

(三) 外科治疗

外科手术适应证包括药物难治性癫痫、病变相关性癫痫(如局灶性脑皮质发育不良、海马硬化)等。拟行手术者,术前需严格评估,确定致痫区的准确部位及周围大脑皮质重要功能区的分布,需在有经验的癫痫专科中心完成。

(四) 其他疗法

如生酮饮食、免疫治疗(大剂量丙种球蛋白、糖皮质激素等)、神经调控治疗等。

三、中成药应用

(一) 基本病机

癫痫的病因包括先天因素、后天因素及诱发因素。病位在心、肝、脾、肾,病机关键为痰气逆乱,蒙蔽心窍,引动肝风。

1. 先天因素 主要责之于胎禀不足、胎产损伤和胎中受惊。如父母体弱多病或素有痫疾,或孕期调护失宜,或早产难产等胎产损伤,或母惊于外、胎感于内,均可致胎儿受损,肾精不足,若有所犯,则气机逆乱。

2. 后天因素

(1) 痰浊内伏:痰与癫痫的关系最为密切。小儿脾常不足,若饮食所伤或他病影响,脾胃受损,运化失常,则水聚为痰;小儿肾常虚,若胎产、他病使脑髓受损,肾精亏虚,水泛为痰,痰阻脏腑气机升降之路,阴阳之气不相顺接,痰浊上逆,蒙蔽清窍,因而作痫。

（2）惊风频发：外感湿热疫毒之邪，化热化火，生风生痰，风火相煽，痰火互结，发为惊风。惊风频发，未能根除，风邪与伏痰相搏，上扰神明，闭阻经络，则可续发痫疾。

（3）暴受惊恐：小儿神气怯弱，元气未充，平素痰浊内伏，若乍见异物，猝闻异声，或不慎跌仆，暴受惊恐，均可致气机逆乱，痰随气逆，蒙蔽清窍，阻滞经络，发为痫病。

（4）瘀血阻络：产时受伤或颅脑外伤、感染，均可致血络受损，痰浊停积，阻滞经络，蒙蔽清窍，发为痫病。

3. 诱发因素　包括发热、疲劳、睡眠不足、过度换气、精神刺激、心理压力大、饮食不当、视听觉刺激等，可致气机逆乱，触动伏痰，痰随气逆，发为痫病。

（二）辨证分型使用中成药

癫痫常用中成药一览表

证型	常用中成药
惊痫证	琥珀抱龙丸、镇痫片
痰痫证	羊痫疯癫丸、礞石滚痰丸
风痫证	医痫丸
虚痫证	小儿抗痫胶囊

1. 惊痫证

〔证候〕主症：发作时惊叫，急啼，惊惕不安，四肢抽搐，神昏。次症：面色时红时白，平素胆小易惊，精神恐惧或急躁易怒，夜寐不安。舌脉：舌淡红，苔薄白，脉弦滑，指纹色青。

〔治法〕镇惊安神。

〔方药〕镇惊丸加减。

〔中成药〕

（1）琥珀抱龙丸[中国药典]（由炒山药、朱砂、甘草、琥珀、天竺黄、檀香、炒枳壳、茯苓、胆南星、炒枳实、红参组成）。功能主治：清热化痰，镇静安神。用于发热抽搐，烦躁不安，痰喘气急，惊痫不安。用法用量：口服，小蜜丸1次1.8g（9丸），大蜜丸1次1丸，1日2次；婴儿小蜜丸1次0.6g（3丸），大蜜丸1次1/3丸，化服。

（2）镇痫片[医保目录]（由牛黄、朱砂、石菖蒲、郁金、胆南星、红参、甘草、珍珠母、莲子心、麦冬、酸枣仁、远志、茯苓组成）。功能主治：镇心安神，豁痰通窍。

用于癫狂心乱,痰迷心窍,甚至昏迷,四肢抽搐,口角流涎。用法用量:口服,1日3次。3岁以下,1次1片;3~6岁,1次2片;7岁及以上,1次3片。

2. 痰痫证

〔**证候**〕**主症**:发作时突然跌仆,神昏,瞪目直视,四肢抽搐。**次症**:喉中痰鸣,口黏多痰,手足抽搐不甚明显,或局部肢体抽搐,或头痛、腹痛、呕吐、肢体疼痛,骤发骤止。**舌脉**:苔白腻,脉滑,指纹青。

〔**治法**〕豁痰开窍。

〔**方药**〕涤痰汤加减。

〔**中成药**〕

（1）羊痫疯癫丸^(指南推荐)（由半夏、厚朴、天竺黄、羌活、郁金、橘红、天南星、天麻、香附、延胡索、细辛、枳壳、三棱、青皮、降香、白芥子、沉香、莪术、乌药、防风、羚羊角组成）。功能主治:平肝舒气,降痰疗痫。用于痰热内闭,忽然昏倒,口角流涎,手足抽动。用法用量:口服,1日2次。4~10岁,1次1g;11~15岁,1次1.5g。

（2）礞石滚痰丸^(中国药典)（由煅金礞石、沉香、黄芩、熟大黄组成）。功能主治:逐痰降火。用于痰火扰神所致的癫狂惊悸,或喘咳痰稠,大便秘结。用法用量:口服,1日1次。3岁以下,1次2g;3~6岁,1次4g;7岁及以上,1次6g。

3. 风痫证

〔**证候**〕**主症**:发作时突然仆倒,意识丧失,双目上视或斜视,口吐白沫。**次症**:牙关紧闭,口唇及面部色青,颈项及全身强直,进而四肢抽搐。**舌脉**:苔白,脉弦滑。

〔**治法**〕息风止痉。

〔**方药**〕定痫丸加减。

〔**中成药**〕

医痫丸^(中国药典)（由生白附子、制天南星、制半夏、猪牙皂、炒僵蚕、制乌梢蛇、蜈蚣、全蝎、白矾、雄黄、朱砂组成）。功能主治:祛风化痰,定痫止搐。用于痰阻脑络所致的癫痫,症见抽搐昏迷、双目上吊、口吐涎沫。用法用量:口服,3岁以下,1次1g,1日2次;3~6岁,1次1.5g,1日2次;7岁及以上,1次2g,1日3次。

4. 虚痫证

〔**证候**〕**主症**:发作日久,屡发不止,瘛疭抖动,年长女孩发作常与月经周期有关,行经前或经期易发作,时有头晕乏力,腰膝酸软,四肢不温,可伴智力发育迟滞,记忆力差。**次症:**面色时红时白,平素胆小易惊,精神恐惧或急躁易怒,夜寐不安。**舌脉:**舌质淡,苔白,脉沉细无力,指纹淡红。

〔**治法**〕益肾填精。

〔**方药**〕河车八味丸加减。

〔**中成药**〕

小儿抗痫胶囊[中国药典](由胆南星、天麻、太子参、茯苓、制水半夏、橘红、九节菖蒲、青果、琥珀、沉香、麸炒六神曲、麸炒枳壳、川芎、羌活组成)。功能主治:豁痰息风,健脾理气。用于儿童癫痫脾虚风痰闭阻之虚痫,发作时症见四肢抽搐、口吐涎沫、二目上窜、甚至昏仆。用法用量:口服,1 日 3 次。3~6 岁,1 次 5 粒;7~13 岁,1 次 8 粒。

(三) 外治法

常配合针灸疗法、埋线疗法。

四、单验方

(一) 验方

1. 王霞芳(上海市中医医院)**验方**

(1) 王氏泻心宁神汤:川黄连 3g,清半夏 10g,黄芩 9g,白蒺藜 10g,珍珠母 30g(先煎),石菖蒲 10g,远志 6g,生地黄 15g,野百合 15g,竹叶 10g,龙骨 30g(先煎),钩藤 10g,琥珀粉 3g(冲服)。功效:清心泻火豁痰,平肝息风宁神。用于小儿癫痫心火亢盛证。

(2) 王氏加味定痫散:人参 9g,紫河车 6g,琥珀 6g,茯神 12g,甘草 3g,胆南星 6g,珍珠粉 6g,全蝎 5g,天麻 9g。诸药共研极细末,为 1 料,分成 28 小包,每日用开水冲服 1 小包。功效:培补元气,养心安神,平肝息风。用于久病本虚、痰火初退、形神不知之痫。

2. 迟华基(山东新中鲁中医院)**验方:**癫痫基本方

陈皮 10g,半夏 10g,茯苓 15g,人参 10g,黄芪 15g,石菖蒲 10g,远志 10g,甘草 10g。功效:益气化痰,开窍安神。用于癫痫各证型。

(二) 单方

生代赭石。用法:压细过筛,口服,1 次 3g,1 日 3 次。用于惊痫。

第六节　夜啼

夜啼指婴儿入夜啼哭不安,时哭时止,或每夜定时啼哭,甚至通宵达旦,但白天如常的病证。

啼哭是新生儿及婴儿的一种正常生理活动,是表达要求或痛苦的方式。如果因为饥饿、惊恐、尿布潮湿、衣被过热或过冷等引起啼哭,而喂以乳食、安抚亲昵、更换潮湿尿布、调节冷暖后啼哭即止者,不属病态,西医称之为生理性夜啼;病理性夜啼多归入夜惊及睡眠不安等心理、情绪、行为异常类疾病。

一、诊断要点

(一)病史

有腹部受寒、护养过温、暴受惊恐等病史。

(二)症状

1. 多见于新生儿或婴儿,入夜啼哭,不得安睡,时哭时止,或每夜定时啼哭,甚至通宵达旦,而白天如常。

2. 全身一般情况良好,排除因外感发热、口疮、肠套叠、寒疝等疾病引起的啼哭。

(三)辅助检查

各项检查无明显异常。如怀疑佝偻病,应行血清 25-羟维生素 D_3 检测、血清钙磷测定、血清碱性磷酸酶测定、长骨 X 线检查等。若出现腹胀、呕吐、阵发性或持续性哭闹,双下肢蜷曲、烦躁不安、面色苍白、出汗、拒食甚或精神萎靡,应行腹部 B 超检查,以观察是否由急腹症引起。

(四)鉴别诊断

1. 生理性啼哭　小儿哭时声调一致,无其他临床症状,在经过详细检查后未发现病理状态,此时应考虑为生理性啼哭,多因饥饿、喂养不当或护理不当引起。

2. 病理性啼哭　因疾病引起,日夜均可啼哭。如新生儿中枢神经系统感染或颅内出血,常有音调高、哭声急的"脑性尖叫"声;急腹症时(如肠套叠)可引起阵发性哭闹不安,伴面色苍白、出汗等症状;佝偻病及手足搐搦患儿常烦闹不安、易哭。

二、西医治疗要点

（一）病因治疗

病理性啼哭多由维生素 D 缺乏引起，可出现 X 形腿、O 形腿、鸡胸、出牙迟及不齐、易龋齿、腹部肌肉发育差而易膨出、手足抽搐。去除病因是治疗病理性啼哭的根本措施。应查明病因，及时治疗。

（二）对症治疗

根据不同病因可适当给予对症治疗，如肠痉挛腹痛患儿可予颠茄合剂或阿托品；昼眠夜哭者，睡前予镇静剂，并缩短白天睡眠时间。

三、中成药应用

（一）基本病机

本病病因有先天因素和后天因素两个方面。先天因素责之于孕母素体虚寒或性情急躁，遗患于胎儿；后天因素包括腹部受寒、体内积热、暴受惊恐。病位主要在心、脾。病机为脾寒、心热、惊恐，寒则痛而啼，热则烦而啼，惊则神不安而啼。寒、热、惊为本病之主要病因病机。

（二）辨证分型使用中成药

夜啼常用中成药一览表

证型	常用中成药
脾寒气滞证	宝宝乐、龙牡壮骨颗粒、附子理中丸
心经积热证	健儿乐颗粒、导赤丸
暴受惊恐证	琥珀抱龙丸、牛黄镇惊丸

1. 脾寒气滞证

〔**证候**〕**主症**：夜间啼哭，时哭时止，哭声低弱。**次症**：面色无华，口唇色淡，睡喜蜷卧，腹喜摩按，四肢欠温，吮乳无力，大便溏薄，小便清。**舌脉**：舌质淡，苔薄白，指纹淡红。

〔**治法**〕温脾散寒，理气止痛。

〔**方药**〕匀气散合乌药散。

〔**中成药**〕

（1）宝宝乐^{（中药成方制剂卷）}（由白芍、蜜炙黄芪、大枣、桂枝、干姜、炒山楂、焦六神曲、焦麦芽组成）。功能主治：温中补虚，和里缓急，开胃消食。用于夜啼属脾寒气滞者,症见脘腹隐痛,喜温喜按,胃纳不香,食少便溏。用法用量:开水冲服,1次5~10g,1日2~3次。

（2）龙牡壮骨颗粒^(中国药典)(由党参、黄芪、山麦冬、醋龟甲、炒白术、山药、醋南五味子、龙骨、煅牡蛎、茯苓、大枣、甘草、乳酸钙、炒鸡内金、维生素 D_2、葡萄糖酸钙组成)。功能主治:强筋壮骨,和胃健脾。用于治疗和预防小儿佝偻病、软骨病;对小儿多汗、夜惊、食欲不振、消化不良、发育迟缓等症也有治疗作用。用法用量:开水冲服,1日3次。2岁以下,1次5g或3g(无蔗糖);2~7岁,1次7.5g或4.5g(无蔗糖);7岁以上,1次10g或6g(无蔗糖)。

（3）附子理中丸^(中国药典)(由制附子、党参、炒白术、干姜、甘草组成)。功能主治:温中健脾。用于脾胃虚寒,脘腹冷痛,呕吐泄泻,手足不温。用法用量:口服,1日1次。3岁以下,1次1/3丸(大蜜丸);3~7岁,1次半丸;7岁以上,1次1丸。

2. 心经积热证

〔证候〕主症:夜间啼哭,见灯火尤甚,哭声响亮。次症:面赤唇红,烦躁不安,身腹俱暖,大便干结,小便短赤。舌脉:舌尖红,苔薄黄,指纹紫滞。

〔治法〕清心导赤,泻火除烦。

〔方药〕导赤散。

〔中成药〕

（1）健儿乐颗粒^(中国药典)(由山楂、竹心、钩藤、白芍、甜叶菊、鸡内金组成)。功能主治:健脾消食,清心安神。用于心肝热盛、脾失运化所致的小儿烦躁不安、夜惊夜啼等。用法用量:口服。3岁以下,1次5g,1日2次;3~6岁,1次10g,1日2次;7~12岁,1次10g,1日3次。

（2）导赤丸^(中国药典)(由连翘、黄连、姜炒栀子、木通、玄参、天花粉、赤芍、大黄、黄芩、滑石组成)。功能主治:清热泻火除烦。用于火热内盛所致的口舌生疮、咽喉疼痛、心胸烦热、小便短赤、大便秘结。用法用量:口服,水蜜丸1次2g,大蜜丸1次1丸,1日2次;1岁以下小儿酌减。

3. 暴受惊恐证

〔证候〕主症:夜间突然啼哭,哭声尖锐,如见异物。次症:表情恐惧,紧偎母怀,面色乍青乍白,哭声时高时低,时急时缓,时作惊惕。舌脉:舌红或淡红,苔薄白或黄,指纹青紫。

〔治法〕定惊安神,补气养心。

〔方药〕远志丸。

〔中成药〕

（1）琥珀抱龙丸^(中国药典)(由炒山药、朱砂、甘草、琥珀、天竺黄、檀香、炒枳壳、茯苓、胆南星、炒枳实、红参组成)。功能主治:清热化痰,镇静安神。用于痰食型急惊风,症见发热抽搐,烦躁不安,痰喘气急,夜啼,惊痫不安。用法用量:口服,小蜜丸1次1.8g(9丸),大蜜丸1次1丸,1日2次;婴儿小蜜丸1次0.6g(3丸),大蜜丸1次1/3丸,化服。

（2）**牛黄镇惊丸**^(中国药典)(由牛黄、全蝎、炒僵蚕、珍珠、人工麝香、朱砂、雄黄、天麻、钩藤、防风、琥珀、胆南星、制白附子、制半夏、天竺黄、冰片、薄荷、甘草组成)。功能主治:镇惊安神,祛风豁痰。用于小儿惊风,高热抽搐、牙关紧闭,烦躁不安,夜啼。用法用量:口服,水蜜丸1次1g,小蜜丸1次1.5g,大蜜丸1次1丸,1日1~3次;3岁以下小儿酌减。

(三) 外治法

1. 热熨法

〔**组成**〕干姜粉、艾叶适量。

〔**功效**〕温中散寒。

〔**主治**〕脾虚中寒证。

〔**用法**〕上药炒热布包,熨小腹,从上至下,反复多次。

2. 贴敷法

方法一

〔**组成**〕丁香、肉桂、吴茱萸等量。

〔**功效**〕散寒理气。

〔**主治**〕脾寒气滞证。

〔**用法**〕上药研细末,置于普通膏药上,贴于脐部。新生儿及婴儿用醋调或水调直接敷于脐部,避免膏药损伤皮肤。

方法二

〔**组成**〕血竭3g,冰片1g,菖蒲6g,朱砂1g,磁石5g,肉桂6g。

〔**功效**〕镇惊安神。

〔**主治**〕暴受惊恐证。

〔**用法**〕上药研粉混合备用,用温水洗净肚脐,每次取药粉3g放入肚脐,外覆纱布固定,1日1次。

四、单验方

(一) 验方

孙丽平(长春中医药大学附属医院)验方:芯连汤

灯心草3g,连翘6g,生地黄5g,淡竹叶6g,天麻6g,钩藤9g,夜交藤9g,百合 6g,五味子 3g,蝉蜕 3g。功效:清心除烦,安神止啼。用于夜啼心经积热证。

（二）单方

新鲜白花蛇舌草。用法:打汁服用约 1 汤匙。用于小儿惊热,不能入睡。

第七节　汗证

汗证是儿童时期的常见病证,同时也是许多疾病的临床表现之一,以安静状态下全身或局部较正常儿童汗出过多为主要表现,多见于体质虚弱的儿童。汗证一般包括自汗与盗汗两大类。寐则汗出、醒时汗止者为盗汗,不分寤寐而汗出过多者为自汗。

西医学之甲状腺功能亢进、自主神经功能紊乱、反复呼吸道感染等可出现本病。因维生素 D 缺乏性佝偻病、结核病、风湿病等出现多汗症状者,应以治疗原发病为主,临床当注意鉴别,以免延误治疗。

一、诊断要点

（一）病史

本病多见于 2~6 岁儿童,发病与体质因素、疾病因素、物理因素有一定的关系。

（二）症状

小儿在安静状态下及正常环境中,全身或局部出汗过多,甚至大汗淋漓。排除因环境、活动等客观因素及疾病引起的出汗。

（三）辅助检查

本病依据相关临床表现即可诊断,必要时可进行相关辅助检查,如结核菌素试验、血钙、血磷、碱性磷酸酶、黏蛋白、抗链球菌溶血素 O 试验、血沉、甲状腺功能、X 线等,以明确引起多汗的原因。

（四）鉴别诊断

多汗可能为某些疾病(如结核病、风湿热活动期、佝偻病活动期、病毒性心肌炎)的临床症状,应注意原发病的诊断与治疗。佝偻病多为晚上入睡后多汗,深睡后出汗逐渐减少,伴枕秃和颅骨软化、方颅、肋骨串珠等骨骼改变;通宵多汗多见于结核病或其他慢性消耗性疾病,可伴有低热、食欲减退、消瘦;全身性多汗伴骨关节游走性肿痛和心率增快者,应注意风湿热。

二、西医治疗要点

1. 去除病因,治疗原发病是最根本的治疗措施。

2. 加强护理,勤洗澡、勤换衣服、保持皮肤皱褶部位干燥,避免感染。

3. 若系非病理性多汗,应做好宣传解释工作,必要时给予镇静剂等对症治疗。

三、中成药应用

(一) 基本病机

汗证之因,总由阴阳失衡所致。小儿汗证有虚实之分,临床常虚实夹杂,虚实之间每可兼见或相互转化。小儿气血未充,腠理不固,更易患此证。虚证常见表虚不固、营卫不和、气阴两虚;实证为心脾积热、脾胃湿热。

(二) 辨证分型使用中成药

汗证常用中成药一览表

证型	常用中成药
肺卫不固证	玉屏风颗粒、复芪止汗颗粒、龙牡壮骨颗粒
营卫失调证	桂枝颗粒
气阴两虚证	生脉饮、虚汗停颗粒
阴虚火旺证	麦味地黄口服液
湿热迫蒸证	导赤丸

1. 肺卫不固证

〔**证候**〕**主症**:自汗为主,汗出频繁,以头颈、胸背部汗出明显,动则尤甚。**次症**:或伴盗汗,神疲乏力,面色少华,易患感冒。**舌脉**:舌质淡,苔薄白,脉弱,指纹淡。

〔**治法**〕益气固表。

〔**方药**〕玉屏风散合牡蛎散。

〔**中成药**〕

(1) 玉屏风颗粒[中国药典](由黄芪、炒白术、防风组成)。功能主治:益气,固表,止汗。用于肺卫不固所致的汗证,症见自汗恶风,面色㿠白,或体虚易感风邪者。用法用量:口服,1 日 3 次。6 岁以下,1 次半袋;6 岁及以上,1 次 1 袋。

(2) 复芪止汗颗粒[中国药典](由黄芪、党参、麻黄根、炒白术、煅牡蛎、蒸五味子组成)。功能主治:益气,固表,敛汗。用于气虚不固,多汗,倦怠,乏力。用法用量:开水冲服。5岁以下,1次1袋,1日2次;5~12岁,1次1袋,1日3次。

(3) 龙牡壮骨颗粒^(中国药典)(由党参、黄芪、山麦冬、醋龟甲、炒白术、山药、醋南五味子、龙骨、煅牡蛎、茯苓、大枣、甘草、乳酸钙、炒鸡内金、维生素 D_2、葡萄糖酸钙组成)。功能主治:强筋壮骨,和胃健脾。用于治疗和预防小儿佝偻病、软骨病;对小儿多汗、夜惊、食欲不振、消化不良、发育迟缓等症也有治疗作用。用法用量:开水冲服,1日3次。2岁以下,1次5g或3g(无蔗糖);2~7岁,1次7.5g或4.5g(无蔗糖);7岁以上,1次10g或6g(无蔗糖)。

2. 营卫失调证

〔证候〕主症:自汗为主,汗出遍身。次症:恶风,或伴盗汗,可伴低热,四肢不温,精神疲倦,胃纳不振。舌脉:舌淡红,苔薄白,脉缓,指纹淡红。

〔治法〕调和营卫。

〔方药〕黄芪桂枝五物汤。

〔中成药〕

桂枝颗粒^(中国药典)(由桂枝、白芍、生姜、甘草、大枣组成)。功能主治:解肌发表,调和营卫。用于营卫不和所致的汗证。用法用量:开水冲服,1日3次。1~3岁,1次2g;4~7岁,1次2.5g;8岁及以上,1次5g。

3. 气阴两虚证

〔证候〕主症:盗汗为主。次症:常伴自汗,形体偏瘦,汗出较多,心烦少寐,寐后汗多,或伴低热,口干,手足心灼热,口唇淡红。舌脉:舌质淡,苔少,脉细弱或细数,指纹淡。

〔治法〕益气养阴。

〔方药〕生脉散加味。

〔中成药〕

(1) 生脉饮^(中国药典)(由人参、麦冬、五味子组成)。功能主治:益气复脉,养阴生津。用于气阴亏虚之自汗、盗汗。用法用量:口服,1日3次。6岁以下,1次5ml;6岁及以上,1次10ml。

(2) 虚汗停颗粒^(指南推荐)(由黄芪、浮小麦、大枣、糯稻根须、炒牡蛎组成)。功能主治:益气养阴,固表敛汗。用于气阴不足之自汗、盗汗。用法用量:开水冲服。4岁以下,1次5g,1日2次;4岁及以上,1次5g,1日3次。

4. 阴虚火旺证

〔证候〕主症:盗汗为主,头身汗出较多,甚至淋漓不止。次症:形体消瘦,口渴颧红,烦躁易怒,夜寐不宁,唇燥口干,便秘尿赤。舌脉:舌尖红起刺,苔少、光或剥苔,脉细数,指纹紫。

〔**治法**〕滋阴降火。

〔**方药**〕当归六黄汤。

〔**中成药**〕

麦味地黄口服液^(指南推荐)(由麦冬、五味子、熟地黄、制山茱萸、牡丹皮、山药、茯苓、泽泻组成)。功能主治:滋肾养肺。用于肺肾阴亏,潮热盗汗,咽干咳血,眩晕耳鸣,腰膝酸软,消渴。用法用量:口服,1 日 2 次。6 岁以下,1 次 5ml;6 岁及以上,1 次 10ml。

5. 湿热迫蒸证

〔**证候**〕**主症**:自汗、盗汗并见,以额、心胸为甚。**次症**:汗出肤热,汗渍色黄,口臭,口渴不欲饮,小便色黄。**舌脉**:舌质红,苔黄腻,脉滑数,指纹紫。

〔**治法**〕清热泻脾。

〔**方药**〕泻黄散。

〔**中成药**〕

导赤丸^(中国药典)(由连翘、黄连、姜炒栀子、木通、玄参、天花粉、赤芍、大黄、黄芩、滑石组成)。功能主治:清热泻火除烦。用于火热内盛所致的口舌生疮、咽喉疼痛、心胸烦热、多汗、小便短赤、大便秘结。用法用量:口服,水蜜丸 1 次 2g,大蜜丸 1 次 1 丸,1 日 2 次;1 岁以下小儿酌减。

(三) 外治法

1. 五倍子方

〔**组成**〕五倍子 15g,煅牡蛎 20g,麻黄根 10g。

〔**功效**〕固涩敛汗。

〔**主治**〕盗汗。

〔**用法**〕上药研末,以温水或醋调成糊状,敷于脐部神阙穴或足底涌泉穴,用胶布固定,晚敷晨取。

2. 五倍子散敷脐方

〔**组成**〕五倍子、郁金各等份。

〔**功效**〕收敛止汗。

〔**主治**〕各种汗证。

〔**用法**〕上药研末,以温开水调敷脐部。

3. 药浴疗法

〔**组成**〕五倍子、乌梅、艾叶各等份。

〔**功效**〕收涩敛汗。

〔**主治**〕自汗、盗汗。

〔**用法**〕水煎浴足。

四、验方

1. 汪受传(南京中医药大学)**验方**:玉屏风散合桂枝龙骨牡蛎汤

炙黄芪 15g,白术 10g,防风 5g,桂枝 4g,白芍 10g,煅龙骨 20g(先煎),煅牡蛎 20g(先煎),炙甘草 3g。功效:补肺固表,调和营卫。用于肺卫不固、营卫失调之自汗、盗汗。

2. 张士卿(甘肃中医药大学附属医院)**验方**:玉屏风散加味

黄芪 10g,炒白术 10g,防风 6g,党参 6g,麦冬 10g,五味子 6g,煅龙骨 15g,煅牡蛎 15g,浮小麦 15g,焦三仙各 10g,鸡内金 10g,炙甘草 6g。功效:扶正祛邪,止汗健脾。为各种虚证汗出的基础方。

第四章　肾系疾病

第一节
急性肾小球肾炎 •

急性肾小球肾炎简称急性肾炎,是一种病因不一,急性起病,多有前驱感染,临床表现以血尿为主,伴不同程度蛋白尿,可有水肿、高血压或肾功能不全等特点的肾小球疾病。本病多见于儿童和青少年,多由 A 组乙型溶血性链球菌感染引起。

本病属于中医学"水肿""尿血"等范畴。

一、诊断要点

(一) 病史

90% 的病例有链球菌感染史,以呼吸道及皮肤感染为主。

(二) 症状及体征

1. 水肿　70% 的病例有水肿,一般仅累及眼睑及颜面部,重者 2~3 天遍及全身,呈非凹陷性。

2. 血尿　50%~70% 的病例有肉眼血尿,一般 1~2 周后转为镜下血尿。

3. 蛋白尿　程度不等,有 20% 的病例可达肾病水平。蛋白尿患者病理上常呈严重系膜增生。

4. 高血压　30%~80% 的病例有血压升高。

5. 尿量减少　肉眼血尿严重者可伴有尿量减少。

6. 其他　急性期常有全身不适、乏力、食欲下降、发热、头痛、头晕、咳嗽、气急、恶心、呕吐、腹痛及鼻出血等。

(三) 辅助检查

尿常规及尿沉渣、血常规、血沉、风湿病相关检查、体液免疫相关检查、肝功能、肾功能。

(四) 鉴别诊断

急性肾小球肾炎常需与其他病原体感染后的肾小球肾炎、IgA 肾病、慢性肾炎急性发作、肾病综合征等鉴别。

二、西医治疗要点

（一）一般治疗

急性期需卧床 2~3 周,至肉眼血尿消失、水肿减退、血压正常方可下床进行轻微活动。血沉正常可上学,3 个月内应避免重体力活动,尿检完全正常后方可恢复体力活动。水肿、血压高及少尿者应少盐或无盐饮食。氮质血症者予优质蛋白饮食。为彻底清除链球菌感染灶,应用青霉素 7~10 天,对青霉素过敏者可用红霉素或大环内酯类抗生素。

（二）对症治疗

利尿,降血压。

（三）严重症状的治疗

1. 严重循环充血的治疗　①纠正水钠潴留,恢复正常血容量,可注射呋塞米;②有肺水肿者,除一般对症治疗外,可加用硝普钠;③对难治病例可采用连续血液净化治疗或透析治疗。

2. 高血压脑病的治疗　原则为选用降血压效力强而迅速的药物,首选硝普钠。有惊厥者应及时止痉。

3. 急性肾衰竭的治疗　急性肾衰竭是急性肾炎的主要死亡原因。治疗原则是保持电解质平衡及酸碱平衡,严格控制 24 小时入液量,供给足够热量,防止并发症,促进肾功能的恢复。

三、中成药应用

（一）基本病机

本病病因包括外因和内因,外因为感受风邪、水湿或疮毒入侵,内因主要是禀赋不足,久病劳倦,肺、脾、肾三脏功能失调。病位主要在肺、脾、肾。病机关键为外邪诱发肺、脾、肾功能失调,气化失常,水液内停,泛溢肌肤。病机可概括为"其标在肺,其制在脾,其本在肾"。

（二）辨证分型使用中成药

急性肾小球肾炎常用中成药一览表

证型			常用中成药
急性期	常证	风水相搏证	肾炎解热片、五苓散
		湿热内侵证	八正合剂、蓝芩口服液

续表

证型			常用中成药
急性期	变证	邪陷心肝证	龙胆泻肝丸(水丸)、紫雪散
		水凌心肺证	芪苈强心胶囊
		水毒内闭证	尿毒清颗粒
恢复期		阴虚邪恋证	知柏地黄丸(浓缩丸)、六味地黄丸(浓缩丸)
		气虚邪恋证	参苓白术丸、玉屏风口服液

1. 急性期

常证

（1）风水相搏证

〔**证候**〕**主症**:头面部肿势为著,皮色光亮,按之凹陷,随手而起。**次症**:尿少色赤,微恶风寒或发热汗出,乳蛾红肿疼痛,口渴或不渴,骨节酸痛,鼻塞,咳嗽,气短。**舌脉**:舌质淡,苔薄白或薄黄,脉浮紧或浮数。

〔**治法**〕疏风宣肺,利水消肿。

〔**方药**〕风寒偏甚者用麻黄汤合五苓散;风热偏甚者用麻黄连翘赤小豆汤合越婢汤。

〔**中成药**〕

1）肾炎解热片^(中国药典)(由白茅根、连翘、荆芥、炒苦杏仁、陈皮、大腹皮、盐泽泻、茯苓、桂枝、炒车前子、赤小豆、石膏、蒲公英、蝉蜕组成)。功能主治:疏解风热,宣肺利水。用于风热犯肺所致的水肿,症见发热恶寒、头面浮肿、咽喉干痛、肢体酸痛、小便短赤、舌苔薄黄、脉浮数;急性肾炎见上述证候者。用法用量:口服,1 日 3 次。1~3 岁,1 次 1 片;4~6 岁,1 次 2 片;7 岁及以上,1 次 3 片。

2）五苓散^(中国药典)(由茯苓、泽泻、猪苓、肉桂、炒白术组成)。功能主治:温阳化气,利湿行水。用于阳不化气、水湿内停所致的水肿,症见小便不利、水肿腹胀、呕逆泄泻、渴不思饮。用法用量:口服,1 日 2 次。1~3 岁,1 次 2~3g;4~6 岁,1 次 3~6g;7 岁及以上,1 次 6~9g。

（2）湿热内侵证

〔**证候**〕**主症**:小便短赤,甚则尿血,发热或不发热,浮肿或轻或重。**次症**:烦热口渴,口苦口黏,头身困重,倦怠乏力,脘闷纳差,大便黏滞不爽,常有近期疮毒史。**舌脉**:舌质红,苔黄腻,脉滑数。

〔**治法**〕清热利湿,凉血止血。

〔**方药**〕五味消毒饮合小蓟饮子。

〔中成药〕

1）八正合剂^{（中国药典）}（由瞿麦、炒车前子、萹蓄、大黄、滑石、川木通、栀子、甘草、灯心草组成）。功能主治：清热，利尿，通淋。用于湿热下注，小便短赤，淋沥涩痛，口燥咽干，亦可用于急性肾炎湿热内侵证。用法用量：口服，1 日 3 次，用时摇匀。1~3 岁，1 次 5ml；4~6 岁，1 次 10ml；7 岁及以上，1 次 10~15ml。

2）蓝芩口服液^{（指南推荐）}（由板蓝根、黄芩、栀子、黄柏、胖大海组成）。功能主治：清热解毒，利咽消肿。用于急性咽炎、肺胃实热所致的咽痛、咽干、咽部灼热，亦可用于急性肾炎湿热内侵证。用法用量：口服，1 日 3 次。1 岁以下，1 次 3ml；1~5 岁，1 次 5ml；5 岁以上，1 次 10ml。

变证

（1）邪陷心肝证

〔证候〕**主症**：头痛眩晕，视物模糊，烦躁不安。**次症**：口苦，恶心呕吐，甚至惊厥，抽搐，昏迷，肢体面部浮肿，尿短赤，高血压。**舌脉**：舌质红，苔黄糙，脉弦数。

〔治法〕平肝泻火，清心利水。

〔方药〕龙胆泻肝汤合羚角钩藤汤。

〔中成药〕

1）龙胆泻肝丸（水丸）^{（中国药典）}（由龙胆、柴胡、黄芩、炒栀子、泽泻、木通、盐炒车前子、酒炒当归、地黄、炙甘草组成）。功能主治：清肝胆，利湿热。用于肝胆湿热所致的头晕目赤，耳肿疼痛，胁痛口苦，尿赤涩痛。用法用量：口服，1 日 2 次。1~3 岁，1 次 1~2g；4~6 岁，1 次 2~3g；7 岁及以上，1 次 3~6g。

2）紫雪散^{（中国药典）}（由石膏、北寒水石、滑石、磁石、玄参、木香、沉香、升麻、甘草、丁香、制芒硝、精制硝石、水牛角浓缩粉、羚羊角、人工麝香、朱砂组成）。功能主治：清热开窍，止痉安神。用于热入心包、热动肝风证，症见高热烦躁、神昏谵语、惊风抽搐、斑疹吐衄、尿赤便秘。用法用量：口服。1 岁以下，1 次 0.3g，1 日 1 次；5 岁以下，每增 1 岁递增 0.3g，1 日 1 次；5 岁以上小儿酌情服用。

（2）水凌心肺证

〔证候〕**主症**：全身明显浮肿，频咳气急，胸闷心悸，烦躁不宁，不能平卧。**次症**：面色苍白，甚则唇甲青紫。**舌脉**：舌暗红，苔白腻，脉沉细无力。

〔治法〕泻肺逐水，温阳扶正。

〔方药〕己椒苈黄丸合参附汤。

〔中成药〕

芪苈强心胶囊^{（中国药典）}（由黄芪、人参、黑顺片、丹参、葶苈子、泽泻、玉竹、桂枝、红花、香加皮、陈皮组成)。功能主治:益气温阳,活血通络,利水消肿。用于阳气虚乏、络瘀水停证,症见心慌气短,动则加剧,夜间不能平卧,下肢浮肿,倦怠乏力,小便短少,口唇青紫,畏寒肢冷,咳吐稀白痰等。用法用量:口服,1日3次。1~3岁,1次1粒;4~6岁,1次2粒;7岁及以上,1次3粒。

(3)水毒内闭证

〔证候〕主症:全身浮肿,尿少或尿闭,色如浓茶,头晕头痛,恶心呕吐。次症:畏寒肢冷,神疲乏力,嗜睡,甚则昏迷,血尿素氮、肌酐显著升高。舌脉:舌淡胖,苔垢腻,脉滑数或沉细数。

〔治法〕通腑泄浊,解毒利尿。

〔方药〕温胆汤合附子泻心汤。

〔中成药〕

尿毒清颗粒^(医保目录)(由大黄、黄芪、桑白皮、苦参、白术、茯苓、白芍、制何首乌、丹参、车前草组成)。功能主治:通腑降浊,健脾利湿,活血化瘀。用于慢性肾衰竭,氮质血症期和尿毒症早期,可降低肌酐、尿素氮,稳定肾功能,延缓透析时间。对改善肾性贫血、提高血钙、降低血磷也有一定作用。用法用量:温开水冲服,1日4次。6时、12时、18时:1~3岁,1次1/3袋;4~6岁,1次1/2袋;7岁及以上,1次1袋;22时:1~3岁,1次2/3袋;4~6岁,1次1袋;7岁及以上,1次2袋。

2. 恢复期

(1)阴虚邪恋证

〔证候〕主症:神倦乏力,头晕,手足心热,腰酸盗汗。次症:或有反复乳蛾红肿,镜下血尿持续不消。舌脉:舌红,苔少,脉细数。

〔治法〕滋阴补肾,兼清余热。

〔方药〕知柏地黄丸合二至丸。

〔中成药〕

1)知柏地黄丸(浓缩丸)^(中国药典)(由知母、黄柏、熟地黄、山药、制山茱萸、牡丹皮、茯苓、泽泻组成)。功能主治:滋阴清热。用于潮热盗汗,口干咽痛,耳鸣遗精。用法用量:口服,1日3次。1~3岁,1次2~3丸;4~6岁,1次4丸;7岁及以上,1次6~8丸。

2)六味地黄丸(浓缩丸)^(中国药典)(由熟地黄、酒萸肉、牡丹皮、山药、茯苓、泽泻组成)。功能主治:滋阴补肾。用于肾阴亏损所致的头晕耳鸣、腰膝酸软、骨蒸潮热、盗汗遗精、消渴。用法用量:口服,1日3次。1~3岁,1次2~3丸;4~6岁,1次4丸;7岁及以上,1次6~8丸。

（2）气虚邪恋证

〔**证候**〕**主症**:身倦乏力,面色萎黄,纳少便溏。**次症**:自汗,易于感冒。**舌脉**:舌淡红,苔白,脉缓弱。

〔**治法**〕健脾益气,兼化湿浊。

〔**方药**〕参苓白术散合防己黄芪汤。

〔**中成药**〕

1）参苓白术丸(中国药典)(由人参、茯苓、麸炒白术、山药、炒白扁豆、莲子、麸炒薏苡仁、砂仁、桔梗、甘草组成)。功能主治:补脾胃,益肺气。用于脾胃虚弱证,症见体倦乏力,食少便溏,气短咳嗽。用法用量:口服,1 日 3 次。1~3 岁,1次 2g;4~6 岁,1 次 3g;7 岁及以上,1 次 4~6g。

2）玉屏风口服液(中国药典)(由黄芪、防风、炒白术组成)。功能主治:益气,固表,止汗。用于表虚不固证,症见自汗恶风,面色㿠白,或体虚易感风邪者。用法用量:口服,1 日 3 次。1 岁以下,1 次 3ml;1~5 岁,1 次 5ml;6 岁及以上,1 次10ml。

（三）外治法

1. 中药保留灌肠

〔**组成**〕大黄 10g,黄柏 10g,芒硝 10g,柴胡 10g,车前草 10g,益母草 10g,黄芪 10g,龙骨 10g,牡蛎 10g。

〔**主治**〕水毒内闭证。

〔**用法**〕每剂浓煎至 100~150ml,作为 1 次使用,每日 2 次,保留灌肠。7日为一个疗程。

2. 穴位贴敷

〔**组成**〕黑丑、白丑(煅)、牙皂(煅)各 75g,木香、沉香、乳香、没药各 9g,琥珀 3g。

〔**主治**〕急性期水肿兼有腹部胀气者。

〔**主治**〕上药研细末,用砂糖调和,外贴气海穴,每 2 日换药 1 次。

3. 沐浴法

〔**组成**〕羌活、麻黄、苍术、柴胡、紫苏梗、防风、荆芥、牛蒡子、柳枝、忍冬藤、葱白各适量。

〔**主治**〕风水相搏证。

〔**用法**〕加水煮上药,待药液煎至适量取出,温度降至 40℃时沐浴,汗出即可,1 日 1 次。

四、单验方

（一）验方

万友生（江西中医药大学）验方：白茅根汤

白茅根 30~60g，生薏苡仁 15~30g，赤小豆 15~30g。功效：清热利湿，养阴生津。用于肾炎水肿证属湿热伤阴者。

（二）单方

1. 鱼腥草 15g，倒扣草 30g，半枝莲 15g，益母草 15g，车前草 15g，白茅根 30g，灯心草 10g。用法：水煎服。用于急性肾炎浮肿、高血压、蛋白尿、血尿诸症。

2. 鲜茅根 250g。用法：水煎服，1 日 1 剂。用于急性肾炎血尿显著者。

3. 玉米须 60g。用法：水煎服。用于急性肾炎浮肿者。

第二节 肾病综合征

肾病综合征是一组由多种原因引起的肾小球基底膜通透性增加，导致血浆内大量蛋白质从尿中丢失的临床综合征，具有以下特点：①大量蛋白尿，定性检查（+++），定量每天超过 50mg/kg；②低白蛋白血症：血清白蛋白 <25g/L；③高胆固醇血症（高脂血症），血清胆固醇超过 5.72mmol/L（220mg/dl）；④水肿。其中，前两项为诊断的必备条件。发病年龄多为学龄前，3~5 岁为发病高峰。

本病属于中医学"水肿""虚劳""腰痛""尿浊""关格""癃闭""臌胀"等范畴。

一、诊断要点

（一）症状

水肿最常见，开始见于眼睑，以后逐渐遍及全身，严重者可有腹腔积液或胸腔积液，男孩常有显著阴囊水肿，常伴有尿量减少，颜色变深，无并发症的患者无肉眼血尿。急性期常有精神萎靡，倦怠无力，食欲减退，有时腹泻。

（二）体征

水肿呈凹陷性，皮肤绷紧、光亮，严重者阴囊水肿，移动性浊音阳性，面色苍白，皮肤干燥，毛发干枯萎黄，指 / 趾甲出现白色横纹，耳壳及鼻软骨薄弱，体重可增 30%~50%。

（三）辅助检查

尿常规、24 小时尿蛋白定量、血清胆固醇、肝功能、肾功能、血常规、血沉。

（四）鉴别诊断

部分非典型链球菌感染后肾炎、狼疮肾炎、过敏性紫癜肾炎、乙型肝炎相关性肾小球肾炎及药源性肾炎等均可有肾病综合征样表现，临床上需除外继发性肾病综合征后方可诊断为原发性肾病综合征。

二、西医治疗要点

（一）一般治疗

1. 休息　除水肿显著或并发感染，或严重高血压外，一般不需卧床休息。病情缓解后逐渐增加活动量。

2. 饮食　显著水肿和严重高血压时应短期限制水、钠摄入，病情缓解后不必继续限盐，予优质蛋白饮食。在应用糖皮质激素过程中，每日应给予维生素 D 400U 及适量钙剂。

3. 防治感染。

4. 利尿　对糖皮质激素耐药或未使用糖皮质激素而水肿较重伴尿少者，可配合使用利尿剂，但需密切观察出入量、体重变化及电解质紊乱。

5. 对家属的教育　应使家长及患儿了解肾病的有关知识，积极配合随访和治疗。

（二）西药治疗

1. 糖皮质激素　初治病例诊断确定后应尽早选用泼尼松治疗。短程疗法易复发，国内少用；中、长程疗法可用于各种类型的肾病综合征。

2. 免疫抑制剂　主要用于肾病综合征频繁复发，糖皮质激素依赖、耐药或出现严重副作用者。

3. 抗凝及纤溶药物疗法　由于肾病往往存在高凝状态和纤溶障碍，易并发血栓形成，需加用抗凝和溶栓治疗。

4. 免疫调节剂　一般作为糖皮质激素的辅助治疗，适用于常伴感染、频繁复发或糖皮质激素依赖者。

5. 血管紧张素转换酶抑制药　对改善肾小球局部血流动力学、减少尿蛋白、延缓肾小球硬化有良好的作用，尤其适用于伴有高血压的肾病综合征。

三、中成药应用

（一）基本病机

肺、脾、肾三脏虚弱,功能失调,导致水失输化、精微外泄,是肾病综合征的主要发病机制。在肾病发生发展的过程中,外感、水湿、湿热、瘀血及湿浊等外感或内生之邪气与肺脾肾三脏虚弱之间互为因果,互相影响,往往形成虚实并见、寒热错杂的复杂证候,使病情缠绵难愈。

（二）辨证分型使用中成药

肾病综合征常用中成药一览表

证型		常用中成药
本证	肺脾气虚证	慢肾宁合剂、五苓散
	脾虚湿困证	参苓白术丸、肾炎消肿片
	脾肾阳虚证	肾康宁片、济生肾气丸
	肝肾阴虚证	知柏地黄丸（浓缩丸）、六味地黄丸（浓缩丸）
	气阴两虚证	肾炎康复片、强肾片
标证	外感风邪证	风寒感冒颗粒、银翘解毒片
	水湿内停证	五苓散
	湿热内蕴证	黄葵胶囊
	瘀血阻滞证	血府逐瘀口服液
	湿浊停聚证	尿毒清颗粒
变证	邪陷心肝证	龙胆泻肝丸（水丸）、紫雪散
	水毒内闭证	桂附地黄丸、尿毒清颗粒、肾衰宁片

1. 本证

（1）肺脾气虚证

〔证候〕主症:全身浮肿,颜面为著,面色苍白或萎黄,身重困倦,气短乏力,声低懒言,自汗。次症:纳呆,便溏,小便短少,平素易感冒。舌脉:舌淡或淡胖,苔白或白滑,脉浮细,指纹淡红。

〔治法〕健脾益气,宣肺利水。

〔方药〕防己黄芪汤合五苓散。

〔中成药〕

1）慢肾宁合剂^{（医保目录）}（由黄芪、桂枝、淫羊藿、地黄、阿胶、茯苓、泽泻、黄芩、败酱草、牡丹皮、益母草组成）。功能主治：益气温阳，利湿化瘀。用于肺脾气虚、脾肾阳虚所致的水肿、头晕、乏力、纳差，以及慢性肾炎见上述证候者。用法用量：口服，1 日 3 次，2~3 个月为一个疗程。1~3 岁，1 次 10ml；4~6 岁，1 次 15ml；7 岁及以上，1 次 20~25ml。

2）五苓散^{（中国药典）}（由茯苓、泽泻、猪苓、肉桂、炒白术组成）。功能主治：温阳化气，利湿行水。用于阳不化气、水湿内停所致的水肿，症见小便不利、水肿腹胀、呕逆泄泻、渴不思饮。用法用量：口服，1 日 2 次。1~3 岁，1 次 2~3g；4~6 岁，1 次 3~6g；7 岁及以上，1 次 6~9g。

（2）脾虚湿困证

〔证候〕**主症**：全身浮肿，肢体为著，按之凹陷，面色萎黄，身体困重，倦怠乏力。**次症**：或兼胸闷，腹胀，纳少，便溏，小便短少。**舌脉**：舌淡胖，舌边有齿痕，苔厚腻，脉沉缓，指纹淡红。

〔治法〕健脾益气，渗湿利水。

〔方药〕防己茯苓汤合参苓白术散。

〔中成药〕

1）参苓白术丸^{（中国药典）}（由人参、茯苓、麸炒白术、山药、炒白扁豆、莲子、麸炒薏苡仁、砂仁、桔梗、甘草组成）。功能主治：补脾胃，益肺气。用于脾胃虚弱证，症见体倦乏力，食少便溏，气短咳嗽。用法用量：口服，1 日 3 次。1~3 岁，1 次 2g；4~6 岁，1 次 3g；7 岁及以上，1 次 4~6g。

2）肾炎消肿片^{（中国药典）}（由桂枝、泽泻、陈皮、香加皮、苍术、茯苓、姜皮、大腹皮、关黄柏、椒目、冬瓜皮、益母草组成）。功能主治：健脾渗湿，通阳利水。用于脾虚气滞、水湿内停所致的水肿，症见肢体浮肿、晨起面肿甚、按之凹陷、身体重倦、尿少、脘腹胀满、舌苔白腻、脉沉缓；急、慢性肾炎见上述证候者。用法用量：口服，1 日 3 次。1~3 岁，1 次 1 片；4~6 岁，1 次 2 片；7 岁及以上，1 次 3~4 片。

（3）脾肾阳虚证

〔证候〕**主症**：全身明显浮肿，按之深陷难起，腰腹、下肢尤甚，或伴胸水、腹水。**次症**：畏寒肢冷，身体重着，神疲倦卧，脘腹胀满，腰膝酸软，恶心、呕吐，纳少，便溏，小便短少不利，面色白。**舌脉**：舌淡胖，舌边有齿痕，苔白滑，脉沉细无力，指纹淡红。

〔治法〕温肾健脾，通阳利水。

〔**方药**〕偏肾阳虚者用真武汤;偏脾阳虚者用实脾饮。

〔**中成药**〕

1)肾康宁片^(中国药典)(由黄芪、丹参、茯苓、泽泻、益母草、淡附片、锁阳、山药组成)。功能主治:补脾温肾,渗湿活血。用于脾肾阳虚、血瘀湿阻所致的水肿,症见浮肿、乏力、腰膝冷痛;慢性肾炎见上述证候者。用法用量:口服,1 日 3 次。3 岁以下,1 次 2 片;3~6 岁,1 次 3 片;7 岁及以上,1 次 4 片。

2)济生肾气丸^(中国药典)(由熟地黄、制山茱萸、牡丹皮、山药、茯苓、泽泻、肉桂、制附子、牛膝、车前子组成)。功能主治:温肾化气,利水消肿。用于肾阳不足、水湿内停所致的肾虚水肿,腰膝酸重、小便不利、畏寒肢冷。用法用量:口服,1 日 2~3 次。1~3 岁,1 次 2g(水蜜丸每袋 6g);4~7 岁,1 次 4g;8 岁及以上,1 次 6g。

(4)肝肾阴虚证

〔**证候**〕**主症:**浮肿较轻或无浮肿,头痛,头晕耳鸣,面色潮红,五心烦热,盗汗,失眠多梦。**次症:**口干咽燥,咽部暗红,腰膝酸软,或伴痤疮。**舌脉:**舌红,苔少,脉细数,指纹淡。

〔**治法**〕滋补肝肾,养阴清热。

〔**方药**〕知柏地黄丸。

〔**中成药**〕

1)知柏地黄丸(浓缩丸)^(中国药典)(由知母、黄柏、熟地黄、山药、制山茱萸、牡丹皮、茯苓、泽泻组成)。功能主治:滋阴清热。用于潮热盗汗,口干咽痛,耳鸣遗精。用法用量:口服,1 日 3 次。1~3 岁,1 次 2~3 丸;4~6 岁,1 次 4 丸;7 岁及以上,1 次 6~8 丸。

2)六味地黄丸(浓缩丸)^(中国药典)(由熟地黄、酒萸肉、牡丹皮、山药、茯苓、泽泻组成)。功能主治:滋阴补肾。用于肾阴亏损所致的头晕耳鸣、腰膝酸软、骨蒸潮热、盗汗遗精、消渴。用法用量:口服,1 日 3 次。1~3 岁,1 次 2~3 丸;4~6 岁,1 次 4 丸;7 岁及以上,1 次 6~8 丸。

(5)气阴两虚证

〔**证候**〕**主症:**浮肿较轻或无浮肿,面色无华,神疲乏力,自汗、盗汗,或午后低热,手足心热。**次症:**头晕,耳鸣,口干咽燥或长期咽痛,咽部暗红,易感冒。**舌脉:**舌红少津,苔少,脉细弱,指纹淡。

〔**治法**〕益气养阴。

〔**方药**〕参芪地黄汤。

〔**中成药**〕

1）肾炎康复片（中国药典）（由西洋参、人参、地黄、盐杜仲、山药、白花蛇舌草、黑豆、土茯苓、益母草、丹参、泽泻、白茅根、桔梗组成）。功能主治：益气养阴，健脾补肾，清解余毒。用于气阴两虚，脾肾不足，水湿内停所致的水肿，症见神疲乏力，腰膝酸软，面目、四肢浮肿，头晕耳鸣；慢性肾炎、蛋白尿、血尿见上述证候者。用法用量：口服，1 日 3 次。1~3 岁，1 次 1~2 片；4~6 岁，1 次 2~3 片；7 岁及以上，1 次 4~5 片。

2）强肾片（中国药典）（由鹿茸、山药、山茱萸、熟地黄、枸杞子、丹参、补骨脂、牡丹皮、桑椹、益母草、茯苓、泽泻、盐杜仲、人参茎叶总皂苷组成）。功能主治：补肾填精，益气壮阳。用于阴阳两虚所致的肾虚水肿、腰痛、夜尿频数；慢性肾炎和久治不愈的肾盂肾炎见上述证候者。用法用量：口服，1 日 3 次。1~3 岁，1 次 1 片；4~6 岁，1 次 2 片；7 岁及以上，1 次 3 片。

2. 标证

（1）外感风邪证

〔**证候**〕**主症**：恶寒，发热，头身疼痛，咳嗽。**次症**：喷嚏，流涕，无汗或有汗，或喘咳气急，或咽红、喉核肿痛。**舌脉**：舌红，苔薄白，脉浮，指纹浮红。

〔**治法**〕外感风寒者宣肺利水，疏风散寒；外感风热者宣肺利水，疏风清热。

〔**方药**〕外感风寒者用麻黄汤；外感风热者用银翘散。

〔**中成药**〕

1）风寒感冒颗粒（医保目录）（由麻黄、葛根、紫苏叶、防风、桂枝、白芷、陈皮、苦杏仁、桔梗、甘草、干姜组成）。功能主治：解表发汗，疏散风寒。用于外感风寒，症见发热，头痛，恶寒，无汗，咳嗽，鼻塞，流清涕。用法用量：口服，1 日 3 次。1~3 岁，1 次 3~4g；4~6 岁，1 次 5g；7 岁以上，1 次 8g。可食用热粥，以助汗出。

2）银翘解毒片（中国药典）（由金银花、连翘、薄荷、荆芥、淡豆豉、炒牛蒡子、桔梗、淡竹叶、甘草组成）。功能主治：疏风解表，清热解毒。用于外感风热，症见发热头痛，咳嗽，口干，咽喉疼痛。用法用量：口服，1 日 2~3 次。1~3 岁，1 次 1 片；4~6 岁，1 次 2 片；7 岁及以上，1 次 3~4 片。

（2）水湿内停证

〔**证候**〕**主症**：全身明显浮肿，皮肤光亮，按之深陷难起，腹水明显。**次症**：或伴胸水，或见胸闷、气短喘咳，身体困重，腹满泛恶，便溏或泄泻，尿少。**舌脉**：舌淡，苔白，脉滑，指纹紫滞。

〔**治法**〕益气健脾，利水消肿。

〔**方药**〕五皮饮。

〔**中成药**〕

五苓散^(中国药典)（由茯苓、泽泻、猪苓、肉桂、炒白术组成）。功能主治：温阳化气，利湿行水。用于阳不化气、水湿内停所致的水肿，症见小便不利、水肿腹胀、呕逆泄泻、渴不思饮。用法用量：口服，1 日 2 次。1~3 岁，1 次 2~3g；4~6 岁，1 次 3~6g；7 岁及以上，1 次 6~9g。

（3）湿热内蕴证

〔**证候**〕**主症**：身体困重，身热不扬，皮肤疮疡疔肿。**次症**：恶心欲呕，口黏口苦，口干不欲饮，脘腹胀满，纳呆，大便不调，腰痛，小腹坠胀，小便频数短黄或灼热刺痛。**舌脉**：舌红，苔黄腻，脉滑数，指纹紫滞。

〔**治法**〕清热利湿。

〔**方药**〕上焦湿热者用五味消毒饮；中焦湿热者用甘露消毒丹；下焦湿热者用八正散。

〔**中成药**〕

黄葵胶囊^(指南推荐)（由黄蜀葵花组成）。功能主治：清利湿热，解毒消肿。用于慢性肾炎之湿热证，症见浮肿、腰痛、蛋白尿、血尿、舌苔黄腻等。用法用量：口服，1 日 3 次，8 周为一个疗程。1~3 岁，1 次 1~2 粒；4~6 岁，1 次 2~3 粒；7 岁及以上，1 次 4~5 粒。

（4）瘀血阻滞证

〔**证候**〕**主症**：颜面浮肿，面色紫暗或晦暗，眼睑下发青，唇舌紫暗，皮肤粗糙或肌肤甲错，有紫纹或血缕。**次症**：或胁下痞块，腰痛。**舌脉**：舌质紫暗有瘀点瘀斑，苔少，脉涩，指纹紫滞。

〔**治法**〕活血化瘀。

〔**方药**〕桃红四物汤。

〔**中成药**〕

血府逐瘀口服液^(中国药典)（由柴胡、当归、地黄、赤芍、红花、桃仁、麸炒枳壳、甘草、川芎、牛膝、桔梗组成）。功能主治：活血祛瘀，行气止痛。用于肾病伴有胸痹、头痛，痛如针刺而有定处等气滞血瘀表现者。用法用量：空腹服，1 日 3 次。1~3 岁，1 次 5~7ml；4~6 岁，1 次 10ml；7 岁及以上，1 次 15~20ml。

（5）湿浊停聚证

〔**证候**〕**主症**：身重困倦，精神萎靡，头痛，眩晕，胸闷，腹胀。**次症**：纳呆，恶心，呕吐，大便黏腻，小便短黄，口黏腻。**舌脉**：舌淡，苔厚腻，脉滑，指纹紫。

〔**治法**〕和胃降浊，化湿行水。

〔**方药**〕温胆汤。

〔**中成药**〕

尿毒清颗粒^(医保目录)（由大黄、黄芪、桑白皮、苦参、白术、茯苓、白芍、制何首乌、丹参、车前草组成）。功能主治：通腑降浊，健脾利湿，活血化瘀。用于慢性肾衰竭，氮质血症期和尿毒症早期，可降低肌酐、尿素氮，稳定肾功能，延缓透析时间，对改善肾性贫血、升高血钙、降低血磷也有一定作用。用法用量：温开水冲服。1 日 4 次。6 时、12 时、18 时：1~3 岁，1 次 1/3 袋；4~6 岁，1 次 1/2 袋；7 岁及以上，1 次 1 袋；22 时：1~3 岁，1 次 2/3 袋；4~6 岁，1 次 1 袋；7 岁及以上，1 次 2 袋。

3. 变证

（1）邪陷心肝证

〔**证候**〕**主症**：浮肿尿少，头痛头晕，视物模糊，恶心呕吐，烦躁不安。**次症**：谵语，肢体震颤，重则抽搐，昏迷。**舌脉**：舌红绛，苔黄燥，脉弦数，指纹紫滞。

〔**治法**〕清心利水，平肝潜阳。

〔**方药**〕羚角钩藤汤合龙胆泻肝汤。

〔**中成药**〕

1）龙胆泻肝丸（水丸）^(中国药典)（由龙胆、柴胡、黄芩、炒栀子、泽泻、木通、盐炒车前子、酒炒当归、地黄、炙甘草组成）。功能主治：清肝胆，利湿热。用于肝胆湿热所致的头晕目赤，耳鸣耳聋，耳部疼痛，胁痛口苦。用法用量：口服，1 日 2 次。1~3 岁，1 次 1~2g；4~6 岁，1 次 2~3g；7 岁及以上，1 次 3~6g。

2）紫雪散^(中国药典)（由石膏、北寒水石、滑石、磁石、玄参、木香、沉香、升麻、甘草、丁香、制芒硝、精制硝石、水牛角浓缩粉、羚羊角、人工麝香、朱砂组成）。功能主治：清热开窍，止痉安神。用于热入心包、热动肝风证，症见高热烦躁、神昏谵语、惊风抽搐、斑疹吐衄、尿赤便秘。用法用量：口服。1 岁以下，1 次 0.3g，1 日 1 次；5 岁以下，每增 1 岁递增 0.3g，1 日 1 次；5 岁以上小儿酌情服用。

（2）水毒内闭证

〔**证候**〕**主症**：全身浮肿或伴胸水、腹水，少尿或无尿，面色晦暗，头晕头痛，恶心呕吐。**次症**：口有秽味，重则神昏谵语，抽搐昏迷。**舌脉**：舌质暗，苔白厚腻，脉沉细或滑数，指纹紫滞。

〔**治法**〕温肾健脾，辟秽解毒。

〔**方药**〕附子泻心汤合温胆汤。

〔**中成药**〕

1）桂附地黄丸^(中国药典)（由肉桂、制附子、熟地黄、酒萸肉、牡丹皮、山药、茯苓、泽泻组成）。功能主治：温补肾阳。用于肾阳不足证，症见腰膝酸软、小便不利或反多、痰饮咳嗽。用法用量：口服，1 日 2 次。3~6 岁，1 次 6g；7 岁及以上，1 次 9g。

2）尿毒清颗粒^(医保目录)（由黄芪、党参、首乌、生大黄、茯苓、车前草、姜半夏、白术、甘草、柴胡、菊花、川芎、丹参组成）。功能主治：通腑降浊，健脾利湿，活血化瘀。用于慢性肾衰竭，氮质血症期和尿毒症早期，可降低肌酐、尿素氮，稳定肾功能，延缓透析时间，对改善肾性贫血、升高血钙、降低血磷也有一定作用。用法用量：温开水冲服，1 日 4 次。6 时、12 时、18 时：1~3 岁，1 次 1/3 袋；4~6 岁，1 次 1/2 袋；7 岁及以上，1 次 1 袋；22 时：1~3 岁，1 次 2/3 袋；4~6 岁，1 次 1 袋；7 岁及以上，1 次 2 袋。

3）肾衰宁片^(医保目录)（由太子参、黄连、法半夏、陈皮、茯苓、大黄、丹参、牛膝、红花、甘草组成）。功能主治：益气健脾，活血化瘀，通腑泄浊。用于脾胃气虚、浊瘀内阻、升降失调所致的面色萎黄、腰痛倦怠、恶心呕吐、食欲不振、小便不利、大便黏滞；慢性肾功能不全见上述证候者。用法用量：口服，1 日 3~4 次。1~3 岁，1 次 1~2 片；4~6 岁，1 次 2~3 片；7 岁及以上，1 次 4~6 片。

（三）外治法

逐水散

〔**组成**〕甘遂、大戟、芫花各等量。

〔**功效**〕泻水逐饮。

〔**主治**〕用于水肿。

〔**用法**〕上药共研极细末，每次取 1~3g 置脐内，以纱布覆盖，胶布固定，每日换药 1 次，10 次为一个疗程。

四、单方

1. 玉米须 60g。用法：水煎，分次服。用于肾病水肿、蛋白尿、高脂血症。

2. 干葫芦（不去子）3 个，红糖适量。用法：水煎服，1 日 1 次，分 6 日服用。用于肾病水肿期。

3. 黑大豆 250g，怀山药、苍术、茯苓各 60g。用法：共研细末，水泛为丸，1 次 6g，1 日 2~3 次。用于肾病恢复期。

第三节

第三节 血尿

血尿是尿内含有超过正常量红细胞的现象,分为肉眼血尿和镜下血尿。每升尿中含血量超过 1ml,即可出现淡红色,称为肉眼血尿;若尿液外观变化不明显,尿沉渣镜检每高倍视野红细胞平均大于 3 个,称为镜下血尿。本病一年四季均可发生,以 2~7 岁小儿多发,预后由于病因不同而有较大差异。

本病属于中医学"尿血""血证"范畴。

一、诊断要点

(一)病史

原发病不同,病史特点不同。应仔细询问有无外感史和发现血尿的时间。

(二)临床表现

高倍镜下红细胞 >3 个 / 高倍视野,或尿沉渣红细胞计数 $>8 \times 10^6/L$(8 000/ml)即为镜下血尿。肉眼即可见呈"洗肉水"色或血样,则为肉眼血尿。肉眼血尿的颜色与尿液的酸碱度有关,中性或弱碱性尿颜色鲜红或呈洗肉水样,酸性尿呈浓茶色或烟灰水样。

(三)辅助检查

1. 镜下血尿

(1) 1 周内有 3 次尿红细胞数目超出正常范围,即离心尿红细胞 ≥3 个 / 高倍视野或 ≥8 000/ml,非离心尿时 ≥1 个 / 高倍视野。

(2) Addis 计数:红细胞 $>5 \times 10^5/12h$。

2. 肉眼血尿 当尿红细胞 $>2.5 \times 10^9/L$(1 000ml 尿中含 0.5ml 血液)即可出现肉眼血尿。肉眼血尿的颜色与尿液的酸碱度有关,中性或弱碱性尿颜色鲜红或呈洗肉水样,酸性尿呈浓茶色或烟灰水样。

(四)鉴别诊断

需对肾小球疾病和非肾小球疾病导致的血尿进行鉴别。

二、西医治疗要点

根据原发疾病,采取相应的治疗方法,目的是保护肾脏功能,减慢病情进展。积极预防和治疗上呼吸道感染较为重要,一般不需要应用糖皮质激素及免疫抑制剂,血尿明显时要注意休息。

三、中成药应用

（一）基本病机

血尿的病机关键为外邪结于下焦,或虚火灼伤脉络,损及膀胱血络;或脾肾统摄无权,致血不归经,溢于水道。

（二）辨证分型使用中成药

血尿常用中成药一览表

证型	常用中成药
风热犯肺证	银翘解毒丸(浓缩蜜丸)
下焦湿热证	血尿安胶囊、血尿胶囊
心火亢盛证	小儿导赤片、导赤丸
阴虚火旺证	知柏地黄丸
脾不统血证	肾炎康复片

1. 风热犯肺证

〔证候〕主症:急性起病,尿血鲜红。次症:尿少,眼睑或周身浮肿,伴有发热,咳嗽,咽红肿痛。舌脉:舌红,苔薄黄,脉浮数。

〔治法〕疏风清热,凉血止血。

〔方药〕银翘散合小蓟饮子加减。

〔中成药〕

银翘解毒丸(浓缩蜜丸)[中国药典](由金银花、连翘、薄荷、荆芥、淡豆豉、炒牛蒡子、桔梗、淡竹叶、甘草组成)。功能主治:疏风解表,清热解毒。用于风热犯肺证,症见发热头痛、咳嗽口干、咽喉疼痛。用法用量:口服,以芦苇汤或温开水送服。3 岁以下,1 次 1g,1 日 3 次;3~6 岁,1 次 1.5g,1 日 3 次;7 岁及以上,1 次 3g,1 日 2 次。

2. 下焦湿热证

〔证候〕主症:小便频数短赤,尿道有灼热感,滴沥不爽。次症:发热,肢体困重,腰部酸痛,少腹作胀,大便黏腻。舌脉:舌红,苔黄腻,脉滑数或弦数。

〔治法〕清热利湿,凉血止血。

〔方药〕八正散加减。

〔中成药〕

(1)血尿安胶囊[医保目录](由肾茶、小蓟、白茅根、黄柏组成)。功能主治:清

141

热利湿,凉血止血。用于下焦湿热所致的尿血、尿频、尿急,尿路感染见上述证候者。用法用量:口服,1日3次。1~3岁,1次1粒;4~7岁,1次2粒;8岁及以上,1次4粒。

（2）血尿胶囊（由棕榈子、菝葜、薏苡仁组成）。功能主治:清热利湿,凉血止血。用于急慢性肾盂肾炎、肾小球肾炎、尿路结石、肾挫伤及不明原因引起的血尿,亦可作为治疗泌尿系统肿瘤的辅助药物。用法用量:口服,1日3次。1~3岁,1次2粒;4~7岁,1次3粒;8岁及以上,1次5粒。

3. 心火亢盛证

〔证候〕**主症:**小便短赤,有灼热感,心烦不寐,口舌生疮。**次症:**面红口干,渴喜冷饮,甚或吐血衄血,大便干结。**舌脉:**舌红,舌尖起刺,苔黄,脉数有力。

〔治法〕清心泻火,凉血止血。

〔方药〕导赤散合小蓟饮子加减。

〔**中成药**〕

（1）小儿导赤片(中国药典)（由大黄、滑石、地黄、栀子、木通、茯苓、甘草组成）。功能主治:清热利尿。用于胃肠积热,口舌生疮,咽喉肿痛,牙龈出血,腮颊肿痛,暴发火眼,大便不利,小便赤黄。用法用量:口服,1次4片,1日2次;1岁以下酌减。

（2）导赤丸(中国药典)（由连翘、黄连、姜炒栀子、木通、玄参、天花粉、赤芍、大黄、黄芩、滑石组成）。功能主治:清热泻火除烦。用于火热内盛所致的口舌生疮、咽喉疼痛、心胸烦热、小便短赤、大便秘结。用法用量:口服,水蜜丸1次2g,大蜜丸1次1丸,1日2次;1岁以下小儿酌减。

4. 阴虚火旺证

〔证候〕**主症:**尿血屡发,迁延不愈,色鲜红或淡红。**次症:**头晕目眩,耳鸣心悸,咽干口渴,颧红潮热,盗汗,手足心热,五心烦热,虚热不寐。**舌脉:**舌红,少苔,脉细数。

〔治法〕滋阴降火,凉血止血。

〔方药〕知柏地黄丸合二至丸加减。

〔**中成药**〕

知柏地黄丸(中国药典)（由知母、黄柏、熟地黄、制山茱萸、牡丹皮、山药、茯苓、泽泻组成）。功能主治:滋阴降火。用于阴虚火旺所致的潮热盗汗,口干咽痛,耳鸣遗精,小便短赤。用法用量:口服,1日2次。1~3岁,1次2g(水蜜丸每30粒6g);4~7岁,1次3g;8岁及以上,1次6g。

5. 脾不统血证

〔证候〕**主症**:久病尿血,颜色淡红。**次症**:面色萎黄,神疲乏力,气短懒言,纳呆便溏,或兼齿衄、肌衄、便血。**舌脉**:舌淡,苔薄,脉细弱。

〔**治法**〕益气健脾,养血止血。

〔**方药**〕归脾汤加减。

〔**中成药**〕

肾炎康复片^(中国药典)(由西洋参、人参、地黄、盐杜仲、山药、白花蛇舌草、黑豆、土茯苓、益母草、丹参、泽泻、白茅根、桔梗组成)。功能主治:益气养阴,健脾补肾,清解余毒。用于气阴两虚,脾肾不足,水湿内停所致的水肿,症见神疲乏力,腰膝酸软,面目、四肢浮肿,头晕耳鸣;慢性肾炎、蛋白尿、血尿见上述证候者。用法用量:口服,1 日 3 次。1~3 岁,1 次 2 片;4~7 岁,1 次 3 片;8 岁及以上,1 次 5 片。

(三) 预防调护

1. 多饮水,勤排尿;加强锻炼,增强体质,预防乳蛾、疖疮等;清淡饮食,忌辛辣生冷及腥膻发物。

2. 镜下血尿者,应动态观察;有血尿家族史者,应注意随访观察,定期复查尿常规。

3. 急性期应注意休息,避免剧烈运动;积极治疗原发病,避免使用引起血尿的药物。

四、单方

1. 血余炭 6g。用法:以藕汁调服。用于尿血时茎中胀痛者。

2. 侧柏叶、藕节、车前子各 15g。用法:煎浓温服。用于尿血时茎中胀痛者。

3. 生山栀、滑石各 15g。用法:水煎服。用于小便艰涩不利疼痛者。

第四节 神经性尿频

神经性尿频是儿科常见的泌尿系统疾病,好发于学龄前和学龄期儿童,临床表现以尿频为主,可伴尿急,不伴有尿痛、遗尿、排尿困难、发热、浮肿等。本病病因不一:①小儿中枢神经发育尚未完善,高级中枢对骶髓排尿反射初级中枢控制功能较弱;②膀胱容量小,舒缩调节功能欠佳;③不良环境因素的刺激,致支配膀胱的副交感神经兴奋性增高,膀胱逼尿肌持续收缩,膀胱括约肌松弛,排尿反射亢进而引起尿频。此外,还与前列腺素分泌过多、锌缺乏有关。

本病属于中医学"尿频"范畴。

一、诊断要点

(一)症状

1. 主要临床表现 以尿频为主,可伴有尿急,日间及入睡前排尿次数增加,轻重程度不一,分散注意力可减轻尿频症状,入睡后恢复正常。每次尿量较少,总尿量正常。

2. 其他 无尿痛和排尿哭闹史,不伴有遗尿、尿潴留、尿失禁、排尿困难、发热、腰痛、浮肿、血尿、多饮等。

(二)体征

本病病程较长,症状无进行性加重,查体无阳性体征。

(三)辅助检查

尿常规、血常规、肾功能检查正常,清洁中段尿细菌培养阴性,泌尿系统 B 超检查正常。必要时可做尿浓缩试验、垂体加压素试验、尿动力学检查、静脉尿路造影等。

(四)鉴别诊断

神经性尿频需与尿路感染、儿童前列腺炎、尿路畸形、尿崩症、糖尿病、膀胱过度活动症、神经源性膀胱等相鉴别。

二、西医治疗要点

(一)一般治疗

增加饮食营养,加强锻炼,增强体质。

(二)西药治疗

可根据临床情况选用山莨菪碱、硝苯地平、吲哚美辛、谷维素、溴丙胺太林、麻黄素、B 族维生素、碳酸氢钠、锌、丙咪嗪等药物治疗。

(三)其他治疗

心理治疗适用于大脑皮质与心理发育不成熟、训练过严所致的神经性尿频,经临床验证,应重视心理治疗在本病治疗中的主导作用。

三、中成药应用

(一) 基本病机

尿频的发生分内因和外因两个方面。外因责之于湿热,多因外感湿热,或坐地、粪便污染感受湿热邪毒,或因积滞蕴化湿热;内因责之于脾肾亏虚,多由先天禀赋不足,素体虚弱,或后天失调,导致脾肾气虚。尿频的病位在肾与膀胱。肾主水,与膀胱相表里,膀胱的气化主要靠肾气主司,肾气不足,则膀胱气化失司,尿频乃生。湿热之邪流注下焦者,以实证为主;脾肾本虚或肾阴损伤,湿浊蕴结,下注膀胱者,多虚中夹实;脾肾气虚,气不化水,而致小便频数、淋沥不畅者,乃纯虚之证。本病临床以虚证居多,单纯实证较为少见。

(二) 辨证分型使用中成药

神经性尿频常用中成药一览表

证型	常用中成药
脾肾气虚证	缩泉胶囊、济生肾气丸
肾虚湿热证	六味地黄丸

1. 脾肾气虚证

〔**证候**〕**主症**:病程日久,小便频数,淋沥不尽,入睡自止,尿液清或不清。**次症**:神倦乏力,面色萎黄,食欲不振,或自汗出,易外感,甚则畏寒怕冷,手足不温,大便稀薄。**舌脉**:舌淡,或有齿痕,苔薄腻或薄白,脉细弱。

〔**治法**〕健脾益肾,升提固摄。

〔**方药**〕缩泉丸合补中益气汤加减。

〔**中成药**〕

(1) 缩泉胶囊[中国药典](由山药、益智仁、乌药组成)。功能主治:补肾缩尿。用于肾虚所致的小便频数、睡眠遗尿。用法用量:口服,5岁以上1次3粒,1日3次。

(2) 济生肾气丸[中国药典](由熟地黄、制山茱萸、牡丹皮、山药、茯苓、泽泻、肉桂、制附子、牛膝、车前子组成)。功能主治:温肾化气,利水消肿。用于肾阳不足、水湿不化所致的小便频数。用法用量:口服,1日2~3次。1~3岁,1次2g(水蜜丸每袋6g);4~7岁,1次4g;8岁及以上,1次6g。

2. 肾虚湿热证

〔**证候**〕**主症**:病程迁延,小便频数,尿意窘迫,余沥不尽,夜尿正常,尿黄浑浊。**次症**:精神困惫,常伴有烦躁,口渴不欲多饮,手足心热。**舌脉**:舌红,苔薄黄腻,脉濡细数。

〔**治法**〕温肾固摄,清利湿热。

〔**方药**〕缩泉丸合萆薢分清饮加减。

〔**中成药**〕

六味地黄丸^(中国药典)(由熟地黄、酒萸肉、牡丹皮、山药、茯苓、泽泻组成)。功能主治:滋阴补肾。用于肾阴亏损所致的头晕耳鸣、腰膝酸软、骨蒸潮热、盗汗遗精、消渴、尿频。用法用量:开水冲泡或盐汤冲泡服用,1 日 2 次。1~3 岁,1 次 2g;4~7 岁,1 次 4g;8 岁及以上,1 次 6g。

四、单验方

(一) 验方

1. 史来恩(江苏省兴化市戴窑中心卫生院)**验方**:温补脾肾固摄汤

补骨脂、韭子、益智仁各 5g,炒白术、怀山药各 5g,薏苡仁 10g,乌梅、芡实、覆盆子各 5g。功效:温补脾肾,助化固摄。用于病程日久,尿频,尿不尽,尿色不清(无尿痛、尿热),神倦无力,面黄纳差,或畏寒怕冷、肢凉便溏,眼睑浮肿,舌淡或有齿痕,苔薄腻,脉细弱。

2. 常克(成都中医药大学附属医院)**验方**:自拟方

党参 15g,猪苓、茯苓、泽泻、白术各 9g,桂枝 5g,黄柏、萹蓄、瞿麦、石韦各 6g,车前草 10g;水煎温服。功效:补肺健脾,通阳化气。用于肺脾气虚证。

(二) 单方

制何首乌 20g。用法:水煎 2 次,代茶频服,剂量随年龄稍作增减,10 日为一个疗程。

第五节　小儿遗尿症

小儿遗尿症指 5~6 岁儿童每月至少发生 2 次夜间睡眠中不自主漏尿症状,7 岁及以上儿童每月至少尿床 1 次,且连续 3 个月以上,没有明显精神和神经异常。

本病属于中医学"遗尿"等范畴。

一、诊断要点

（一）症状

1. 主要症状　不能从睡眠中醒来而反复发生无意识排尿行为；睡眠较深，不易唤醒。

2. 发作频率　3~5 岁，每周至少有 5 次遗尿，症状持续 3 个月；5 岁以上，每周至少有 2 次遗尿，症状持续 3 个月。

（二）辅助检查

尿常规适用于所有的初诊儿童；泌尿系统超声检查常可协助诊断儿童膀胱功能异常和泌尿系统先天畸形；对伴有明显日间排尿症状者及排便异常者，可考虑进行尿流动力学检查及腰骶部磁共振成像或 X 线检查等。

（三）鉴别诊断

本病需与尿路感染相鉴别，后者常有尿频、尿急、尿痛，白天清醒时小便也急迫难耐而尿出，尿常规常有白细胞或脓细胞，尿培养阳性。同时还需与糖尿病、泌尿系统畸形、尿崩症、神经源性膀胱、脊髓病变鉴别。

二、西医治疗要点

本病呈自限性，部分患儿随年龄的增加症状可逐渐消失，因此，对于 6 岁以前的患儿一般可不采取药物或其他特殊治疗。由于单症状小儿遗尿症患儿一般无器质性病变，治疗时应首先给予正确的教育与引导。

小儿遗尿症的治疗原则为重视基础治疗，基础治疗贯穿治疗的全过程，主要包括作息饮食调节、行为治疗、觉醒训练与心理治疗。其次依据病因和临床分型选择警铃（叫醒）和药物疗法。后者包括去氨加压素（DDAVP）、M 受体拮抗剂等。夜间多尿型选择 DDAVP 治疗，膀胱功能异常型则可能对 DDAVP 治疗抵抗，而对警铃疗法更敏感，可联合 M 受体拮抗剂；针对混合型患儿，可选择 DDAVP 联合警铃疗法，或联合 M 受体拮抗剂等；尿道功能异常（尿道不稳定、逼尿肌-括约肌协同失调）选择生物反馈和括约肌（会阴部）电刺激疗法；其他型（膀胱容量和夜间尿量均正常）患儿则给予警铃疗法或 DDAVP 治疗；伴有晚上觉醒障碍者睡前口服盐酸甲氯芬酯胶囊。

三、中成药应用

（一）基本病机

遗尿可由虚、实两大因素所致，以虚为主。由于先天禀赋不足，素体虚弱，或久病之后,失于调养,致使肺、脾、肾亏虚;或因情志过极,湿热下注,均可致膀胱开阖失司,约束无力而致遗尿。

(二)辨证分型使用中成药

小儿遗尿症常用中成药一览表

证型	常用中成药
下元虚寒证	小儿遗尿宁颗粒、五子衍宗丸
肺脾气虚证	补中益气颗粒
脾肾两虚证	缩泉丸、醒脾养儿颗粒
心肾不交证	滋肾宁神丸

1. 下元虚寒证

〔证候〕主症:以睡眠遗尿为主,腰酸、膝软、畏寒肢冷。次症:伴有尿量多、小便清长,面色少华,神疲倦怠。舌脉:舌淡,苔白滑,脉沉无力。

〔治法〕温补肾阳,固摄止遗。

〔方药〕桑螵蛸散合菟丝子散。

〔中成药〕

(1)小儿遗尿宁颗粒,又名小儿益麻颗粒[指南推荐](由益智仁、肉桂、菟丝子、麻黄、白果、鸡内金组成)。功能主治:温肾宣肺,运化脾胃,缩尿止遗。用于下元虚寒证。用法用量:口服。5~7岁,1次5g,1日2次;8~14岁,1次5g,1日3次。

(2)五子衍宗丸[中国药典](由枸杞子、炒菟丝子、覆盆子、蒸五味子、盐车前子组成)。功能主治:补肾益精。用于下元虚寒证。用法用量:口服,1日3次。3~6岁,1次1.5~3g;7~14岁,1次4~6g。

2. 肺脾气虚证

〔证候〕主症:以睡眠遗尿为主,面色少华或萎黄,纳呆,神疲倦怠,少气懒言,自汗、动则多汗。次症:可伴有白天尿频,尿量多、小便清,大便溏薄。舌脉:舌淡红,苔薄白,脉弱或缓。

〔治法〕补肺健脾,固摄小便。

〔方药〕补中益气汤。

〔中成药〕

补中益气颗粒[中国药典](由炙黄芪、党参、炙甘草、当归、炒白术、升麻、柴胡、陈皮、生姜、大枣组成)。功能主治:补中益气,升阳举陷。用于脾胃虚弱、中气下陷所致的体倦乏力、食少腹胀、便溏久泻、肛门下坠、遗尿等。用法用量：冲服，1日2~3次。1~3岁，1次1/3袋；4~6岁，1次1/2袋；7岁及以上，1次1袋。

3. 脾肾两虚证

〔证候〕**主症**：时有睡中遗尿，熟睡不易唤醒，尿清长，进食冷饮后遗尿加重，白天或有小便失禁，精神紧张时小便次数增多。**次症**：自汗，动则多汗，面色萎黄或㿠白，神疲乏力，纳呆，大便溏薄。**舌脉**：舌质淡，苔白，脉沉迟无力。

〔治法〕健脾益肾，固摄缩尿。

〔方药〕六君子汤合缩泉丸。

〔中成药〕

（1）缩泉丸[中国药典]（由山药、盐炒益智仁、乌药组成）。功能主治：补肾缩尿。用于肾虚之小便频数、夜间遗尿。用法用量：口服，1日3次。1~3岁，1次1~2g；4~6岁，1次2~3g；7岁及以上，1次3~6g。

（2）醒脾养儿颗粒[指南推荐]（由一点红、毛大丁草、山栀茶，蜘蛛香组成）。功能主治：醒脾开胃，养血安神，固肠止泻。用于脾气虚所致的儿童厌食，腹泻便溏，烦躁盗汗，遗尿夜啼。用法用量：温开水冲服。1岁以下，1次2g，1日2次；1~2岁，1次4g，1日2次；3~6岁，1次4g，1日3次；7~14岁，1次6~8g，1日2次。

4. 心肾不交证

〔证候〕**主症**：以睡眠遗尿为主，夜卧不安，多梦，呓语，易哭易惊，夜间多汗。**次症**：伴有五心烦热，形体消瘦，活动过度，多动少静，夜寐难醒，记忆力差。**舌脉**：舌红，苔少，脉沉细数。

〔治法〕清心滋肾，安神固脬。

〔方药〕交泰丸合导赤散。

〔中成药〕

滋肾宁神丸[指南推荐]（由熟地黄、制何首乌、制黄精、炒白芍、女贞子、首乌藤、炒酸枣仁、制菟丝子、五味子、丹参、山药、茯苓、牛大力、五指毛桃、珍珠母、金樱子组成）。功能主治：滋补肝肾，宁心安神。用于肝肾阴亏所致的头晕耳鸣、失眠多梦、怔忡健忘、腰酸、遗尿，神经衰弱见上述证候者。用法用量：口服，1日2次。1~3岁，1次2~3g；4~6岁，1次5g；7岁及以上，1次7~10g。

（三）外治法

敷脐方一

〔组成〕五倍子、何首乌各3g。

〔功效〕补肾益精，缩尿止遗。

〔主治〕遗尿肾气不足证。

〔**用法**〕上药研末,用醋调敷于脐部,外用纱布覆盖,每晚 1 次,连用 3~
5 次。

敷脐方二

〔**组成**〕覆盆子、金樱子、菟丝子、五味子、仙茅、补骨脂、山茱萸、桑螵蛸各
60g,丁香、肉桂各 30g。

〔**功效**〕培元益肾,固涩止尿。

〔**主治**〕遗尿肾气不足证。

〔**用法**〕上药研末装瓶备用,每次取 1g,置脐中,滴 1~2 滴酒精或白酒后,
外用暖脐膏固定,或用纱布覆盖,每 3 天更换 1 次。

敷脐方三

〔**组成**〕生硫黄末 45g,鲜葱根 7 根。

〔**功效**〕温肾助阳,通阳化气。

〔**主治**〕遗尿肾气不足证。

〔**用法**〕先将葱根捣烂,与硫黄末拌匀,睡前置药于脐中,以油纸覆盖,纱
布固定,次日晚继用 1 次。

敷脐方四

〔**组成**〕丁香 1 份,肉桂 2 份,益智仁 4 份,覆盆子 4 份。

〔**功效**〕健脾益肾,固摄缩尿。

〔**主治**〕遗尿脾肾两虚证。

〔**用法**〕上药共研细末,过 200 目筛后装瓶备用。每次取 3g 药粉,以黄酒
按一定比例调和制成药饼,药饼直径为 2cm,厚 0.5cm,置于医用胶贴上,敷于
脐部,每晚 1 次,次晨去除。

四、单验方

(一) 验方

俞景茂(浙江省中医院)**验方**

党参 9g,茯苓 9g,炒白术 9g,生黄芪 9g,石斛 6g,生山楂 9g,鸡内金 6g,砂
仁 6g,炙麻黄 3g,石菖蒲 6g,菟丝子 9g,巴戟天 9g,桑螵蛸 12g,锁阳 9g,金樱
子 12g,炙甘草 3g。功效:健脾益肾,缩尿止遗。用于下元虚寒、肾气不固证。

(二) 单方

1. 韭菜子 9g,小茴香、五倍子各 3g。用法:共研末敷脐。用于小便淋沥或
遗尿或失禁。

2. 麻黄 2 份,益智仁 1 份,肉桂 1 份。用法:共研末,每次取 3g,醋调敷脐。

用于遗尿。

3. 鹿角霜。用法:研末,温酒服 9g,分 2~3 次。用于遗尿。

4. 乌药、益智仁等量。用法:用山药煮酒为糊做丸,1 次 10g,1 日 2 次。用于遗尿。

5. 桑螵蛸 10 个。用法:烧焦研末,糖水调服。用于梦中遗尿。

6. 白果 10 个。用法:炒黄,睡前嚼服,连用 5~7 日。用于遗尿。

7. 狗肉 250g,黑豆 60g。用法:共煮分 2 次服,隔日 1 次。用于遗尿。

第六节　尿路感染 ●

尿路感染指病原体直接侵入尿路,在尿液中生长繁殖,并侵犯尿路黏膜或组织而引起损伤,以尿频、尿急、尿痛、排尿困难或伴发热恶寒为主要临床表现。引发尿路感染的细菌很多,主要为革兰氏阴性杆菌,其中以大肠埃希菌最多见。

本病属于中医学"热淋"范畴。

一、诊断要点

(一) 症状

小儿尿路感染的临床表现因年龄不同存在较大差异。

1. 新生儿以全身症状为主,主要表现为发热、纳乳差、嗜睡、呕吐、泄泻、体重不增,或有黄疸。

2. 婴幼儿以发热为主,常见纳差、泄泻、排尿时哭闹、顽固性尿布疹,部分可出现黄疸及神经系统症状。

3. 年长儿除发热外,往往以膀胱刺激征(尿频、尿急、尿痛)较为明显,可见排尿困难、腰腹痛、尿液混浊、肉眼血尿、肾区叩击痛等表现。

(二) 辅助检查

1. 尿常规　清洁中段尿离心尿沉渣白细胞 >5 个 / 高倍视野或未离心尿标本白细胞 >10 个 /ml,即疑为尿路感染。

2. 尿细菌培养　尿细菌培养及菌落计数是诊断尿路感染的主要依据。中段尿培养菌落数 $\geq 1 \times 10^5$/ml 可确诊,1×10^4~1×10^5/ml 为可疑,$< 1 \times 10^4$/ml 为污染;经导尿或膀胱穿刺行尿培养菌落计数 $>1 \times 10^4$/ml 者有诊断意义。革兰氏阳性球菌菌落计数 >1×10³/ml 即应考虑尿路感染。

3. 血常规　外周血白细胞计数正常或升高。

4. 其他检查　反复尿路感染者应选做静脉肾盂造影、泌尿系统 B 超、X 线、CT 扫描、排尿性膀胱尿路造影等,以了解有无尿路畸形和尿流动力学改变。

（三）鉴别诊断

尿路感染需与急性肾炎、肾结核、IgA 肾病、急性尿道综合征及尿路结石等进行鉴别。急性尿道综合征临床表现为尿频、尿急、尿痛、排尿困难等尿路刺激症状,但清洁中段尿培养无细菌生长或为无意义性菌尿。

二、西医治疗要点

（一）一般治疗

急性期需卧床休息,鼓励患儿多喝水,注意外阴部清洁卫生;鼓励患儿进食,供给足够的热量、丰富的蛋白质和维生素,以增强抵抗力。

（二）抗生素治疗

选用抗生素的原则:

1. 对急性肾盂肾炎患儿,应选择血药浓度高的药物;对膀胱炎患儿,应选择尿液浓度高的药物。

2. 选择对肾功能损害小的药物。

3. 根据尿培养及药敏试验结果,同时结合临床疗效,选用抗生素。

4. 药物在肾组织、尿液、血液中都应有较高的浓度。

5. 选用的药物抗菌能力强,抗菌谱广,最好能用强效杀菌剂,且不易使细菌产生耐药菌株。

6. 若没有药敏试验结果,对急性肾盂肾炎推荐使用二代以上头孢菌素、氨苄青霉素 / 棒酸复合物。

（三）积极矫治尿路畸形

（四）局部治疗

常采用膀胱内药液灌注治疗,主要用于经全身给药治疗无效的顽固性慢性膀胱炎患者。

三、中成药应用

（一）基本病机

热淋的病变部位主要在肾与膀胱,与脾也有密切关系,并可涉及心肝二经,但其病变关键部位在膀胱。湿热之邪,无论由外感所致,抑或由内生而成,皆因下迫膀胱而成淋证。初起属实证、热证,日久不愈,湿热煎熬,耗气伤阴,则可致正虚邪恋;热淋日久者,多见正虚、湿热、瘀血并存之复杂证候。

（二）辨证分型使用中成药

尿路感染常用中成药一览表

证型	常用中成药
膀胱湿热证	三金片、癃清片、尿感宁颗粒
肝胆湿热证	龙胆泻肝口服液
肝肾阴虚证	知柏地黄口服液、六味地黄丸
脾肾阳虚证	济生肾气丸、缩泉丸
气阴两虚证	六味地黄丸、参苓白术口服液

1. 膀胱湿热证

〔**证候**〕**主症**:小便黄赤频数,点滴而出,灼热刺痛,甚至痛引脐中或哭闹不安。**次症**:常伴有发热,咽红,烦躁口渴,小腹坠胀,外阴潮红,大便秘结。**舌脉**:舌红,苔黄厚,脉滑数或濡数,指纹紫。

〔**治法**〕清热解毒,利湿通淋。

〔**方药**〕八正散。

〔**中成药**〕

（1）三金片^(中国药典)（由金樱根、菝葜、羊开口、金沙藤、积雪草组成）。功能主治:清热解毒,利湿通淋,益肾。用于膀胱湿热所致的热淋、小便短赤、淋沥涩痛、尿急频数,尿路感染见上述证候者。用法用量:口服。①大片（相当于原药材3.5g）:3岁以下,1次1片,1日3次;3~6岁,1次2片,1日3次;7岁及以上,1次3片,1日3次。②小片（相当于原药材2.1g）:3岁以下,1次2片,1日3次;3~6岁,1次3片,1日3次;7岁及以上,1次4片,1日3~4次。

（2）癃清片^(中国药典)（由泽泻、车前子、败酱草、金银花、牡丹皮、白花蛇舌草、赤芍、仙鹤草、黄连、黄柏组成）。功能主治:清热解毒,凉血通淋。用于下焦湿热所致的热淋,症见尿频、尿急、尿痛、腰痛、小腹坠胀。用法用量:口服。3岁以下,1次2片,1日2次;3~6岁,1次3片,1日3次;7岁及以上,1次4片,1日3次。

（3）尿感宁颗粒^(中国药典)（由海金沙藤、连钱草、凤尾草、萹蓄草、紫花地丁组成）。功能主治:清热解毒,利尿通淋。用于膀胱湿热所致的淋证,症见尿频、尿急、尿道涩痛、尿色偏黄、小便淋沥不尽等;急慢性尿路感染见上述证候者。用法用量:口服,1 日 3 次。3 岁以下,1 次 5g;3~6 岁,1 次 10g;7 岁及以上,1 次 15g。

2. 肝胆湿热证

〔证候〕主症:小便频急短赤,尿时涩痛,发热恶寒,烦躁易怒,胸胁胀痛。次症:口苦口干,纳呆,恶心呕吐,外阴红肿,大便秘结。舌脉:舌红,苔黄腻,脉弦滑,指纹紫。

〔治法〕清肝泻火,利湿通淋。

〔方药〕龙胆泻肝汤。

〔中成药〕

龙胆泻肝口服液^(医保目录)(由龙胆、柴胡、黄芩、炒栀子、泽泻、木通、盐炒车前子、酒炒当归、地黄、炙甘草组成)。功能主治:清肝胆,利湿热。用于肝胆湿热所致的头晕目赤,耳鸣耳聋,耳部疼痛,胁痛口苦,湿热淋证。用法用量:口服,1 日 3 次。1~3 岁,1 次 3ml;4~7 岁,1 次 6ml;8 岁及以上,1 次 10ml。

3. 肝肾阴虚证

〔证候〕主症:病程较长,小便淋沥,色黄混浊,低热盗汗,五心烦热。次症:颧红咽干,失眠多梦,腰膝酸软,头晕耳鸣。舌脉:舌红而嫩,苔少,脉细数,指纹淡。

〔治法〕滋阴降火,利湿通淋。

〔方药〕知柏地黄丸合二至丸。

〔中成药〕

(1)知柏地黄口服液^(医保目录)(由知母、黄柏、熟地黄、山药、制山茱萸、牡丹皮、茯苓、泽泻组成)。功能主治:滋阴清热。用于潮热盗汗,口干咽痛,耳鸣遗精。用法用量:口服,1 日 3 次。1~3 岁,1 次 3ml;4~7 岁,1 次 6ml;8 岁及以上,1 次 10ml。

(2)六味地黄丸^(中国药典)(由熟地黄、酒萸肉、牡丹皮、山药、茯苓、泽泻组成)。功能主治:滋阴补肾。用于肾阴亏损所致的头晕耳鸣、腰膝酸软、骨蒸潮热、盗汗遗精、消渴。用法用量:开水冲服或盐汤冲泡服用,1 日 2 次。1~3 岁,1 次 3g;4~7 岁,1 次 6g;8 岁及以上,1 次 9g。

4. 脾肾阳虚证

〔证候〕主症:夜尿增多,尿频清长,久病不愈,面色无华,畏寒怕冷,四肢欠温。次症:少气懒言,腰痛绵绵,眼睑或下肢浮肿,纳呆,便溏。舌脉:舌淡,苔薄白,脉沉细无力,指纹淡。

〔**治法**〕温补脾肾,化湿通淋。

〔**方药**〕无比山药丸。

〔**中成药**〕

(1) 济生肾气丸^(中国药典)(由熟地黄、制山茱萸、牡丹皮、山药、茯苓、泽泻、肉桂、制附子、牛膝、车前子组成)。功能主治:温肾化气,利水消肿。用于肾阳不足、水湿内停所致的肾虚水肿,腰膝酸重、小便不利、畏寒肢冷。用法用量:口服,1 日 2~3 次。1~3 岁,1 次 2g(水蜜丸每袋 6g);4~7 岁,1 次 4g;8 岁及以上,1 次 6g。

(2) 缩泉丸^(中国药典)(由山药、盐炒益智仁、乌药组成)。功能主治:补肾缩尿。用于肾虚之小便频数、夜间遗尿。用法用量:口服,1 日 3 次。1~3 岁,1 次 1~2g;4~6 岁,1 次 2~3g;7 岁及以上,1 次 3~6g。

5. 气阴两虚证

〔**证候**〕**主症:**面色白,神疲乏力,气短懒言,五心烦热,失眠,潮热,盗汗,咽部暗红。**次症:**尿频淋沥,病情缠绵,时发时止。**舌脉:**舌淡,苔少,脉细数无力,指纹淡。

〔**治法**〕益气养阴,化湿通淋。

〔**方药**〕六味地黄丸合四君子汤。

〔**中成药**〕

(1) 六味地黄丸^(中国药典)(由熟地黄、酒萸肉、牡丹皮、山药、茯苓、泽泻组成)。功能主治:滋阴补肾。用于肾阴亏损所致的头晕耳鸣、腰膝酸软、骨蒸潮热、盗汗遗精、消渴。用法用量:开水冲泡或盐汤冲泡服用,1 日 2 次。1~3 岁,1 次 3g;4~7 岁,1 次 6g;8 岁及以上,1 次 9g。

(2) 参苓白术口服液^(医保目录)(由人参、茯苓、白术、山药、白扁豆、莲子、薏苡仁、砂仁、桔梗、甘草组成)。功能主治:补脾胃,益肺气。用于脾胃虚弱证,症见体倦乏力,食少便溏,气短咳嗽。用法用量:口服,1 日 3 次。1~3 岁,1 次 3ml;4~7 岁,1 次 6ml;8 岁及以上,1 次 10ml。

(三) 外治法

1. 坐浴法

〔**组成**〕金银花、蒲公英、地肤子、艾叶各 30g,赤芍 15g,生姜 15g,通草 6g。

〔**功效**〕清热利尿通淋。

〔**主治**〕尿频、尿急、尿痛。

〔**用法**〕水煎,坐浴,每次 30 分钟,每日 1~2 次。

2. 外洗法

〔**组成**〕野菊花 30g,金银花 30g,黄柏 15g,苦参 15g,车前草 30g。

〔**功效**〕清热利湿。

〔**主治**〕外阴感染局部红肿或溃烂属实证者。

〔**用法**〕煎汤,温洗,每日 3 次。

四、单验方

(一) 验方

王自敏(河南中医药大学第一附属医院)**验方**:三草汤

白花蛇舌草、车前草、益母草、薏苡仁、黄柏、金银花、白茅根。功效:清热利湿,利尿通淋。用于急慢性尿路感染属膀胱湿热者。

(二) 单方

新鲜小叶金钱草 15~30g,新鲜车前草 15~30g。用法:开水浸泡,代茶饮。用于急性尿路感染。

第七节　性早熟

性早熟是一种常见的儿科内分泌疾病,指女童在 8 岁前、男童在 9 岁前呈现内外生殖器和第二性征发育。临床上可分为中枢性性早熟、外周性性早熟及不完全性性早熟 3 种类型,以中枢性性早熟最常见。

中枢性性早熟亦称为真性性早熟,指由于下丘脑 - 垂体 - 性腺轴功能提前启动,导致性腺发育及功能成熟。与正常青春发育成熟完全一致,并可具有一定生殖能力。中枢性性早熟主要包括继发于中枢神经系统各种器质性病变和特发性性早熟两大类。特发性性早熟(ICPP)指经检查未发现提前启动青春发育器质性病因的性早熟。外周性性早熟亦称假性性早熟,是不依赖下丘脑 - 垂体 - 性腺轴的激活而是由其他来源的甾体激素刺激而引起的性早熟,有性激素水平升高,并促使性征提前发育,但无生育能力。不完全性性早熟包括单纯型乳房早发育、单纯型阴毛早发育、单纯型早初潮。

由于中枢性性早熟致骨成熟加速、长骨骨骺提前闭合,患儿成年身高常较正常人矮;性发育提前,初潮过早,给患儿及家庭带来一定的心理压力,不利于患儿的成长。

一、诊断要点

（一）症状

1. 女童 8 岁以前、男童 9 岁以前出现第二性征。

2. 一般女童先有乳房发育，皮下脂肪增多，出现女性体型；约在乳房发育后 1 年长出阴毛，多数是阴毛随外生殖器的发育而出现；最后月经来潮和腋毛出现。

3. 男童表现为过早的睾丸增大（≥4ml 容积），阴囊皮肤皱褶增加，阴茎增长增粗；以后可有阴茎勃起，出现阴毛、痤疮和胡须生长；声音变低沉；精子生成，出现遗精；体力较一般同龄人强壮。

4. 由于过早发育引起骨骼生长加速，骨龄提前，可造成身材矮小。

（二）体征

一般女童先有乳房发育，阴唇发育、色素沉着，接着阴道分泌物增多，出现阴毛、腋毛，最后月经来潮。男童先有睾丸增大，继之阴茎增粗，可有阴茎勃起，阴囊皮肤褶皱增加、着色，出现阴毛、腋毛、痤疮，以及胡须、喉结、变声。

（三）辅助检查

1. 血清性激素水平测定　促性腺素释放激素（GnRH）试验。

2. 影像学检查　左手和腕部 X 线正位片、腹部 B 超（女童应检查子宫、卵巢、乳腺，男童应检查睾丸、阴囊）、磁共振成像（重点观察下丘脑及垂体部位，必要时行增强扫描）、CT 扫描（协助排除腹部及盆腔占位性病变）。

（四）鉴别诊断

本病需与下丘脑或垂体器质性病变所致的中枢性性早熟、先天性甲状腺功能减退症伴性早熟、先天性肾上腺皮质增生症、肾上腺皮质肿瘤、卵巢或睾丸肿瘤、纤维性骨营养不良综合征、外源性性激素所致的外周性性早熟相鉴别。

二、西医治疗要点

（一）一般治疗

1. 幼儿及孕妇应慎用补品，禁止服用含有性激素类的滋补品，不食用含生长激素合成饲料喂养的禽畜类食物，如人参蜂王浆、鹿茸、花粉等制剂，以预防外周性性早熟的发生。

2. 儿童不使用含激素的护肤品；哺乳期妇女不服避孕药。

3. 对患儿及家长说明特发性性早熟发生的原因和可能带来的危害。

（二）西药治疗

1. 促性腺激素释放激素类似物（GnRHa） 可按 80~100μg/kg 用药,每 4 周肌注 1 次。由于本药可延缓骨骺闭合,若能尽早治疗可改善成人期最终身高。

2. 性激素 甲羟孕酮可用于女童性早熟,口服剂量为 10~30mg/d,分次口服,起效后减量维持。环丙孕酮是 17-羟孕酮衍生物,不仅可阻断性激素受体,还可减少促性腺激素的释放,剂量为 70~150mg/（m²·d）。氯地孕酮抑制性发育的作用较强,副作用较少,剂量为 2mg/d。

三、中成药应用

（一）基本病机

本病的发生多因疾病、过食某些滋补品或含生长激素饲料喂养的禽畜类食物,或误服某些药物,使阴阳平衡失调,阴虚火旺、相火妄动,肝郁化火,导致天癸早至。其病变主要在肾、肝两脏。

（二）辨证分型使用中成药

性早熟常用中成药一览表

证型	常用中成药
阴虚火旺证	知柏地黄丸、大补阴丸
肝郁化火证	丹栀逍遥丸、龙胆泻肝丸
兼湿热内蕴证	知柏地黄丸

1. 阴虚火旺证

〔证候〕主症:女童乳房发育及月经提前来潮;男童生殖器增大,有阴茎勃起。次症:颧红潮热,盗汗,头晕,五心烦热。舌脉:舌红,少苔,脉细数。

〔治法〕滋阴补肾,清泻相火。

〔方药〕知柏地黄丸。

〔中成药〕

（1）知柏地黄丸[中国药典]（由知母、黄柏、熟地黄、制山茱萸、牡丹皮、山药、茯苓、泽泻组成）。功能主治:滋阴降火。用于阴虚火旺所致的潮热盗汗,口干咽痛,耳鸣遗精,小便短赤。用法用量:口服,1 日 2 次。1~3 岁,1 次 2g（水蜜丸每 30 粒 6g）;4~7 岁,1 次 3g;8 岁及以上,1 次 6g。

（2）大补阴丸[中国药典]（由熟地黄、盐知母、盐黄柏、醋龟甲、猪脊髓组成）。

功能主治:滋阴降火。用于阴虚火旺,潮热盗汗,咳嗽咯血,耳鸣遗精。用法用量:口服,1日2次。3岁以下,1次2g;3~6岁,1次4g;7岁及以上,1次6g。

2. 肝郁化火证

〔证候〕主症:女童乳房及内外生殖器发育,月经来潮;男童阴茎及睾丸增大,声音变低沉,面部痤疮,有阴茎勃起和射精。次症:胸闷不舒,心烦易怒,嗳气叹息。舌脉:舌红,苔黄,脉弦细数。

〔治法〕疏肝解郁,清肝泻火。

〔方药〕丹栀逍遥散。

〔中成药〕

(1)丹栀逍遥丸^(指南推荐)(由牡丹皮、栀子、白芍、当归、茯苓、白术、薄荷、甘草组成)。功能主治:疏肝解郁,清热调经。用于肝郁化火,胸胁胀痛,烦闷急躁,颊赤口干,食欲不振或有潮热等。用法用量:口服,1日2次。3岁以下,1次2g;3~6岁,1次4g;7岁及以上,1次6g。

(2)龙胆泻肝丸^(中国药典)(由龙胆、柴胡、黄芩、炒栀子、泽泻、木通、盐车前子、酒当归、地黄、炙甘草组成)。功能主治:清肝胆,利湿热。用于肝胆湿热,头晕目赤,耳鸣耳聋,耳肿疼痛,胁痛口苦,尿赤涩痛,湿热带下。用法用量:口服,1日2次。①浓缩丸:3岁以下,1次2丸;3~6岁,1次4丸;7岁及以上,1次6丸。②水丸:3岁以下,1次1g;3~6岁,1次2g;7岁及以上,1次3g。

3. 兼湿热内蕴证

〔证候〕主症:女童提前出现乳房发育,阴道分泌物黄臭量多,阴唇发育,色素沉着,月经来潮;男童提前出现睾丸增大,阴茎增粗,可有阴茎勃起,有胡须、喉结,阴囊皮肤褶皱增加着色,变声,甚至有夜间遗精。次症:身热不扬,肢体困重,口中黏腻,多食肥甘,形体肥胖,小便短赤不利。舌脉:舌质红,苔黄腻,脉濡数或滑数。

〔治法〕清热燥湿,化痰散结。

〔方药〕知柏地黄丸合二陈汤。

〔中成药〕

知柏地黄丸^(中国药典)(由知母、黄柏、熟地黄、制山茱萸、牡丹皮、山药、茯苓、泽泻组成)。功能主治:滋阴降火。用于阴虚火旺所致的潮热盗汗,口干咽痛,耳鸣遗精,小便短赤。用法用量:口服,1日2次。1~3岁,1次2g(水蜜丸每30粒6g);4~7岁,1次3g;8岁及以上,1次6g。

四、验方

1. 时毓民（复旦大学上海医学院）验方：自制早熟合剂

生地 15g，知母 10g，白术 10g，山药 15g，山茱萸 15g，白芍 15g，茯苓 15g，泽泻 9g，柴胡 9g，丹皮 6g，栀子 3g，黄柏 15g。功效：滋肾阴，泻肝火。用于儿童性早熟阴虚火旺证。

2. 徐蔚霖（上海市儿童医院）验方：自拟方

柴胡 4.5g，黄芩 6g，八月札 9g，天花粉 9g，牡丹皮 9g，丹参 9g，知母 9g，生牡蛎 30g，沙苑子 9g，白蒺藜 9g，郁金 9g，鬼箭羽 9g，绿萼梅 3g。功效：滋阴壮水，清肝泻火，兼顾五脏。用于阴虚火旺之性早熟。

第八节 脑性瘫痪

脑性瘫痪是一组持续存在的运动和姿势发育障碍综合征。是由发育中的胎儿或婴儿脑部的非进行性损伤引起，导致活动受限。运动障碍常伴发感觉、感知、认知、交流和行为障碍，以及癫痫和继发性肌肉骨骼问题。临床以立迟、行迟、语迟、发迟、齿迟，手硬、足硬、肌肉硬、头项硬、关节硬，或项软、手软、脚软、口软、肌肉软为主要特征。

本病属于中医学小儿"五迟""五软"范畴。

一、诊断要点

（一）症状

1. 主要为痉挛性瘫痪，如单瘫、偏瘫、截瘫等，常伴有各种异常动作，如手足徐动、舞蹈状动作、肌阵挛等。

2. 运动发育落后，抬头、翻身、抓物、坐、爬、立、行等动作发育迟于同龄正常小儿。

（二）体征

1. 肌张力异常　肢体紧张或肌肉痿软，可见手硬、足硬、肌肉硬、头项硬、关节硬，或项软、手软、脚软、口软、肌肉软等。

2. 姿势异常　可见头颈后仰，甚或角弓反张。上肢硬直、手紧握拳、下肢硬直交叉、尖足等，或肢体不对称、头颈躯干扭转，或表现为软弱无力的姿势。

3. 常有体格发育迟缓、发迟、齿迟、语言落后、智力落后、听力及视力异常、癫痫发作等。

（三）辅助检查

头颅 CT/MRI、脑电图、脑干听觉及视觉诱发电位、病原学检查、染色体检查、血尿代谢检查、甲状腺功能检查（排除甲状腺功能减退引起的运动发育落后）。

（四）鉴别诊断

痉挛性瘫痪应与其他神经系统进行性疾病所致的瘫痪鉴别，如脑白质营养不良、大脑半球及脊髓肿瘤所致的瘫痪等。肌张力低下型脑性瘫痪应与婴儿型脊髓性肌萎缩相鉴别。共济失调型脑性瘫痪应与慢性进展的小脑退行性变相鉴别。此外，还需与甲状腺功能减退、染色体疾病、遗传代谢性疾病、神经变性病相鉴别。

二、西医治疗要点

（一）一般治疗

全面关心患儿，注意合理营养及日常护理；早发现，早治疗。

（二）西药治疗

有癫痫者给予抗癫痫药；肌肉僵直、挛缩者给予肌肉松弛药；手足徐动者可试用小量苯海索，1 次 0.5~1mg，1 日 2 次。谷氨酸、酪氨酸可长期服用，可促进运动与智力功能。可试用脑活素、高压氧以改善脑组织代谢。

三、中成药应用

（一）基本病机

脑瘫的病因病机可归结为肝肾亏虚、脾肾两亏、肝强脾弱、痰瘀阻滞，与肝、脾、肾关系密切，三脏功能失调则能损伤脑髓，导致本病发生。本病大多属虚证，若血瘀痰阻，脑窍闭塞，可见虚实夹杂证。

（二）辨证分型使用中成药

脑性瘫痪常用中成药一览表

证型	常用中成药
肝肾亏损证	六味地黄丸
心脾两虚证	归脾丸（浓缩丸）、参苓白术口服液

续表

证型	常用中成药
痰瘀阻滞证	回天再造丸
脾虚肝亢证	逍遥丸
脾肾虚弱证	龙牡壮骨颗粒、补天大造丸

1. 肝肾亏损证

〔证候〕主症：自出生之后多卧少动，颈强不柔，抱起时两腿伸直、内旋，坐、爬、站、行等动作发育延迟、步态不稳，动作笨拙，或为痉挛性瘫痪，或为软瘫，智力基本正常。次症：面黄形瘦。舌脉：舌淡，苔薄，脉细无力，指纹淡。

〔治法〕补益气血，柔肝健脾。

〔方药〕十全大补汤。

〔中成药〕

六味地黄丸^(中国药典)（由熟地黄、酒萸肉、牡丹皮、山药、茯苓、泽泻组成）。功能主治：滋阴补肾。用于肾阴亏损所致的头晕耳鸣、腰膝酸软、骨蒸潮热、盗汗遗精、消渴。用法用量：开水冲泡或盐汤冲泡服用，1 次 3g，1 日 3 次。

2. 心脾两虚证

〔证候〕主症：发育迟缓，四肢痿软，肌肉松弛，咀嚼无力，语言迟滞，智力低下，发稀萎黄。次症：精神呆滞，吐舌，口角流涎，神疲体倦，面色不华，食少纳差，大便秘结。舌脉：舌淡胖，苔少，脉细缓或细弱，指纹淡红。

〔治法〕健脾养心，补益气血。

〔方药〕归脾汤。

〔中成药〕

（1）归脾丸（浓缩丸）^(中国药典)（由党参、炒白术、炙黄芪、炙甘草、茯苓、制远志、炒酸枣仁、龙眼肉、当归、木香、大枣组成）。功能主治：益气健脾，养血安神。用于脑瘫心脾两虚证，症见气短心悸，失眠多梦，头昏头晕，肢倦乏力，食欲不振。用法用量：口服，1 日 3 次。1 岁以下，1 次 3~4 丸；1~3 岁，1 次 4~5 丸；4~7 岁，1 次 6~7 丸；8 岁及以上，1 次 8~10 丸。

（2）参苓白术口服液^(医保目录)（由人参、茯苓、白术、山药、白扁豆、莲子、薏苡仁、砂仁、桔梗、甘草组成）。功能主治：补脾胃，益肺气。用于心脾两虚证，症见脾胃虚弱，食少便溏，肢倦乏力等。用法用量：口服。6 岁以下，1 次 5ml，1 日 3 次；6 岁及以上，1 次 10ml，1 日 2 次。

3. 痰瘀阻滞证

〔证候〕主症：发育迟缓，肢体不遂，筋脉拘挛，屈伸不利，言语不利，耳窍不聪，反应迟钝。次症：吞咽困难，喉间痰鸣，口角流涎，癫痫发作。舌脉：舌淡，苔白，脉沉弱或弦细，指纹淡红。

〔治法〕豁痰开窍，活血通络。

〔方药〕通窍活血汤合二陈汤。

〔中成药〕

回天再造丸^{（医保目录）}（由蕲蛇、乳香、朱砂、黄连、草豆蔻、姜黄、何首乌、木香、豆蔻、葛根、细辛、羌活、白芷、山参、麻黄、松香、藿香、牛黄、地龙、豹骨、桑寄生、丁香、没药、熟地黄、厚朴、僵蚕、麝香、香附、当归、赤芍、茯苓、全蝎组成）。功能主治：理气豁痰，通经活络。用于肢体不遂、筋脉拘挛之脑瘫。用法用量：口服，1次1丸，1日1~2次。

4. 脾虚肝亢证

〔证候〕主症：发育迟缓，伴手足震颤，肢体扭转，表情怪异，或四肢抽动，时作时止，或伴吞咽困难，言语不利，口角流涎。次症：面色萎黄，神疲乏力，不思饮食，大便稀溏。舌脉：舌淡，苔白，脉沉弱或弦细，指纹淡红。

〔治法〕健脾益气，柔肝息风。

〔方药〕异功散。

〔中成药〕

逍遥丸^{（中国药典）}（由柴胡、当归、白芍、炒白术、茯苓、炙甘草、薄荷、生姜组成）。功能主治：疏肝健脾，养血调经。用于脑瘫肝郁脾虚证，症见发育迟缓，言语不利，肢体扭转。用法用量：口服，1日3次。3岁以下，1次1.5g；3~6岁，1次3g；7岁及以上，1次6g。

5. 脾肾虚弱证

〔证候〕主症：发育迟缓，运动落后，出牙延迟，囟门迟闭，肢体痿软，肌肉松弛，头项低垂，头颅方大，甚者鸡胸龟背，肋骨串珠，多卧少动，言语低微。次症：神疲倦怠，面色不华，纳呆食少，便溏，小便清长。舌脉：舌淡红，苔薄白，脉沉细无力，指纹色淡。

〔治法〕健脾益气，补肾填精。

〔方药〕补天大造丸

〔中成药〕

（1）龙牡壮骨颗粒^{（中国药典）}（由党参、黄芪、山麦冬、醋龟甲、炒白术、山药、醋南五味子、龙骨、煅牡蛎、茯苓、大枣、甘草、乳酸钙、炒鸡内金、维生素 D_2、葡萄糖酸钙组成)。功能主治:强筋壮骨,和胃健脾。用于治疗和预防小儿佝偻病、软骨病;对小儿多汗、夜惊、食欲不振、消化不良、发育迟缓等症也有治疗作用。用法用量:开水冲服,1日3次。2岁以下,1次5g或3g(无蔗糖);2~7岁,1次7.5g或4.5g(无蔗糖);7岁以上,1次10g或6g(无蔗糖)。

(2)补天大造丸[指南推荐](由黄芪、人参、白术、茯苓、紫河车、鹿角、枸杞子、当归、熟地黄、龟甲、麦冬、天冬、杜仲、牛膝、小茴香、黄柏、五味子、陈皮、干姜、侧柏叶组成)。功能主治:健脾益气,补肾填精。用于脾肾虚弱之脑瘫,症见发育迟缓、运动落后。用法用量:口服,1次3g,1日2次。

(三)外治法

1. 中药洗浴

〔组成〕伸筋草、鸡血藤、当归、杜仲、白芍、透骨草、川牛膝、木瓜、桃仁、红花各10g。

〔功效〕疏通经络,活血化瘀。

〔主治〕脑瘫症见肢体僵硬、筋脉拘急、屈伸不利者。

〔用法〕将药物用纱布包好,置于水中,加热煎至一定浓度,滤过药渣,先用药液之热气熏蒸,待水温降至37~40℃时洗浴,每次20~30分钟,每日1~2次,1个月为一个疗程。

2. 中药熏蒸

〔组成〕伸筋草、鸡血藤、当归、杜仲、白芍、透骨草、川牛膝、木瓜、桃仁、红花、葛根、桂枝各10g。

〔功效〕疏通经络,活血化瘀。

〔主治〕脑瘫症见肢体僵硬、筋脉拘急、屈伸不利者。

〔用法〕将药物和水放入熏蒸仪药仓中煎煮,加热至40℃。患儿躺在熏蒸仓,每次20~30分钟,每日1~2次,1个月为一个疗程。

四、单验方

(一)验方

1. 刘殿禄(河南省新乡市中医院)验方:自拟方

党参6g,郁金6g,陈皮6g,白术12g,法半夏12g,茯苓15g,石菖蒲15g,朱砂0.5g(冲服),琥珀1g(冲服)。功效:健脾益气,豁痰息风。用于脾虚痰瘀阻滞之脑瘫。

2. 马丙祥(河南中医药大学第一附属医院)验方:加味酸枣仁颗粒

酸枣仁10g,茯苓10g,知母6g,川芎6g,蝉蜕6g,灯心草6g,琥珀3g,甘草

3g。功效:滋阴养血,清心安神。用于脑瘫继发睡眠障碍。

（二）单方

1. 十大功劳 20g。用法:水煎服,1 日 1 剂。用于肾虚筋弱之小儿脑性瘫痪。

2. 杜仲 10g,牛膝 10g,狗脊 10g。用法:水煎服,1 日 1 剂。用于肾虚筋弱之小儿脑性瘫痪。

第五章 传染病

第一节 麻疹

麻疹是感染麻疹病毒(麻疹时邪)引起的急性出疹性传染病。麻疹病毒属副黏病毒,只有一个血清型。本病传染性强,常可引起流行,临床以发热,咳嗽,鼻塞流涕,泪水汪汪,口腔两颊黏膜麻疹黏膜斑,周围皮肤按序布发红色斑丘疹,疹退时有糠麸样脱屑和色素沉着斑为特征。

西医学亦称"麻疹"。

一、诊断要点

麻疹多发于体虚易感,未接种麻疹疫苗,有麻疹接触史的儿童。典型麻疹分为初热期、见形期、收没期三个时期。

(一)症状

1. 初热期　约2~4天,主要表现为发热,咳嗽,喷嚏,鼻塞流涕,双目畏光、红赤,泪水汪汪,精神不振,纳食减少,同时可伴有腹泻、呕吐等症。发热2~3天后在口腔两颊近臼齿处可见麻疹黏膜斑,为0.5~1mm大小的白色斑点,周围有红晕,可累及整个颊黏膜。

2. 见形期　约3~5天,表现为热盛出疹,皮疹按序透发,于耳后、发际、颈项、头面、胸腹、四肢顺序出现红色斑丘疹,后转为暗红色,伴壮热、烦躁、咳嗽加重,目赤眵多,纳差,甚至谵妄、抽搐。

3. 收没期　约3~5天,皮疹透齐后身热渐平,神宁疲倦,纳食增加,皮疹按出疹顺序开始消退,皮肤留下糠麸样脱屑和色素沉着。

病情严重者可在病程中合并邪毒闭肺、邪毒攻喉、邪陷心肝等逆证。

(二)体征

1. 麻疹黏膜斑　发热2~3天后在口腔两颊近臼齿处可见麻疹黏膜斑,为0.5~1mm大小的白色斑点,周围有红晕,可累及整个颊黏膜。

2. 皮疹　皮疹按序布发,一般多起于耳后发际,沿头面颈项、躯干四肢、手足心、鼻准部透发,3~4 天出齐。皮疹初为淡红色斑丘疹,后转为暗红色,疹间皮肤颜色正常。邪毒深重者,皮疹稠密,融合成片,疹色紫暗;邪毒内陷者,可见皮疹骤没,或疹稀色淡。

（三）辅助检查

血常规、血清麻疹抗体检测、病毒抗原检测、多核巨细胞检查、鼻咽部分泌物中分离麻疹病毒;邪毒闭肺、邪陷心肝等逆证可进一步完善胸部 X 线、CT、脑部 MRI 等。

（四）鉴别诊断

麻疹属发热出疹性传染性疾病,需与风疹、幼儿急疹、猩红热、手足口病、丘疹性荨麻疹等疾病鉴别。

二、西医治疗要点

（一）一般治疗

卧床休息,保持室内温度适宜、空气流通,避免强光刺激。注意清洁皮肤和眼、鼻、口腔。鼓励多饮水,给予易消化和营养丰富的食物。

（二）西药治疗

目前尚无特效药物治疗,主要为对症治疗、加强护理和预防并发症。

1. 体温过高,发热≥38.5℃,可适当给予少量退热药。应注意避免急骤退热,尤其见形期。

2. 咳嗽痰黏稠或咳而无力,可使用祛痰药。

3. 惊厥或情绪易激惹者,加用镇静剂防止抽搐发生。

三、中成药应用

（一）基本病机

麻疹的病因为感受麻毒时邪,病机为邪犯肺脾,肺脾热炽,外发肌肤。顺证为正能胜邪,邪毒透发,表现为邪犯肺卫、肺脾热炽、肺胃阴伤;逆证为正不胜邪,麻毒内陷,出现邪毒闭肺、邪毒攻喉、邪陷心肝、内闭外脱等。

（二）辨证分型使用中成药

麻疹常用中成药一览表

证型	常用中成药
邪犯肺卫证	双黄连口服液

续表

证型	常用中成药
邪入肺胃证	儿童回春颗粒
阴津耗伤证	玄麦甘桔颗粒
邪毒闭肺证	止咳桃花散、小儿羚羊散
邪毒攻喉证	六神丸
毒陷心肝证	安宫牛黄丸

1. 邪犯肺卫证

〔证候〕主症:发热,麻疹黏膜斑。次症:恶风,头身痛,咳嗽,鼻塞流涕,双目畏光、红赤,泪水汪汪,咽红肿痛,精神不振,纳食减少。舌脉:舌边尖红,苔薄黄,脉浮数,指纹淡紫。

〔治法〕辛凉透表,清宣肺卫。

〔方药〕宣毒发表汤加减。

〔中成药〕

双黄连口服液[中国药典](由金银花、黄芩、连翘组成)。功能主治:疏风解表,清热解毒。用于邪犯肺卫所致的麻疹,症见发热,咳嗽,咽痛。用法用量:口服。3岁以下,1次10ml,1日2次;3~6岁,1次10ml,1日3次;6岁以上,1次20ml,1日2~3次。7日为一个疗程。

2. 邪入肺胃证

〔证候〕主症:壮热,按序布发红色斑丘疹。次症:烦躁,咽红肿痛,咳嗽加重,目赤眵多,纳差,口渴欲饮,大便秘结,小便短赤。舌脉:舌红绛,苔黄腻,脉洪数,指纹紫。

〔治法〕清泄肺胃,解毒透疹。

〔方药〕清解透表汤加减。

〔中成药〕

儿童回春颗粒[医保目录](由黄连、水牛角浓缩粉、羚羊角、煅人中白、淡豆豉、大青叶、荆芥、羌活、葛根、地黄、川木通、赤芍、黄芩、前胡、玄参、桔梗、柴胡、西河柳、升麻、炒牛蒡子组成)。功能主治:清热解毒,透表豁痰。用于麻疹隐现不出引起的身热咳嗽,症见壮热,烦躁,咽红肿痛,咳嗽加重等。用法用量:冲服,1日2~3次,5日为一个疗程。1岁以下,1次1/4袋;1~2岁,1次1/2袋;3~4岁,1次3/5袋;5~7岁,1次1袋。

3. 阴津耗伤证

〔**证候**〕**主症**:发热减退,皮疹按出疹顺序开始消退,皮肤有糠麸样脱屑和色素沉着。**次症**:神宁疲倦,纳食增加,口干少饮,咳嗽减轻,或声音嘶哑,大便干少。**舌脉**:舌红少津,苔薄,脉细数,指纹淡紫。

〔**治法**〕养阴益气,清透余邪。

〔**方药**〕沙参麦冬汤加减。

〔**中成药**〕

玄麦甘桔颗粒^(中国药典)(由玄参、麦冬、甘草、桔梗组成)。功能主治:清热滋阴,祛痰利咽。用于麻疹后期阴津耗伤证,症见发热减退,神宁疲倦,皮疹按出疹顺序开始消退,皮肤有糠麸样脱屑和色素沉着,口干少饮,咳嗽减轻,或声音嘶哑,大便干少等。用法用量:开水冲服,1 次 1 袋,1 日 3 次。

4. 邪毒闭肺证

〔**证候**〕**主症**:壮热持续,咳嗽气喘,憋闷,鼻煽,呼吸困难,喉间痰鸣,口唇发绀,皮疹融合、稠密、紫暗或见瘀斑,乍出乍没。**次症**:烦躁,精神萎靡,大便秘结,小便短赤。**舌脉**:舌红绛,苔黄腻,脉滑数,指纹紫滞。

〔**治法**〕清凉解毒,宣肺开闭。

〔**方药**〕麻黄杏仁甘草石膏汤加味。

〔**中成药**〕

(1) 止咳桃花散^(医保目录)(由川贝母、麝香、冰片、薄荷、水飞朱砂、制半夏、煅石膏组成)。功能主治:清肺,化痰,止咳,通窍散热。用于麻疹合并肺炎所致的咳嗽气喘,憋闷,鼻煽,呼吸困难,喉间痰鸣。用法用量:口服,1 次 0.6g,1 日 3 次;3 岁以下小儿酌减。

(2) 小儿羚羊散^(指南推荐)(由羚羊角、天竺黄、朱砂、甘草、冰片、金银花、紫草、连翘、牛蒡子、浮萍、赤芍、西河柳、牛黄、黄连、葛根、川贝母、水牛角浓缩粉组成)。功能主治:清热解毒,透疹止咳。用于麻疹隐伏,肺炎高热,嗜睡,咳嗽喘促,咽喉肿痛。用法用量:口服,1 日 3 次。1 岁,1 次 1/5 包;2 岁,1 次 1/4 包;3 岁,1 次 1/3 包;3 岁以上,1 次 1/2 包。

5. 邪毒攻喉证

〔**证候**〕**主症**:高热不退,咽喉肿痛或溃烂,吞咽不利,饮水呛咳,声音嘶哑,咳声重浊,声如犬吠,喉间痰鸣,喘憋,呼吸困难,胸高胁陷,皮疹融合、稠密、紫暗或见瘀斑。**次症**:面唇发绀,烦躁不安。**舌脉**:舌质红,苔黄腻,脉滑数,指纹紫。

〔**治法**〕清热解毒,利咽消肿。

〔**方药**〕清咽下痰汤加减。

〔**中成药**〕

六神丸^(指南推荐)（由珍珠粉、犀牛黄、麝香、雄黄、蟾酥、冰片组成）。功能主治:清热解毒,消炎止痛。用于麻疹邪毒攻喉证,症见咽喉肿痛,喉风喉痛,吞咽不利,饮水呛咳,声音嘶哑等。用法用量:口服,1日3次。1岁,1次1粒;2岁,1次2粒;3岁,1次3~4粒;4~8岁,1次5~6粒;9~10岁,1次8~9粒;10岁以上,1次10粒。

6. 毒陷心肝证

〔**证候**〕**主症:**高热不退,烦躁不安,神昏谵语,四肢抽搐,喉间痰鸣,皮疹融合、稠密、紫暗或见瘀斑。**次症:**大便秘结,小便短赤。**舌脉:**舌紫绛,苔黄燥起刺,脉弦数,指纹紫,达命关。

〔**治法**〕清心开窍,平肝息风。

〔**方药**〕羚角钩藤汤加减。

〔**中成药**〕

安宫牛黄丸^(中国药典)（由牛黄、水牛角浓缩粉、人工麝香、珍珠、朱砂、雄黄、黄连、黄芩、栀子、郁金、冰片组成）。功能主治:清热解毒,镇惊开窍。用于热病,邪入心包,高热惊厥,神昏谵语。用法用量:口服,1日1次。1岁以下,1次1/5丸或0.3g;1~5岁,1次1/4~1/2丸或0.4~0.8g;6~14岁,1次1/2~1丸或0.8~1.6g。

(三) 外治法

熏敷疗法

〔**组成**〕麻黄15g,芫荽15g,浮萍15g,黄酒60ml。

〔**功效**〕清热利湿通淋,化瘀散结止痛。

〔**主治**〕麻疹初热期、见形期皮疹透发不畅者。

〔**用法**〕上药加水适量煮沸,让水蒸气满布室内,再用毛巾蘸取温药液,包敷头部、胸背。每日2次,以皮疹透发即可。

四、单验方

(一) 验方

刘惠民（山东省中医药研究院）**验方:**加味透疹汤

薄荷3g,冬桑叶6g,淡竹叶6g,连翘6g,杏仁6g,牛蒡子6g,蝉蜕3g,桔梗6g,芦根15g。功效:发表解肌,透毒发疹。用于麻疹邪入肺胃,体温时高时低,目赤,怕光,眼痛,流泪,咳嗽,牙龈肿痛,疹未出透。

（二）单方

紫草根 15g。用法：将紫草根放于砂锅内，加水 500ml，久煎成浓汁，分装于 10 个小瓶内，口服，1 日 2 次，共服 3 天。6 月龄 ~1 岁，1 次 1 瓶；2~3 岁，1次 2 瓶；4~6 岁，1 次 3 瓶；7~15 岁，1 次 4 瓶。用于预防麻疹。

第二节　风疹

风疹是感染风疹病毒（风疹时邪）引起的急性出疹性传染病，因感受风热时邪引起，皮疹细小如沙，故又称"风痧"。本病多见于 1~5 岁小儿，冬春季节好发，有一定传染性，易在托幼机构中流行。临床以发热，全身皮肤出现淡红色细小斑丘疹，耳后及枕部淋巴结肿大为特征，一般症状较轻，少有合并症，预后良好。病后可获持久免疫。

西医学亦称"风疹"，病原是风疹病毒。

一、诊断要点

（一）症状

1. 轻症　初期类似感冒，发热 1 天左右，皮肤出现淡红色细小斑丘疹，1天后皮疹布满全身，出疹 1~2 天后，发热渐退，皮疹逐渐隐没，皮疹消退后，可有皮肤脱屑，但无色素沉着。一般全身症状较轻。

2. 重症　皮疹稠密，疹色赤紫，壮热不退，烦躁，嗜睡，谵语，神昏，惊厥。

（二）体征

1. 皮疹　淡红色细小斑丘疹，皮疹逐渐遍布全身，躯干、头面、四肢均可出现，大小不一，常伴瘙痒感，疹退后可有脱屑，无色素沉着。

2. 淋巴结　耳后及枕部淋巴结肿大。

（三）辅助检查

1. 直接免疫荧光法在咽部分泌物中可查见病毒抗原。

2. 血清学检测风疹病毒抗体　血清特异性 IgM 抗体在出疹后 5~14 天阳性率可达 100%。新生儿血清特异性 IgM 抗体阳性可诊断为先天性风疹。

（四）鉴别诊断

风疹需与麻疹、幼儿急疹、猩红热、丘疹性荨麻疹、多形性红斑、药疹等疾病鉴别。

二、西医治疗要点

（一）一般治疗

卧床休息，保持室内温度适宜、空气流通。注意皮肤和眼、鼻、口腔清洁。鼓励多饮水，给予易消化和营养丰富的食物。

（二）西药治疗

以对症和支持治疗为主。

1. 抗病毒药　早期可予干扰素等抗病毒治疗。

2. 抗生素　并发细菌感染者，可选用有效抗生素治疗。

三、中成药应用

（一）基本病机

风疹的病因为感受风疹时邪，病机为邪犯肺卫，与气血相搏，邪毒外泄，发于肌肤。邪毒从口鼻而入，邪轻病浅，一般只伤及肺卫，故见恶风、发热、咳嗽等；肺主皮毛，邪从外泄，故见皮疹透发，淡红细小，分布均匀。邪毒重者，内传营血，出现邪热炽盛证候，则见高热烦渴，皮疹鲜红或深红，疹点分布较密。邪毒内闭，出现邪陷厥阴证候，则见壮热持续，皮疹稠密，疹色赤紫。

（二）辨证分型使用中成药

风疹常用中成药一览表

证型	常用中成药
邪犯肺卫证	九味双解口服液
邪热炽盛证	蒲地蓝消炎口服液
邪陷厥阴证	安宫牛黄丸

1. 邪犯肺卫证

〔**证候**〕**主症**：发热，斑丘疹，疹色红润，有瘙痒感。**次症**：头身痛，咳嗽，鼻塞流涕，咽红目赤，精神不振，纳食减少，耳后、枕部淋巴结肿大。**舌脉**：舌红，苔薄白或薄黄，脉浮数或指纹紫。

〔**治法**〕疏风解表清热。

〔**方药**〕银翘散加减。

〔**中成药**〕

九味双解口服液[指南推荐]（由柴胡、熟大黄、青蒿、金银花、酒炙黄芩、大青

172

叶、蒲公英、重楼、姜制草果组成)。功能主治:解表清热,泻火解毒。用于邪犯肺卫证,症见发热,或恶风,头痛,鼻塞,咳嗽,流涕,咽痛或红肿,口渴,或伴溲赤,便干等。用法用量:口服。1~2 岁,1 次 3ml,1 日 2 次;3~4 岁,1 次 5ml,1 日 2 次;5~6 岁,1 次 5ml,1 日 3 次;7~9 岁,1 次 10ml,1 日 2 次;10~12 岁,1 次 15ml,1 日 2 次;13~14 岁,1 次 20ml,1 日 2 次。

2. 邪热炽盛证

〔证候〕主症:壮热口渴,全身出疹,疹色鲜红,皮疹密布,甚则紫色成片,瘙痒较甚。次症:烦躁,面赤唇红,或口舌生疮、牙龈肿痛,耳后、枕部淋巴结肿大,纳呆食少,大便秘结,小便短赤。舌脉:舌红绛,苔黄腻或黄燥而干,脉洪数或指纹紫。

〔治法〕清气凉营解毒。

〔方药〕透疹凉解汤加减。

〔中成药〕

蒲地蓝消炎口服液(中国药典)(由蒲公英、板蓝根、苦地丁、黄芩组成)。功能主治:清热解毒,消肿利咽。用于风疹邪热炽盛证,症见壮热口渴,全身出疹,疹色鲜红,皮疹密布,甚至紫色成片,瘙痒较甚,面赤唇红,或口舌生疮、牙龈肿痛,耳后、枕部淋巴结肿大,纳呆食少,大便秘结,小便短赤等。用法用量:口服,1 日 3 次。1 岁以下,1 次 3ml;1~3 岁,1 次 5ml;4~5 岁,1 次 7ml;6 岁及以上,1 次 10ml。

3. 邪陷厥阴证

〔证候〕主症:壮热持续,皮疹稠密,疹色赤紫。次症:头痛呕吐,烦躁不安,嗜睡或神志昏迷,四肢抽搐,项背僵直,淋巴结肿大。舌脉:舌质绛,苔黄腻或黄燥,脉洪数或指纹紫滞。

〔治法〕解毒镇惊开窍。

〔方药〕清瘟败毒饮加减。

〔中成药〕

安宫牛黄丸(中国药典)(由牛黄、水牛角浓缩粉、人工麝香、珍珠、朱砂、雄黄、黄连、黄芩、栀子、郁金、冰片组成)。功能主治:清热解毒,镇惊开窍。用于热病,邪入心包,高热惊厥,神昏谵语。用法用量:口服,1 日 1 次。1 岁以下,1 次 1/5 丸或 0.3g;1~5 岁,1 次 1/4~1/2 丸或 0.4~0.8g;6~14 岁,1 次 1/2~1 丸或 0.8~1.6g。

(三) 外治法

外洗疗法

〔组成〕地肤子 16g,白蒺藜 16g,浮萍 15g,川椒 3g,鲜马齿苋全草 100g。

〔**功效**〕清热解毒透疹。

〔**主治**〕风疹邪热炽盛证见发热、皮肤瘙痒较甚者。

〔**用法**〕上药加水煎煮,去渣温洗瘙痒部位,每日数次。

四、单验方

(一)验方

刘弼臣(北京中医药大学)**验方**:荆翘散

荆芥穗 5g,连翘 10g,露蜂房 10g,刺猬皮 10g,白蒺藜 10g,防风 10g,苦参 10g,半枝莲 15g,蝉蜕 5g。功效:疏风清热,解表透疹。用于风疹风热邪毒侵犯肺卫证。

(二)单方

鲜马齿苋全草 100~150g。用法:加水 800ml,浓煎至 500ml,内服 50ml,余药加开水 300ml,待温时用毛巾蘸药液洗浴患处,每日 2 次。用于风疹邪犯肺卫证。

第三节　水痘

水痘是常见的小儿急性出疹性传染病,由水痘时邪(水痘 - 带状疱疹病毒)引起。临床以发热,皮肤黏膜分批出现红色斑丘疹、疱疹、结痂,且同时存在为主要特征。由于水痘疱疹形态不同,亦有"水疱""水花""水疮"等别名。本病传染性强,主要由患者或隐性感染者通过呼吸道传播病毒,其次可因接触疱浆而感染。各年龄儿童均可发病,高发年龄为 6~9 岁,多流行于冬春季节。1 次感染水痘 - 带状疱疹病毒大多可获持久免疫,二次感染者极少。

西医学亦称"水痘"。

一、诊断要点

常在发病前 2~3 周有水痘接触史。典型的水痘分为疹前期和出疹期。

(一)症状

1. 疹前期　起病急,初起发热,体温大多不高,有咳嗽、流清涕、纳少等。

2. 出疹期　全身痘疹常在 1~2 天内出现,始见于头皮、面部,为红色斑丘疹,很快变成疱疹。伴有发热(多为低热)、头痛、鼻塞、流涕、喷嚏、咳嗽、纳差。

3. 病情严重者出现壮热烦躁,神志模糊,咳嗽气喘,鼻煽痰鸣,口唇发绀,或昏迷、抽搐等症。

（二）体征

皮疹始见于头皮、面部,为红色斑丘疹,很快变成疱疹,疱疹呈椭圆形,大小不一,内含水液,疱浆清亮,周围红晕,常伴有瘙痒,继而结痂,痂盖脱离后不留瘢痕。皮疹以躯干部较多,四肢较少,分批出现,在同一时期,斑丘疹、疱疹、干痂并见。重症患者水痘稠密,甚至累及口咽、阴部,出现溃疡性损害,或皮疹出之不畅,疹色暗紫,疱浆浑浊,周围红晕显露,肤痒难忍。

（三）辅助检查

1. 血常规。

2. 血清学检测　补体结合抗体滴度或双份血清抗体滴度 4 倍以上升高可明确病原。

3. 病原学检查　将疱液直接接种入人胎羊膜组织分离病毒,单纯 - 免疫荧光法检测病毒抗原。

（四）鉴别诊断

水痘需与脓疱疮、手足口病、丘疹性荨麻疹等疾病鉴别。

二、西医治疗要点

（一）一般治疗

卧床休息,保持室内温度适宜、空气流通。注意皮肤清洁,剪短患儿指甲、戴手套以防抓伤和减少继发感染等。鼓励多饮水,给予易消化和营养丰富的食物。

（二）西药治疗

水痘是自限性疾病,无合并症时以一般治疗和对症处理为主。

1. 皮肤瘙痒　可局部使用炉甘石洗剂,必要时可给予少量镇静剂。

2. 抗病毒药　首选阿昔洛韦,应尽早使用,一般在皮疹出现前 48 小时内开始。

3. 继发细菌感染时可给予抗生素治疗。

三、中成药应用

（一）基本病机

水痘的病因为感受水痘时邪,病机为时邪蕴郁肺脾,湿热蕴蒸,透于肌表。水痘时邪经口鼻入侵,致肺气失宣,故病初有发热、流涕、咳嗽等表证;邪毒进一步蕴结肺脾,脾失健运,水湿内停,与邪毒搏结,湿热蕴蒸,则疱疹布露。若体虚患儿感邪重,邪毒炽盛,内犯气营,则见壮热、烦躁、口渴、面红目赤、水痘密集、疹色暗紫、疱浆混浊等邪炽气营证。

（二）辨证分型使用中成药

水痘常用中成药一览表

证型	常用中成药
邪犯肺卫证	板蓝根颗粒、银翘解毒丸（浓缩蜜丸）
邪炽气营证	清瘟解毒丸、黄栀花口服液
毒陷心肝证	安宫牛黄丸
邪毒闭肺证	止咳桃花散、小儿羚羊散
毒染痘疹证	连花清瘟颗粒

1. 邪犯肺卫证

〔证候〕主症:全身性皮疹,向心性分布,躯干为多,点粒稀疏,疱疹形小,疹色红润,根盘红晕不显,疱浆清亮,瘙痒感。次症:伴发热,多为低热,头痛,鼻塞、喷嚏、咳嗽、纳差,偶有轻度腹痛。舌脉:舌质红,苔薄白或薄黄,脉浮数,指纹淡紫。

〔治法〕疏风清热,利湿解毒。

〔方药〕银翘散合六一散加减。

〔中成药〕

（1）板蓝根颗粒^(中国药典)（由板蓝根组成）。功能主治:清热解毒,凉血利咽。用于邪犯肺卫所致的水痘,症见咽喉肿痛,口咽干燥。用法用量:口服,1日3次。3岁以下,1次3g;3~6岁,1次6g;7岁及以上,1次10g。

（2）银翘解毒丸（浓缩蜜丸）^(中国药典)（由金银花、连翘、薄荷、荆芥、淡豆豉、炒牛蒡子、桔梗、淡竹叶、甘草组成）。功能主治:疏风解表,清热解毒。用于邪犯肺卫之发热头痛,咳嗽,口干,咽喉疼痛。用法用量:口服,以芦苇汤或温开水送服。3岁以下,1次1g,1日3次;3~6岁,1次1.5g,1日3次;7岁及以上,1次3g,1日2次。

2. 邪炽气营证

〔证候〕主症:全身性皮疹,可呈离心性分布,疹点密布,痘疹形大,疹色红赤或紫暗,疱浆混浊,口腔、睑结膜、阴部可见疱疹。次症:壮热,烦躁,口渴欲饮,牙龈肿痛,纳差,大便秘结,小便短赤。舌脉:舌红绛,苔黄腻,脉洪数或滑数,指纹紫。

〔**治法**〕清气凉营,解毒化湿。

〔**方药**〕清胃解毒汤加减。

〔**中成药**〕

(1)清瘟解毒丸^(中国药典)(由大青叶、连翘、玄参、天花粉、桔梗、炒牛蒡子、羌活、防风、葛根、柴胡、黄芩、白芷、川芎、赤芍、甘草、淡竹叶组成)。功能主治:清瘟解毒。用于外感时疫,憎寒壮热,头痛无汗,口渴咽干等。用法用量:口服,1日2次。3岁以下,1次半丸;3~6岁,1次1丸;7岁及以上,1次2丸。

(2)黄栀花口服液^(指南推荐)(由黄芩、金银花、大黄、栀子组成)。功能主治:清肺泻热。用于小儿外感热证,症见发热、头痛、咽赤肿痛、心烦、口渴、大便干结、小便短赤。用法用量:饭后服,1日2次,疗程3天。2.5~3岁,1次5ml;4~6岁,1次10ml;7~10岁,1次15ml;11岁及以上,1次20ml。

3. 毒陷心肝证

〔**证候**〕**主症:**高热不退,头痛,呕吐,甚至喷射性呕吐,烦躁不安,神昏谵语,四肢抽搐。**次症:**喉间痰鸣,皮疹融合、稠密、紫暗或见瘀斑。**舌脉:**舌红绛,苔黄燥或黄厚,脉洪数或弦数,指纹紫。

〔**治法**〕清热解毒,镇惊开窍。

〔**方药**〕清瘟败毒饮合羚角钩藤汤加减。

〔**中成药**〕

安宫牛黄丸^(中国药典)(由牛黄、水牛角浓缩粉、人工麝香、珍珠、朱砂、雄黄、黄连、黄芩、栀子、郁金、冰片组成)。功能主治:清热解毒,镇惊开窍。用于热病,邪入心包,高热惊厥,神昏谵语。用法用量:口服,1日1次。1岁以下,1次1/5丸或0.3g;1~5岁,1次1/4~1/2丸或0.4~0.8g;6~14岁,1次1/2~1丸或0.8~1.6g。

4. 邪毒闭肺证

〔**证候**〕**主症:**发热,咳嗽阵作,气喘,鼻煽,胸高胁满,张口抬肩,口唇发绀。**次症:**烦躁,精神萎靡,大便秘结,小便短赤。**舌脉:**舌质红,苔黄腻,脉滑数,指纹紫滞。

〔**治法**〕清热解毒,开肺定喘。

〔**方药**〕麻黄杏仁甘草石膏汤合黄连解毒汤加减。

〔**中成药**〕

(1)止咳桃花散^(医保目录)(由川贝母、麝香、冰片、薄荷、水飞朱砂、制半夏、煅石膏组成)。功能主治:清肺,化痰,止咳,通窍散热。用于邪毒闭肺所致的咳嗽气喘,憋闷,鼻煽,呼吸困难,喉间痰鸣。用法用量:口服,1次0.6g,1日3

次;3岁以下小儿酌减。

（2）小儿羚羊散^{（指南推荐）}（由羚羊角、天竺黄、朱砂、甘草、冰片、金银花、紫草、连翘、牛蒡子、浮萍、赤芍、西河柳、牛黄、黄连、葛根、川贝母、水牛角浓缩粉组成）。功能主治:清热解毒,透疹止咳。用于邪毒闭肺所致的高热,嗜睡,咳嗽喘促,咽喉肿痛。用法用量:口服,1日3次。1岁,1次1/5包;2岁,1次1/4包;3岁,1次1/3包;3岁以上,1次1/2包。

5. 毒染痘疹证

〔证候〕主症:发热,疱浆浑浊,疱疹破溃,脓液外流,皮肤红肿,疱疹出血。次症:精神差,壮热口渴,大便干结,小便黄赤。舌脉:舌红绛,苔黄,脉数,指纹紫滞。

〔治法〕清热解毒,透脓解毒。

〔方药〕仙方活命饮加减。

连花清瘟颗粒^{（中国药典）}（由连翘、金银花、炙麻黄、炒苦杏仁、石膏、板蓝根、绵马贯众、鱼腥草、广藿香、大黄、红景天、薄荷脑、甘草组成）。功能主治:清瘟解毒,宣肺泄热。用于外感时邪,发热或高热恶寒,肌肉酸痛,咳嗽,头痛,咽干咽痛,舌偏红,苔黄或黄腻等。用法用量:口服,1日3次。1~3岁,1次2~3g;4~6岁,1次3~4g;7岁及以上,1次6g。

（三）外治法

洗浴疗法

〔组成〕蒲公英、黄芩、益母草、苦参各20g,黄连、黄柏各10g。

〔功效〕清热解毒透疹。

〔主治〕毒染痘疹证,症见水痘疱液混浊,疱疹破溃,疱液外流,皮肤红肿,疱疹出血等。

〔用法〕水煎外洗,1日1剂,1日2次。

四、单验方

（一）验方

1. 王玉玲（江苏省泰县中医院）验方:银翘二丁汤

金银花、连翘、六一散、车前子各6~10g,紫花地丁、黄花地丁各10~15g。水煎至50~100ml,分2~3次服;二煎外洗患部。功效:疏风清热,利湿解毒。用于时邪侵袭、邪伤肺卫,症见低热,全身性皮疹,向心性分布,躯干为多,点粒稀疏,疱疹形小,疹色红润,根盘红晕不显,疱浆清亮,有瘙痒感。

2. 徐汉江(泰州市中医院)**验方**:荆防蓝根汤

荆芥、防风各 10g,板蓝根 20g,芦根 15g。功效:清热解毒。用于肺卫表证。

(二)单方

黑豆、绿豆、赤小豆各 60g(生用),甘草 90g。用法:将豆洗净,同甘草用雪水或长流水煮至豆熟为度,去甘草将豆晒干,又入汁再浸,再晒干。逐日取豆任意食用。用于水痘邪犯肺卫证痘疹将发之际。

第四节　手足口病

手足口病是由柯萨奇病毒 A 组和肠道病毒 71 型引起的发疹性传染病。好发于儿童,尤以 3 岁以下年龄组发病率最高,主要通过消化道、呼吸道和密切接触等途径传播。多数患者症状轻微,以发热和手、足、口腔等部位的皮疹或疱疹为主要特征。少数患者可并发无菌性脑膜炎、脑炎、急性松弛性麻痹、呼吸道感染和心肌炎等,个别重症患儿病情进展快,可导致死亡,致死原因主要为脑干脑炎及神经源性肺水肿。目前因缺乏有效治疗药物,主要采取对症治疗。

本病属于中医学"湿温病"范畴。

一、诊断要点

(一)流行病学资料

流行季节发病,常在发病前 1~2 周有与手足口病患者接触史。潜伏期一般为 3~7 天,没有明显前驱症状。

(二)症状和体征

1. 普通病例　发热伴手掌、足跖、口腔、臀部疱疹。起病急,发热多在38℃左右,伴头痛、咳嗽、流涕、口痛、纳差、恶心、呕吐等。发热同时口腔黏膜出现疱疹,继而手足、臀部出现斑丘疹、疱疹。口腔疱疹以硬腭、颊部、齿龈、舌部为多,破溃后形成小溃疡,幼儿常因口痛而烦躁哭闹、流涎拒食。口腔疱疹后 1~2 天皮肤出现斑丘疹,很快变为疱疹,疱疹为圆形或椭圆形,如米粒至豌豆大小不等,壁厚较硬,不易破溃,疱浆少而混浊,周围有红晕。疱疹多见于手足部,部分患儿腿、臀等部位也可见疱疹,呈离心性分布,躯干及颜面部极少。疱疹一般 7~10 天消退,疹退后无瘢痕及色素沉着。少数患儿病后有"脱甲症"

表现。部分病例可无发热,伴头痛、咳嗽、流涕、口痛、纳差、恶心、泄泻等。

2. 重症病例　可见高热不退,头痛烦躁,嗜睡易惊,肢体抖动,甚至喘憋发绀,昏迷抽搐,汗出肢冷,脉微欲绝等。

（三）辅助检查

血常规、血生化检查、血气分析、脑脊液检查、病原学检查、血清学检查等。

（四）鉴别诊断

手足口病需与单纯疱疹性口炎和疱疹性咽峡炎鉴别;与其他可引起发热、出疹的疾病(如麻疹、风疹、水痘、猩红热等)鉴别;与其他病毒所致的脑炎或脑膜炎相鉴别。

二、西医治疗要点

（一）普通病例

目前无特效抗病毒药物和特异性治疗手段,主要是对症治疗。注意隔离,避免交叉感染。适当休息,清淡饮食,做好口腔和皮肤护理。

（二）重症病例

重症病例可发生脑膜炎、脑炎、脑脊髓炎、肺水肿、循环障碍等严重并发症。出现神经系统受累情况需控制颅内高压;出现肺水肿、循坏衰竭等症状需积极防治呼吸、循环衰竭;针对患儿恢复期症状进行康复治疗和护理,促进各脏器功能尤其是神经系统功能的早日恢复。

三、中成药应用

（一）基本病机

本病为感受手足口病时邪引起,病位在肺脾两经。病机为时邪蕴郁肺脾,外透肌表。小儿肺脏娇嫩,不耐邪扰;脾常不足,易受损伤。时热邪毒从口鼻入侵,致肺卫失宣,故病初见发热、流涕、咳嗽、口痛等风热外侵之证;邪毒进一步蕴结肺脾,脾失健运,内湿与邪毒相搏,湿热蒸盛,外透肌表,故手、足、口及臀部等出现疱疹,发为本病。

（二）辨证分型使用中成药

手足口病常用中药一览表

证型		常用中成药
常证	邪犯肺脾证	清热解毒口服液、双黄连口服液、小儿热速清口服液

续表

证型		常用中成药
变证	湿热毒盛证	黄栀花口服液、蒲地蓝消炎口服液、清胃黄连丸(大蜜丸)
	心脾积热证	泻火解毒片
	邪陷心肝证	犀羚散、小儿解热丸、牛黄清心丸
	邪伤心肺证	痰热清注射液
	邪毒侵心证	心灵丸、心速宁胶囊
	湿热伤络证	四妙丸、丹益片

常证

1. 邪犯肺脾证

〔**证候**〕**主症**:发热轻微,或无发热,口腔、手掌、足跖部疱疹,分布稀疏,疹色红润,根盘红晕不著,疱液清亮。**次症**:流涕咳嗽,纳差恶心,呕吐腹泻。**舌脉**:舌质红,苔薄黄腻,脉浮数。

〔**治法**〕宣肺解表,清热化湿。

〔**方药**〕甘露消毒丹加减。

〔**中成药**〕

(1) 清热解毒口服液^(中国药典)(由石膏、金银花、玄参、地黄、连翘、栀子、甜地丁、黄芩、龙胆、板蓝根、知母、麦冬组成)。功能主治:清热解毒。用于发热面赤,烦躁口渴,咽喉肿痛。用法用量:口服。3 岁以下,1 次 5ml,1 日 3 次;3~6 岁,1 次 10ml,1 日 2 次;6 岁以上,1 次 10ml,1 日 3 次。

(2) 双黄连口服液^(中国药典)(由金银花、黄芩、连翘组成)。功能主治:疏风解表,清热解毒。用于肺胃热盛证,症见发热,咳嗽,咽痛。用法用量:口服。3 岁以下,1 次 10ml,1 日 2 次;3~6 岁,1 次 10ml,1 日 3 次;6 岁以上,1 次 20ml,1 日 2~3 次。

(3) 小儿热速清口服液^(中国药典)(由柴胡、黄芩、板蓝根、葛根、金银花、水牛角、连翘、大黄组成)。功能主治:清热解毒,泻火利咽。用于风热犯肺证,症见发热、头痛、咽喉肿痛、鼻塞流涕、咳嗽、大便干结。用法用量:口服,1 日 3~4 次。1 岁以下,1 次 2.5~5ml;1~3 岁,1 次 5~10ml;3~7 岁,1 次 10~15ml;7~12 岁,1 次 15~20ml。

2. 湿热毒盛证

〔**证候**〕**主症**:身热持续,烦躁口渴,手掌、足跖、口腔黏膜及四肢、臀部疱疹,痛痒剧烈,甚或拒食,疱疹色泽紫暗,分布稠密,或成簇出现,根盘红晕显著,疱液浑浊。**次症**:小便黄赤,大便秘结。**舌脉**:舌红绛,苔黄厚腻或黄燥,脉滑数。

〔治法〕清热凉营,解毒祛湿。

〔方药〕清瘟败毒饮。

〔中成药〕

(1)黄栀花口服液^(指南推荐)(由黄芩、金银花、大黄、栀子组成)。功能主治:清肺泻热。用于小儿外感热证,症见发热、头痛、咽赤肿痛、心烦、口渴、大便干结、小便短赤。用法用量:饭后服,1日2次。2.5~3岁,1次5ml;4~6岁,1次10ml;7~10岁,1次15ml;11岁及以上,1次20ml。

(2)蒲地蓝消炎口服液^(中国药典)(由蒲公英、板蓝根、苦地丁、黄芩组成)。功能主治:清热解毒,消肿利咽。用于发热,咽赤肿痛,口渴,小便黄赤,大便干结。用法用量:口服,1日3次。1岁以下,1次3ml;1~3岁,1次5ml;4~5岁,1次7ml;6岁及以上,1次10ml。

(3)清胃黄连丸(大蜜丸)^(中国药典)(由黄连、石膏、桔梗、甘草、知母、玄参、地黄、牡丹皮、天花粉、连翘、栀子、黄柏、黄芩、赤芍组成)。功能主治:清胃泻火,解毒消肿。用于发热,口舌生疮,齿龈、咽喉肿痛。用法用量:口服,1日2次。3岁以下,1次3g;3~6岁,1次6g;7岁及以上,1次9g。

3. 心脾积热证

〔证候〕**主症**:以口腔疱疹为主,口腔疱疹溃后形成溃疡,疼痛流涎,拒食,手掌、足跖也见疱疹。**次症**:可伴轻微发热,或无发热,心烦口渴,口燥唇干,小便黄赤,大便干结。**舌脉**:舌尖红,苔薄黄,脉数。

〔治法〕清热泻脾,泻火解毒。

〔方药〕清热泻脾散合导赤散加减。

〔中成药〕

泻火解毒片^(医保目录)(由大黄、雄黄、石膏、知母、黄芩、北寒水石、滑石、黄柏、栀子、冰片组成)。功能主治:泻火解毒。用于身热口渴,头昏目赤,齿龈肿痛,大便燥结。用法用量:口服,1日2~3次。1~3岁,1次2片;4~7岁,1次3片;8岁及以上,1次4片。

变证

1. 邪陷心肝证

〔证候〕**主症**:壮热持续不退,疱疹稠密,疱浆浑浊紫暗,疱疹形小;或可见疱疹数少,甚则无疹,烦躁,谵语,精神萎靡,嗜睡,神昏。**次症**:项强,易惊,抽搐,肌肉惊跳,呕吐。**舌脉**:舌红绛,苔黄燥起刺,脉弦数有力。

〔**治法**〕解毒清热,息风开窍。

〔**方药**〕清瘟败毒饮合羚角钩藤汤加减。

〔**中成药**〕

（1）犀羚散^{（医保目录）}（由胆南星、黄连、栀子、黄芩、天竺黄、天麻、全蝎、钩藤、琥珀、雄黄、朱砂、牛黄、羚羊角、水牛角、冰片、麝香组成）。功能主治:清热解毒,镇惊息风。用于高热惊风,神昏抽搐。用法用量:口服,1岁以下,1次0.5g,1日2次;1岁以上酌加。

（2）小儿解热丸^{（中国药典）}（由全蝎、胆南星、防风、羌活、天麻、麻黄、钩藤、薄荷、猪牙皂、煅青礞石、天竺黄、陈皮、茯苓、甘草、琥珀、炒僵蚕、蜈蚣、珍珠、朱砂、人工牛黄、人工麝香、冰片组成）。功能主治:清热化痰,镇惊息风。用于痰涎壅盛,高热惊风,项背强直,手足抽动,神昏不醒,呕吐咳嗽。用法用量:口服,1次1丸,1日2次;1岁以下酌减。

（3）牛黄清心丸^{（中国药典）}（由牛黄、当归、川芎、甘草、山药、黄芩、炒苦杏仁、大豆黄卷、大枣、炒白术、茯苓、桔梗、防风、柴胡、阿胶、干姜、白芍、人参、炒六神曲、肉桂、麦冬、白蔹、炒蒲黄、人工麝香、冰片、水牛角浓缩粉、羚羊角、朱砂、雄黄组成）。功能主治:清心化痰,镇惊祛风。用于风痰阻窍所致的头晕目眩,痰涎壅盛,神志混乱,言语不清及惊风抽搐、癫痫。用法用量:水丸,口服,1日1次。1~3岁,1次0.5g;4~7岁,1次1g;8岁及以上,1次1.6g。

2. 邪伤心肺证

〔**证候**〕**主症**:身热不退,频咳,气急,胸闷,心悸,不能平卧,疱疹稠密,疱浆浑浊,疱疹可波及四肢、臀部、肛周;或可见疱疹数少,甚则无疹。**次症**:烦躁不安,甚则面色苍白,唇周青紫,肢厥冷汗,吐粉红色泡沫样痰。**舌脉**:舌暗红,苔白腻,脉沉细无力。

〔**治法**〕泻肺逐水,解毒利湿。

〔**方药**〕己椒苈黄丸合参附汤加减。

〔**中成药**〕

痰热清注射液^{（医保目录）}（由黄芩、熊胆粉、山羊角、金银花、连翘组成）。功能主治:清热,化痰,解毒。用于风温痰热阻肺证。用法用量:以5%葡萄糖注射液或0.9%氯化钠注射液100~200ml稀释后静脉滴注,滴速为30~60滴/min,儿童推荐剂量为每次0.3~0.5ml/kg,最大剂量不超过20ml/d,1日1次;或遵医嘱。

3. 邪毒侵心证

〔**证候**〕**主症**:心胸痹痛,心悸怔忡,烦躁不宁,疱疹渐消。**次症**:唇甲青紫,面白多汗,肢厥。**舌脉:**舌紫暗,脉微或结代。

〔**治法**〕清热化湿,宁心通络。

〔**方药**〕葛根黄芩黄连汤合血府逐瘀汤。

〔**中成药**〕

(1) 心灵丸^(医保目录)(由麝香、牛黄、熊胆、蟾酥、珍珠、冰片、三七、人参、水牛角干浸膏组成)。功能主治:活血化瘀,益气通脉。用于胸痹心痛,心悸气短,头痛眩晕。用法用量:用于学龄期以上儿童,舌下含服或咀嚼后咽服,1 日 1~3次。6~12 岁,1 次 1 丸;12 岁以上,1 次 2 丸。

(2) 心速宁胶囊^(中国药典)(由黄连、半夏、茯苓、枳实、常山、莲子心、苦参、青蒿、人参、麦冬、甘草组成)。功能主治:清热化痰,宁心定悸。用于心悸,胸闷,心烦,易惊,口干口苦,失眠多梦,眩晕。用法用量:用于学龄期以上儿童,口服,1 日 3 次。6~12 岁,1 次 2 粒;12 岁以上,1 次 4 粒。

4. 湿热伤络证

〔**证候**〕主症:一个或多个肢体肌肉松弛无力或不能运动,肢体功能障碍为非对称性,肢体扪之微热,疱疹稠密,疱浆混浊,疱疹可波及四肢、臀部、肛周。**次症:**肌肉可有触痛和感觉过敏,出现吞咽困难,发热,胸脘闷痛。**舌脉:**舌质红,苔黄腻,脉濡数。

〔**治法**〕清热利湿,通络活血。

〔**方药**〕四妙丸加减。

〔**中成药**〕

(1) 四妙丸^(中国药典)(由苍术、牛膝、盐黄柏、薏苡仁组成)。功能主治:清热利湿。用于湿热下注所致的足膝红肿,筋骨疼痛。用法用量:口服,1 日 2 次。6~12 岁,1 次 3g;12 岁以上,1 次 6g。

(2) 丹益片^(中国药典)(由丹参、益母草、马鞭草、牛膝、黄柏、白头翁、王不留行组成)。功能主治:活血化瘀,清热利湿。用于瘀血阻滞、湿热下注证,症见尿痛、尿频、尿急、尿道灼热、尿后滴沥。用法用量:口服,1 日 3 次。6~12 岁,1次 2 片;12 岁以上,1 次 4 片。

(三) 外治法

1. 西瓜霜、锡类散、冰硼散、珠黄散任选 1 种,涂抹口腔患处,1 日 2 次。

(1) 西瓜霜^(医保目录)

〔**组成**〕西瓜、硝石、芒硝。

〔功效〕清热泻火,消肿止痛。

〔主治〕肺胃火热上蒸引起的咽喉红肿,喉痹疼痛,喉结红肿,咽痛乳蛾,口舌生疮,牙龈宣肿,水浆不下。

〔用法〕取药粉少许,吹至患处,1日3次。

（2）锡类散^(指南推荐)

〔组成〕象牙屑、青黛、壁钱炭、人指甲（滑石粉制）、珍珠、冰片、人工牛黄。

〔功效〕解毒化腐。

〔主治〕咽喉糜烂肿痛。

〔用法〕每用少许,吹敷患处,1日1~2次。

（3）冰硼散^(中国药典)

〔组成〕冰片、硼砂（煅）、朱砂、玄明粉。

〔功效〕清热解毒,消肿止痛。

〔主治〕热毒蕴结所致的咽喉疼痛、牙龈肿痛、口舌生疮。

〔用法〕涂敷患处,每次适量,1日数次。

（4）珠黄散^(中国药典)

〔组成〕人工牛黄、珍珠。

〔功效〕清热解毒,祛腐生肌。

〔主治〕热毒内蕴所致的咽痛、咽部红肿、糜烂、口腔溃疡久不收敛。

〔用法〕取药少许吹患处,1日2~3次。

2. 如意金黄散、青黛散任选1种,麻油调,敷于手足疱疹患处,1日2次。

（1）如意金黄散^(中国药典)

〔组成〕姜黄、大黄、黄柏、苍术、厚朴、陈皮、甘草、生天南星、白芷、天花粉。

〔功效〕清热解毒,消肿止痛。

〔主治〕热毒瘀滞肌肤所致的疮疖肿痛,症见肌肤红、肿、热、痛,亦可用于跌打损伤。

〔用法〕取适量以麻油调,外敷患处,1日1~2次。

（2）青黛散^(指南推荐)

〔组成〕青黛、铜绿、黄矾、黄柏、黄连、藜芦、枯矾、芒硝、砒石、麝香、轻粉。

〔功效〕清热解毒,消肿止痛。

〔主治〕口疮,咽喉肿痛。

〔用法〕取适量以麻油调,外敷患处,1日2~3次。

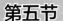

第五节　流行性腮腺炎

流行性腮腺炎是由腮腺炎病毒引起的急性呼吸道传染病,以腮腺肿痛为临床特征,可并发脑膜脑炎和胰腺炎等。本病潜伏期为 14~25 天,儿童大多无前驱症状,常以腮腺肿大和疼痛为首发体征,常先见于一侧,然后另一侧也相继肿大,位于下颌骨后方与乳突之间,以耳垂为中心,向前、后、下发展,边缘不清,表面发热但多不红,触之有弹性感并有触痛。本病四季均有流行,以冬、春季常见,多发于 5~15 岁儿童。人是腮腺炎病毒的唯一宿主,腮腺炎患者和健康带病毒者是本病的传染源,主要通过飞沫传播,亦可因唾液污染餐具和玩具,通过直接接触而感染。

本病属于中医学"痄腮""时行腮肿""温毒""蛤蟆瘟"等范畴。

一、诊断要点

(一)流行病学资料

好发于冬春季,发病前 2~3 周有流行性腮腺炎患者接触史。

(二)症状和体征

初期可有发热、头痛、呕吐等症状。腮腺肿胀常先起于一侧,2~3 天后对侧亦肿大,肿胀范围以耳垂为中心,向前、后、下扩展,边缘不清。表皮不红,触之有弹性及压痛。腮腺管口可见红肿,可有颌下腺、舌下腺肿大。可并发脑膜脑炎、睾丸炎、卵巢炎、胰腺炎等。

(三)辅助检查

血常规、血清和尿淀粉酶,从患儿的唾液、脑脊液、尿或血中可分离出腮腺炎病毒。

(四)鉴别诊断

流行性腮腺炎需与化脓性腮腺炎、其他病毒性腮腺炎及其他原因(如白血病、淋巴瘤、干燥综合征或罕见的腮腺肿瘤等)引起的腮腺肿大相鉴别。

二、西医治疗要点

目前尚无特异性抗病毒治疗,以对症处理为主。

注意保持口腔清洁,给予清淡饮食,忌酸性食物,多饮水。高热、头痛和并发睾丸炎者给予解热止痛药物;睾丸肿痛时可用丁字带托起。

三、中成药应用

（一）基本病机

本病为外感腮腺炎时邪引起，以腮腺炎时邪壅阻少阳经脉、凝滞腮部为主要病因病机。初期邪犯卫表，表卫失和，则见发热、微恶风寒、头痛等症；邪阻足少阳胆经，循经上攻腮颊，使经脉阻滞、气血不行，故耳下腮部漫肿疼痛；邪毒炽盛，内传入里，则见高热、口渴、腮肿加重；少阳与厥阴互为表里，足厥阴之脉循少腹络阴器，邪毒较重传入厥阴，故较大儿童可并发少腹痛、睾丸痛；若邪毒内陷心肝，肝风内动，心神蒙蔽，则可出现壮热、神昏、抽搐等危重变证。

（二）辨证分型使用中成药

流行性腮腺炎常用中药一览表

	证型	常用中成药
常证	邪犯少阳证	腮腺炎片、抗腮灵糖浆、蒲地蓝消炎口服液
	热毒蕴结证	赛金化毒散、连花清瘟颗粒
变证	邪陷心肝证	安宫牛黄丸、牛黄清心丸
	毒窜睾腹证	龙胆泻肝丸、泻青丸

常证

1. 邪犯少阳证

〔证候〕**主症：**轻微发热、恶寒，一侧或两侧耳下腮部漫肿疼痛，咀嚼不便。**次症：**头痛，咽红，纳少。**舌脉：**舌质红，苔薄白或薄黄，脉浮数。

〔治法〕疏风清热，消肿散结。

〔方药〕柴胡葛根汤加减。

〔中成药〕

（1）腮腺炎片^{（医保目录）}（由大青叶、板蓝根、连翘、蒲公英、夏枯草、人工牛黄组成）。功能主治：清热解毒，消肿散结。用于一侧或两侧腮部漫肿疼痛，发热。用法用量：口服，1 日 3 次。1~3 岁，1 次 2 片；4~7 岁，1 次 3 片；8 岁及以上，1 次 4~6 片。

（2）抗腮灵糖浆^{（医保目录）}（由夏枯草、柴胡、枳壳、甘草、竹茹、大青叶、大黄、牛蒡子、生石膏组成）。功能主治：清热解毒，消肿散结。用于发热，腮腺部漫肿疼痛。用法用量：口服，1 日 2 次。1 岁以下，1 次 5ml；1~3 岁，1 次 10ml；4~7 岁，1 次 15ml；8 岁及以上，1 次 20~30ml。

187

（3）蒲地蓝消炎口服液^{（中国药典）}（由蒲公英、板蓝根、苦地丁、黄芩组成）。功能主治：清热解毒，消肿利咽。用于一侧或两侧耳下腮部漫肿疼痛。用法用量：口服，1日3次。1岁以下，1次3ml；1~3岁，1次5ml；4~5岁，1次7ml；6岁及以上，1次10ml。

2. 热毒蕴结证

〔证候〕**主症**：高热，一侧或两侧耳下腮部肿胀疼痛，坚硬拒按，张口咀嚼困难。**次症**：烦躁不安，口渴欲饮，头痛，咽红肿痛，颌下肿块胀痛，纳少，大便秘结，尿少而黄。**舌脉**：舌红，苔黄，脉滑数。

〔治法〕清热解毒，散结软坚。

〔方药〕普济消毒饮加减。

〔中成药〕

（1）赛金化毒散^{（医保目录）}（由制乳香、黄连、制没药、甘草、川贝母、赤芍、雄黄、冰片、天花粉、牛黄、大黄、珍珠、酒炒大黄组成）。功能主治：清热解毒。用于高热，腮腺部疼痛，咽痛。用法用量：口服，1~3岁1次1袋，1日2次；1岁以下酌减。

（2）连花清瘟颗粒^{（中国药典）}（由连翘、金银花、炙麻黄、炒苦杏仁、石膏、板蓝根、绵马贯众、鱼腥草、广藿香、大黄、红景天、薄荷脑、甘草组成）。功能主治：清瘟解毒，宣肺泄热。用于发热或高热，恶寒，肌肉酸痛，鼻塞流涕，咳嗽，头痛，咽干咽痛。用法用量：口服，1日3次。1~3岁，1次2~3g；4~6岁，1次3~4g；7岁以上，1次6g。

变证

1. 邪陷心肝证

〔证候〕**主症**：多在腮肿的同时出现高热不退、烦躁不安。**次症**：头痛项强，呕吐，嗜睡神昏，四肢抽搐。**舌脉**：舌质红，苔黄，脉弦数。

〔治法〕清热解毒，息风开窍。

〔方药〕清瘟败毒饮加减。

〔中成药〕

（1）安宫牛黄丸^{（中国药典）}（由牛黄、水牛角浓缩粉、人工麝香、珍珠、朱砂、雄黄、黄连、黄芩、栀子、郁金、冰片组成）。功能主治：清热解毒，镇惊开窍。用于热病，邪入心包，高热惊厥，神昏谵语。用法用量：口服，1日1次。1岁以下，1次1/5丸或0.3g；1~5岁，1次1/4~1/2丸或0.4~0.8g；6~14岁，1次1/2~1丸或0.8~1.6g。

（2）牛黄清心丸^{（中国药典）}（由牛黄、当归、川芎、甘草、山药、黄芩、炒苦杏仁、大豆黄卷、大枣、炒白术、茯苓、桔梗、防风、柴胡、阿胶、干姜、白芍、人参、炒六神曲、肉桂、麦冬、白蔹、炒蒲黄、人工麝香、冰片、水牛角浓缩粉、羚羊角、朱砂、雄黄组成)。功能主治:清心化痰,镇惊祛风。用于风痰阻窍所致的头晕目眩,痰涎壅盛,神志混乱,言语不清及惊风抽搐、癫痫。用法用量:口服,1 日 2 次。6~12 岁,1 次 1 丸;12 岁以上,1 次 1~2 丸。

2. 毒窜睾腹证

〔**证候**〕**主症**:腮部肿胀消退后,一侧或双侧睾丸肿胀疼痛。**次症**:脘痛、少腹疼痛,痛时拒按,有恶心呕吐,腹胀腹泻。**舌脉**:舌红,苔黄,脉数。

〔**治法**〕清肝泻火,活血止痛。

〔**方药**〕龙胆泻肝汤加减。

〔**中成药**〕

(1)龙胆泻肝丸^(中国药典)(由龙胆、柴胡、黄芩、炒栀子、泽泻、木通、盐车前子、酒当归、地黄、炙甘草组成)。功能主治:清肝胆,利湿热。用于肝胆湿热,头晕目赤,耳鸣耳聋,胁痛口苦,尿赤。用法用量:口服,1 日 2 次。①浓缩丸:3 岁以下,1 次 2 丸;3~6 岁,1 次 4 丸;7 岁及以上,1 次 6 丸。②水丸:3 岁以下,1 次 1g;3~6 岁,1 次 2g;7 岁及以上,1 次 3g。

(2)泻青丸^(中国药典)(由龙胆、酒大黄、防风、羌活、栀子、川芎、当归、青黛组成)。功能主治:清肝泻火。用于耳鸣耳聋,口苦头晕,两胁疼痛,小便赤涩。用法用量:口服。3~6 岁,1 次 5g,1 日 3 次;7~12 岁,1 次 7.5g,1 日 2 次;13 岁及以上,1 次 10g,1 日 2 次。

(三)外治法

1. 如意金黄散^(中国药典)

〔**组成**〕姜黄、大黄、黄柏、苍术、厚朴、陈皮、甘草、生天南星、白芷、天花粉。

〔**功效**〕清热解毒,消肿止痛。

〔**主治**〕热毒瘀滞肌肤所致的疮疖肿痛,症见肌肤红、肿、热、痛,亦可用于跌打损伤。

〔**用法**〕取适量以醋或茶水调,外敷患处,每日 1~2 次。

2. 玉枢丹^(医保目录)

〔**组成**〕山慈菇、川文蛤、红芽大戟、真麝香、金箔、牛黄、珍珠、琥珀、朱砂、雄黄、乳香、没药。

〔**功效**〕辟秽解毒。

〔**主治**〕内服治湿温时邪,头昏胸闷,腹痛吐泻,以及小儿痰壅惊闭等;外敷治痈疽疔疮、肿核结毒等。

〔用法〕每次取 0.5~1.5g，以醋或水调匀，外敷患处，1 日 1~2 次。

3. 新鲜仙人掌 1 块，去刺、洗净后捣泥或切成薄片，贴敷患处，1 日 1~2 次。

4. 鲜蒲公英、鲜木芙蓉花叶、鲜败酱草、鲜马齿苋任选 1 种或 2 种合用，适量，捣烂外敷患处，1 日 1~2 次。

第六节　流行性乙型脑炎

流行性乙型脑炎是由乙型脑炎病毒引起的以脑实质炎症为主要病变的急性传染病。多见于夏秋季，经蚊虫传播，人群普遍易感，多发生于 10 岁以下儿童，尤以 2~6 岁儿童发病率最高。发病急骤，以高热、意识障碍、抽搐、病理反射及脑膜刺激征为特征。重型患者伴发中枢性呼吸衰竭，是死亡的主要原因，病死率高达 20%~50%，可有后遗症。

本病属于中医学"小儿暑温""暑风""暑痉""暑厥"等范畴。

一、诊断要点

（一）流行病学资料

有明显的季节性（夏秋季），当地有乙脑流行，10 岁以下儿童多见。

（二）症状和体征

1. 初期　病程第 1~3 天，发热，头痛，恶心呕吐，嗜睡或烦躁，可有项强、抽搐。

2. 极期　病程第 4~10 天，持续高热，烦躁，嗜睡，谵妄，昏迷，抽搐，严重者呼吸衰竭、循环衰竭。

3. 恢复期　病程第 10 天后，身热渐退，意识渐清，抽搐渐止。重者可有持续低热，意识不清，痴呆，狂躁，吞咽困难，失语，失听，失明，肢体震颤或僵硬等。

4. 后遗症期　少数重症患者 6 个月后仍留有恢复期症状，如痴呆、瘫痪、癫痫等。

（三）辅助检查

血常规、脑脊液、影像学检查、特异性 IgM 抗体测定、补体结合试验和血凝抑制试验、乙脑病毒抗原测定、病毒分离与鉴定。

根据流行病学史、临床特点和血常规及脑脊液检查结果，即可得出临床诊断。血清或脑脊液中特异性 IgM 抗体阳性可以确诊。

（四）鉴别诊断

流行性乙型脑炎需与中毒性菌痢、结核性脑膜炎、化脓性脑膜炎及其他病毒性脑炎进行鉴别。

二、西医治疗要点

目前尚无特效的抗病毒药物。重点处理高热、抽搐和呼吸衰竭等危重症。

（一）一般治疗

患儿应隔离于有防蚊和降温设施的病房，室温控制在 30℃以下。注意口腔和皮肤清洁，昏迷、抽搐患者应设床栏以防坠床。严重患儿应静脉输液，但不宜过多，以免加重脑水肿，一般每天 50~80ml/kg，并酌情补充钾盐，纠正酸中毒。

（二）对症治疗

高热、抽搐及呼吸衰竭是危及生命的三种主要症状，必须及时处理。

（三）恢复期及后遗症处理

及时进行功能训练（包括吞咽、语言和肢体功能锻炼），可用理疗、体疗、高压氧治疗等，对智力、语言和运动功能的恢复有较好疗效。

三、中成药应用

（一）基本病机

流行性乙型脑炎为感受乙脑时邪，邪毒从肌表而入，按卫气营血规律传变，热、痰、风相互转化为主要病机。邪毒侵袭肌表，先伤气分，发病极急骤、传变极迅速，卫气营血之间转变的界限极不清楚，多为卫气同病、气营双燔和热陷营血的证候，极少有卫、气或营、血单独证候。热盛生风，炼液为痰，湿热蕴结亦能成痰，痰蕴生热，痰动生风，风盛动痰，故热、痰、风常相互转化、互为因果。其中，热是产生风、痰的根本，痰既是病理产物，又是病理因素。在其发展演变中，邪毒易伤津耗气，化火生风，易出现气营两燔、痰闭清窍、风火相煽等证，甚则造成内闭外脱的危象。病情严重者邪毒留恋，可有抽搐、瘫痪、失语呆钝等后遗症。

（二）辨证分型使用中成药

流行性乙型脑炎常用中成药一览表

证型	常用中成药
卫气同病证	清开灵注射液、炎琥宁注射液、痰热清注射液

续表

证型	常用中成药
气营两燔证	紫雪散、清开灵注射液、炎琥宁注射液
热入营血证	万氏牛黄清心丸、醒脑静注射液、紫雪散
内闭外脱证	醒脑静注射液
阴虚内热证	青蒿鳖甲片
营卫不和证	桂枝合剂、桂枝颗粒
痰蒙清窍证	苏合香丸、琥珀化痰镇惊丸、安宫牛黄丸
痰火内扰证	妙灵丸
气虚血瘀证	养血清脑颗粒、五味通栓口服液
风邪留络证	化风丹

1. 卫气同病证

〔证候〕主症:突然发热,头痛项强,口渴,恶心,呕吐。次症:无汗或少汗,神烦或嗜睡。舌脉:舌偏红,苔薄白或黄,脉浮数或洪数,指纹淡紫或紫滞。

〔治法〕辛凉透表,清热解毒。

〔方药〕银翘散合白虎汤加减。

〔中成药〕

(1)清开灵注射液^(中国药典)[由胆酸、珍珠母(粉)、猪去氧胆酸、栀子、水牛角(粉)、板蓝根、黄芩苷、金银花组成]。功能主治:清热解毒,化痰通络,醒神开窍。用于高热不退,烦躁不安,咽喉肿痛,舌质红,苔黄,脉数者。用法用量:肌内注射,1日2~4ml。重症患者1日20~40ml,以10%葡萄糖注射液200ml或0.9%氯化钠注射液100ml稀释后静脉滴注。

(2)炎琥宁注射液^(指南推荐)(主要成分为炎琥宁,化学名称为14-脱羟-11,12-二脱氢穿心莲内酯-3,19-二琥珀酸半酯钾钠盐)。功能主治:清热解毒。用于高热不退,烦躁不安,神昏,咽喉肿痛,恶心呕吐,舌质红,苔黄,脉数者。用法用量:5~10mg/(kg·d),以5%或10%葡萄糖注射液稀释后静脉滴注,最大剂量不超过160mg/d。

(3)痰热清注射液^(医保目录)(由黄芩、熊胆粉、山羊角、金银花、连翘组成)。功能主治:清热,化痰,解毒。用于高热,咽喉肿痛,痰鸣气粗,烦躁,口渴,舌质红,苔黄,脉数者。用法用量:以5%葡萄糖注射液或0.9%氯化钠注射液100~200ml稀释后静脉滴注,滴速为30~60滴/min,儿童推荐剂量为每次

0.3~0.5ml/kg,最大剂量不超过 20ml/d,1 日 1 次;或遵医嘱。

2. 气营两燔证

〔**证候**〕**主症**:壮热持续,恶心呕吐,剧烈头痛。**次症**:神昏谵语,烦躁项强,口渴引饮,四肢抽搐,痰鸣气粗。**舌脉**:舌红绛或生芒刺,苔黄腻或糙,脉数弦或洪,指纹紫滞。

〔**治法**〕清气凉营,涤痰镇惊。

〔**方药**〕清瘟败毒饮加减。

〔**中成药**〕

(1)紫雪散^(中国药典)(由石膏、北寒水石、滑石、磁石、玄参、木香、沉香、升麻、甘草、丁香、制芒硝、精制硝石、水牛角浓缩粉、羚羊角、人工麝香、朱砂组成)。功能主治:清热开窍,止痉安神。用于热入心包、热动肝风证,症见高热烦躁,神昏谵语,惊风抽搐,斑疹吐衄,尿赤便秘。用法用量:口服。1 岁以下,1 次 0.3g,1 日 1 次;5 岁以下,每增 1 岁递增 0.3g,1 日 1 次;5 岁以上小儿酌情服用。

(2)清开灵注射液^(中国药典)[由胆酸、珍珠母(粉)、猪去氧胆酸、栀子、水牛角(粉)、板蓝根、黄芩苷、金银花组成]。功能主治:清热解毒,化痰通络,醒神开窍。用于热病,神昏,神志不清;急性肝炎、上呼吸道感染、肺炎、脑血栓形成、脑出血见上述证候者。用法用量:肌内注射,1 日 2~4ml。重症患者 1 日 20~40ml,以 10% 葡萄糖注射液 200ml 或 0.9% 氯化钠注射液 100ml 稀释后静脉滴注。

(3)炎琥宁注射液^(指南推荐)(主要成分为炎琥宁,化学名称为 14- 脱羟 -11,12- 二脱氢穿心莲内酯 -3,19- 二琥珀酸半酯钾钠盐)。功能主治:清热解毒。用于高热不退,烦躁不安,神昏,咽喉肿痛,恶心呕吐,舌质红,苔黄,脉数者。用法用量:5~10mg/(kg·d),以 5% 或 10% 葡萄糖注射液稀释后静脉滴注,最大剂量不超过 160mg/d。

3. 热入营血证

〔**证候**〕**主症**:发热起伏,朝轻暮重,胸腹灼热,皮肤发斑,肢端逆冷,昏迷不醒,两目上视,牙关紧闭,颈项强直,反复抽搐。**次症**:衄血,皮肤发斑。**舌脉**:舌干紫绛,卷缩僵硬,苔剥落,脉细弦数,指纹紫。

〔**治法**〕凉血护阴,开窍息风。

〔**方药**〕犀角地黄汤加减。

〔**中成药**〕

(1)万氏牛黄清心丸^(中国药典)(由牛黄、朱砂、黄连、栀子、郁金、黄芩组成)。

功能主治:清热解毒,镇惊安神。用于热入心包、热盛动风证,症见高热烦躁、神昏谵语、皮肤发斑。用法用量:口服,1日2~3次。6~12岁,1次1丸;12岁以上,1次2丸。

(2)醒脑静注射液^(医保目录)(由麝香、郁金、冰片、栀子组成)。功能主治:清热解毒,凉血活血,开窍醒脑。用于发热,头痛呕恶,神志昏迷,肢端逆冷,大汗淋漓。用法用量:0.3~0.5ml/(kg·d),以5%或10%葡萄糖注射液或0.9%氯化钠注射液50ml稀释后静脉滴注;或遵医嘱。

(3)紫雪散^(中国药典)(由石膏、北寒水石、滑石、磁石、玄参、木香、沉香、升麻、甘草、丁香、制芒硝、精制硝石、水牛角浓缩粉、羚羊角、人工麝香、朱砂组成)。功能主治:清热开窍,止痉安神。用于热入心包、热动肝风证,症见高热烦躁,神昏谵语,惊风抽搐,斑疹吐衄,尿赤便秘。用法用量:口服。1岁以下,1次0.3g,1日1次;5岁以下,每增1岁递增0.3g,1日1次;5岁以上小儿酌情服用。

4. 内闭外脱证

〔**证候**〕**主症**:高热不退,昏迷不醒,气息浅促,口唇青紫,四肢厥冷,面色晦暗,大汗淋漓,冷汗如油,口噤,二便失禁。**次症**:喉有痰声,肢体抽搐,项强,谵语。**舌脉**:舌红绛,脉细微欲绝,指纹紫滞。

〔**治法**〕开闭固脱。

〔**方药**〕参附龙牡救逆汤加减。

〔**中成药**〕

醒脑静注射液^(医保目录)(由麝香、郁金、冰片、栀子组成)。功能主治:清热解毒,凉血活血,开窍醒脑。用于发热,头痛呕恶,神志昏迷,肢端逆冷,大汗淋漓。用法用量:0.3~0.5ml/(kg·d),以5%或10%葡萄糖注射液或0.9%氯化钠注射液50ml稀释后静脉滴注;或遵医嘱。

5. 阴虚内热证

〔**证候**〕**主症**:低热不退,或不规则发热,两颧潮红,手足心热。**次症**:虚烦不宁,惊惕,手足躁动,口渴喜饮,小便短少,大便干结。**舌脉**:舌红绛少津,苔光剥,脉细数,指纹淡紫。

〔**治法**〕养阴清热。

〔**方药**〕青蒿鳖甲汤加减。

〔**中成药**〕

青蒿鳖甲片^(医保目录)(由青蒿、鳖甲胶、地黄、知母、牡丹皮组成)。功能主治:养阴清热。用于夜热早凉,阴虚低热,热退无汗。用法用量:口服,1日3次。

6~12 岁,1 次 2~3 片;12 岁以上,1 次 4~6 片。

6. 营卫不和证

〔证候〕主症:不规则发热,自汗出,面色苍白,神疲乏力,汗出不温。次症:四肢发凉,小便清长,大便稀溏。舌脉:舌质胖嫩色淡,苔白,脉细数,指纹淡红。

〔治法〕调和营卫。

〔方药〕黄芪桂枝五物汤加减。

〔中成药〕

(1) 桂枝合剂^(医保目录)(由桂枝、白芍、生姜、大枣、甘草组成)。功能主治:调和营卫。用于不规则发热,伴自汗出,汗出不温。用法用量:口服,1 日 3 次。1~3 岁,1 次 5ml;4~7 岁,1 次 7.5~10ml;8 岁及以上,1 次 10~15ml。

(2) 桂枝颗粒^(中国药典)(由桂枝、白芍、生姜、甘草、大枣组成)。功能主治:解肌发表,调和营卫。用于自汗出,伴不规则发热,汗出不温。用法用量:开水冲服,1 日 3 次。1~3 岁,1 次 2g;4~7 岁,1 次 3g;8 岁及以上,1 次 5g。

7. 痰蒙清窍证

〔证候〕主症:意识不清,痴呆失聪,喉间痰鸣。次症:吞咽困难,狂躁哭闹。舌脉:苔腻,脉濡滑。

〔治法〕豁痰开窍。

〔方药〕涤痰汤加减。

〔中成药〕

(1) 苏合香丸^(中国药典)(由苏合香、安息香、冰片、水牛角浓缩粉、人工麝香、檀香、沉香、丁香、香附、木香、制乳香、荜茇、白术、诃子肉、朱砂组成)。功能主治:芳香开窍,行气止痛。用于痰迷心窍所致的昏迷,肢体不利,吞咽困难,喉间痰鸣。用法用量:口服,1 日 1~2 次。6~12 岁,1 次 1/2 丸;12 岁以上,1 次 1 丸。

(2) 琥珀化痰镇惊丸^(医保目录)(由琥珀、麝香、雄黄、僵蚕、川贝母、沉香、茯苓、天竺黄、胆南星、枳壳、朱砂、甘草组成)。功能主治:清热化痰,镇惊安神。用于意识不清,狂躁哭闹,喉间痰鸣。用法用量:口服,1 日 1~2 次。1~3 岁,1 次 1/2 丸;4~6 岁,1 次 1 丸;7 岁及以上,1 次 2 丸。

(3) 安宫牛黄丸^(中国药典)(由牛黄、水牛角浓缩粉、人工麝香、珍珠、朱砂、雄黄、黄连、黄芩、栀子、郁金、冰片组成)。功能主治:清热解毒,镇惊开窍。用于高热惊厥,神昏谵语,皮肤花斑,吐衄。用法用量:口服,1 日 1 次。1 岁以下,1 次 1/5 丸或 0.3g;1~5 岁,1 次 1/4~1/2 丸或 0.4~0.8g;6~14 岁,1 次 1/2~1 丸或 0.8~1.6g。

8. 痰火内扰证

〔证候〕主症:狂躁不宁,手足躁动,烦躁不眠,神志不清。次症:口渴喜饮,嚎叫哭闹,喉间痰鸣,口苦,小便短赤,便秘。舌脉:舌红绛,苔黄腻,脉弦滑数,指纹淡滞。

〔治法〕涤痰泻火。

〔方药〕龙胆泻肝汤加减。

〔中成药〕

妙灵丸^(中国药典)(由川贝母、羌活、玄参、木通、薄荷、赤芍、制天南星、地黄、葛根、桔梗、清半夏、钩藤、橘红、前胡、冰片、朱砂、羚羊角、水牛角浓缩粉组成)。功能主治:清热化痰,散风镇惊。用于风热夹痰所致的发热,呕吐痰涎,鼻干口燥,咽喉肿痛,小便不利。用法用量:口服,1日2次。1岁以下,1次半丸;1~3岁,1次1丸。

9. 气虚血瘀证

〔证候〕主症:肢体瘫痪,肌肉痿软无力,神疲倦怠,面色萎黄。次症:僵硬强直,肢体震颤,易汗出,易感冒。舌脉:舌淡,苔薄白,脉细弱,指纹青紫。

〔治法〕益气养阴,活血通络。

〔方药〕补阳还五汤加减。

〔中成药〕

(1) 养血清脑颗粒^(中国药典)(由当归、川芎、白芍、熟地黄、钩藤、鸡血藤、夏枯草、决明子、珍珠母、延胡索、细辛组成)。功能主治:养血平肝,活血通络。用于血虚肝旺所致的头痛,眩晕眼花,心烦易怒,头晕眼花。用法用量:开水冲服,1日3次。6~9岁,1次2g;10~14岁,1次4g。

(2) 五味通栓口服液^(医保目录)(由黄芪、水蛭、川芎、当归、丹参组成)。功能主治:益气活血,化瘀通络。用于半身不遂,口舌歪斜,语言不利,偏身麻木,面色㿠白,气短乏力。用法用量:口服,1日3次。6~12岁,1次1/2支;12岁以上,1次1支。

10. 风邪留络证

〔证候〕主症:肢体震颤。次症:不自主动作,或强直瘫痪。舌脉:舌红绛,苔剥脱,脉细弦数。

〔治法〕息风止痉。

〔方药〕大定风珠合止痉散加减。

〔中成药〕

化风丹^(医保目录)(由药母、紫苏叶、僵蚕、全蝎、制天南星、苍术、雄黄、硼砂、巴豆霜、麝香、冰片、天麻、荆芥、檀香、朱砂组成)。功能主治:息风镇痉。用于肢体震颤,不自主动作,口眼歪斜。用法用量:口服,12岁以下儿童慎用,12岁以上1次8~10丸,1日2~3次,18日为一个疗程。

第七节 细菌性痢疾

细菌性痢疾是由志贺菌属引起的急性肠道传染病,简称菌痢。临床特征是腹痛、腹泻、里急后重及黏液脓血便,伴有发热、全身毒血症状,重者并发中毒性休克和/或中毒性脑病。

本病属于中医学"痢疾""肠澼""赤白痢""疫毒痢""噤口痢"等范畴。

一、诊断要点

(一)病史

多有饮食不洁史,潜伏期1~3天,短至数小时,长达8天。有明显的季节性,7—9月为发病高峰期。10岁以下小儿多见,男童多于女童。近年来发病率呈下降趋势。

(二)症状和体征

1. 急性菌痢 发热,腹痛,腹泻,脓血或黏液便,部分患儿伴有呕吐、里急后重感。查体可见左下腹压痛及肠鸣音亢进。乳幼儿及新生儿症状常不典型。

2. 慢性菌痢 病程≥2个月,持续或间歇性腹泻伴脓血便,在饮食不当、受凉或过度劳累后急性发作,且排除再感染,有乏力、贫血等表现。或症状已消失2个月以上,但粪便培养志贺菌属阳性。

3. 中毒性菌痢 起病急骤,病势凶险,初期肠道症状多不明显甚至无腹痛与腹泻,高热或体温不升,惊厥,意识障碍,全身中毒症状明显,周围循环衰竭,中枢性呼吸衰竭,感染性休克,甚至合并弥散性血管内凝血(DIC)等。若抢救及时,预后尚可,极少部分患儿可有生命危险或遗留后遗症。

(三)辅助检查

血常规、大便常规、粪便或肛拭子培养、C反应蛋白等;重症病例可予血清电解质及二氧化碳结合力测定、血培养、心电图等检查。

(四)鉴别诊断

急性菌痢需与消化不良所致的腹泻、肠套叠、急性食物中毒、阿米巴痢疾及其他肠道感染引起的肠炎相鉴别,中毒性菌痢需与急性出血性坏死性肠炎、大叶性肺炎、流行性乙型脑炎、热性惊厥等其他危重病相鉴别,慢性菌痢需与溃疡性结肠炎、肠结核等相鉴别。

二、西医治疗要点

(一)急性细菌性痢疾

1. 一般治疗　卧床休息,消化道隔离;易消化、高热量、高维生素饮食;注意电解质及酸碱平衡,轻度脱水且不呕吐者可用口服补液盐,严重腹泻、呕吐者需静脉补液;中毒症状严重时用氢化可的松。

2. 病原治疗　由于耐药菌株增加,最好应用 2 种及 2 种以上抗生素,一般疗程为 3~5 天,可酌情选用下列药物:①喹诺酮类,如诺氟沙星;②磺胺类,如复方磺胺甲噁唑;③庆大霉素、阿奇霉素、阿米卡星等。

(二)慢性细菌性痢疾

1. 一般治疗　生活规律,适当锻炼,避免过度劳累和紧张,进食营养丰富、易消化、少渣、无刺激的食物,积极治疗并存的慢性病。

2. 病原治疗　可以联合 2 种不同类型的抗生素。

3. 对症治疗　胃肠功能紊乱者,可用镇静、解痉药;慢性腹泻已出现肠道菌群失调者,可用微生态制剂,如乳酸杆菌或双歧杆菌制剂。

(三)中毒性菌痢

抗感染、控制高热与惊厥、循环衰竭的治疗、防治脑水肿与呼吸衰竭。

三、中成药应用

(一)基本病机

细菌性痢疾的病机主要是邪滞于肠,气血壅滞,肠道传化失司,脂膜血络受伤,腐败化为脓血而成痢。

(二)辨证分型使用中成药

细菌性痢疾常用中成药一览表

证型		常用中成药
湿热痢		葛根芩连口服液、复方黄连素片、木香槟榔丸
疫毒痢	邪毒内闭证	安宫牛黄丸、清开灵注射液、喜炎平注射液
	内闭外脱证	参附注射液、生脉注射液

续表

证型	常用中成药
寒湿痢	藿香正气口服液
阳虚痢	附子理中丸、四神丸
休息痢	人参健脾丸、小儿腹泻宁糖浆

1. 湿热痢

〔**证候**〕**主症**:发热,腹痛,里急后重。**次症**:大便腥臭,下痢赤白脓血,黏稠如胶冻,滞下不爽,肛门灼热,小便短赤。**舌脉**:舌质红,苔黄腻,脉滑数。

〔**治法**〕清热利湿,行气和血。

〔**方药**〕芍药汤。

〔**中成药**〕

(1)葛根芩连口服液^(指南推荐)(由葛根、黄芩、黄连、炙甘草组成)。功能主治:解肌透表,清热解毒,利湿止泻。用于湿热痢或兼表证,症见泄泻腹痛、便黄而黏、肛门灼热,以及风热感冒所致的发热恶风、头痛身痛。用法用量:口服,1日2次。3岁以下,1次2.5ml;3~6岁,1次5ml;7~18岁,1次10ml。

(2)复方黄连素片^(中国药典)(由盐酸小檗碱、木香、吴茱萸、白芍组成)。功能主治:清热燥湿,行气止痛,止痢止泻。用于大肠湿热,赤白下痢,里急后重或暴注下泻,肛门灼热。用法用量:口服,1日3次。1~3岁,1次1片;4~7岁,1次2片;8岁及以上,1次3~4片。

(3)木香槟榔丸^(中国药典)(由木香、槟榔、炒枳壳、陈皮、醋炒青皮、醋制香附、醋三棱、醋炙莪术、黄连、酒炒黄柏、大黄、炒牵牛子、芒硝组成)。功能主治:行气导滞,泻热通便。用于湿热内停,赤白痢疾,里急后重,胃肠积滞,脘腹胀痛,大便不通。用法用量:口服,1日2~3次。1~3岁,1次2g;4~7岁,1次3g;8岁及以上,1次3~6g。

2. 疫毒痢

(1)邪毒内闭证

〔**证候**〕**主症**:起病急骤,突然高热,腹痛剧烈。**次症**:壮热口渴,头痛烦躁,谵妄,恶心呕吐,不能饮食,甚至神志昏迷,反复惊厥,大便脓血,气味腥臭,后重感著。**舌脉**:舌质红,苔黄腻,脉滑数。

〔**治法**〕清热解毒,凉血止痢。

〔**方药**〕黄连解毒汤合白头翁汤。

〔中成药〕

1）安宫牛黄丸^{（中国药典）}（由牛黄、水牛角浓缩粉、人工麝香、珍珠、朱砂、雄黄、黄连、黄芩、栀子、郁金、冰片组成）。功能主治:清热解毒,镇惊开窍。用于疫毒痢邪毒内闭证,症见高热惊厥,神昏谵语,赤白下痢。用法用量:口服,1 日 1 次。1 岁以下,1 次 1/5 丸或 0.3g;1~5 岁,1 次 1/4~1/2 丸或 0.4~0.8g;6~14 岁,1 次 1/2~1 丸或 0.8~1.6g。

2）清开灵注射液^{（中国药典）}[由胆酸、珍珠母（粉）、猪去氧胆酸、栀子、水牛角（粉）、板蓝根、黄芩苷、金银花组成]。功能主治:清热解毒,化痰通络,醒神开窍。用于湿热痢、疫毒痢神志不清者。用法用量:肌内注射,1 日 2~4ml;重症患儿静脉滴注,2~5 岁 5ml,6~12 岁 10ml,以 10% 葡萄糖注射液 200ml 或 0.9% 氯化钠注射液 100ml 稀释后使用。

3）喜炎平注射液^{（指南推荐）}（由穿心莲内酯磺化物组成）。功能主治:清热解毒,止咳止痢。用于湿热痢、疫毒痢。用法用量:5~10mg/（kg·d）,加入 5% 葡萄糖注射液 100~250ml 中静脉滴注,控制滴速每分钟 30~40 滴,1 日 1 次,最大剂量不超过 100mg/d。

（2）内闭外脱证

〔证候〕主症:病情进展迅速,病势凶险,突然出现面色苍白或青灰,皮肤发花,四肢厥冷,冷汗出,尿少,甚则神昏,呼吸浅促不匀,喉中痰鸣。舌脉:脉微弱或脉微欲绝。

〔治法〕回阳救逆,益气固脱。

〔方药〕四逆汤合参附龙牡救逆汤。

〔中成药〕

1）参附注射液^{（指南推荐）}[由红参、附片（黑顺片）组成]。功能主治:回阳救逆,益气固脱。用于阳气暴脱的厥脱证(感染性休克、失血性休克、失液性休克等),也可用于阳虚(气虚)所致的惊悸、怔忡、喘咳、胃痛、泄泻、痹证等。用法用量:①肌内注射,1 次 2~4ml,1 日 1~2 次;②静脉滴注,1 次 10~20ml,以 5% 或 10% 葡萄糖注射液 100~250ml 稀释后使用,1 日 1 次,滴速不宜过快,以 20~40 滴 /min 为宜;③静脉注射,1 次 5~20ml,以 5% 或 10% 葡萄糖注射液 20ml 稀释后使用,1 日 1 次。或遵医嘱。

2）生脉注射液^{（医保目录）}（由红参、麦冬、五味子组成）。功能主治:益气养阴,复脉固脱。用于气阴两亏,脉虚欲脱的心悸、气短、四肢厥冷、汗出、脉欲绝,以及细菌性痢疾导致的感染性休克有上述证候者。用法用量:①肌内注射,1 次 2~4ml,1 日 1~2 次;②静脉滴注,1 次 20~60ml,用 5% 葡萄糖注射液

250~500ml 稀释后使用。新生儿、婴幼儿禁用。

3. 寒湿痢

〔证候〕**主症**:腹痛拘急,痢下赤白黏冻,白多赤少,清稀而腥。**次症**:大便次频,食欲不振,肛门坠胀,中脘痞闷,头重身困。**舌脉**:舌质淡,苔白腻,脉濡缓。

〔治法〕温中散寒,化湿止痢。

〔方药〕平胃散合不换金正气散。

〔中成药〕

藿香正气口服液^(中国药典)(由苍术、陈皮、姜制厚朴、白芷、茯苓、大腹皮、生半夏、甘草浸膏、广藿香油、紫苏叶油组成)。功能主治:解表化湿,理气和中。用于寒湿痢兼表证,症见脘腹胀痛,泄泻呕吐,头痛昏重,胸膈痞闷等。用法用量:口服,1 日 2 次。3 岁以下,1 次 5ml;3 岁及以上,1 次 10ml。

4. 阳虚痢

〔证候〕**主症**:腹痛绵绵不绝,喜温喜按,痢下赤白清稀或白冻。**次症**:滑泻不止,无腥臭,肛门坠胀,形寒畏冷,四肢不温,食少神疲,面色苍白。**舌脉**:舌质淡,苔白腻,脉濡缓。

〔治法〕温补脾肾,收涩固脱。

〔方药〕真人养脏汤。

〔中成药〕

(1) 附子理中丸^(中国药典)(由制附子、党参、炒白术、干姜、甘草组成)。功能主治:温中健脾。用于脾胃虚寒,脘腹冷痛,呕吐泄泻,手足不温。用法用量:口服,1 日 1 次。3 岁以下,1 次 1/3 丸(大蜜丸);3~7 岁,1 次半丸;7 岁以上,1 次 1 丸。

(2) 四神丸^(中国药典)(由煨肉豆蔻、盐炒补骨脂、醋制五味子、制吴茱萸、大枣组成)。功能主治:温肾散寒,涩肠止泻。用于肾阳不足所致的泄泻,症见肠鸣腹胀、五更溏泄、食少不化、久泻不止、面黄肢冷。用法用量:口服,1 日 1~2 次。1~3 岁,1 次 3g;4~7 岁,1 次 6g;8 岁及以上,1 次 9g。

5. 休息痢

〔证候〕**主症**:初痢、暴痢之后长期迁延不愈,时发时止。**次症**:食少倦怠,每因饮食不当、受凉、劳累诱发,大便次数增多,夹有赤白黏冻。**舌脉**:舌质淡,苔腻,脉濡软或虚数。

〔治法〕温中清肠,佐以化气调滞。

〔方药〕连理汤。

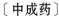

〔中成药〕

（1）人参健脾丸^{（中国药典）}（由人参、麸炒白术、茯苓、山药、陈皮、木香、砂仁、炙黄芪、当归、炒酸枣仁、制远志组成）。功能主治：健脾益气，和胃止泻。用于脾胃虚弱所致的腹痛便溏、脘闷嘈杂、恶心呕吐、不思饮食、体弱倦怠。用法用量：水蜜丸，口服，1 日 2 次。1~3 岁，1 次 3g；4~7 岁，1 次 6g；8 岁及以上，1 次 8g。

（2）小儿腹泻宁糖浆^{（中国药典）}（由党参、白术、茯苓、葛根、甘草、广藿香、木香组成）。功能主治：健脾和胃，生津止泻。用于脾胃气虚所致的泄泻，症见大便泄泻、腹胀腹痛、纳减、呕吐、口干、倦怠乏力、舌淡苔白。用法用量：口服，1 日 2 次。1~3 岁，1 次 2.5ml；4~7 岁，1 次 5ml；8~10 岁，1 次 7.5ml，10 岁以上，1 次 10ml。

（三）外治法

方法一

〔组成〕白头翁 9g，黄连 6g，黄柏 9g，秦皮 10g。腹痛较剧者加木香；大便血多者加地榆炭。

〔功效〕清热解毒，凉血止痢。

〔主治〕急性菌痢。

〔用法〕将上药研成粉末，取 0.4g，摊在铜钱大小的胶性面上，贴于神阙穴，每日 2 次。

方法二

〔组成〕吴茱萸 3g，黄连、木香各 6g。

〔功效〕清热解毒。

〔主治〕湿热型菌痢。

〔用法〕上药共研细末，用适量清水调为稀糊状，外敷神阙穴，每日更换，连敷 3~5 日。

方法三

〔组成〕吴茱萸 6g，或加胡椒 3g。

〔功效〕温中散寒。

〔主治〕寒湿型菌痢。

〔用法〕上药共研细末，加适量米醋调为糊状，外敷双足涌泉穴，每日更换，连敷 3~5 日。

四、验方

郑伟成(北京中医药大学)**验方**:痢疾特效方

葛根 30g,黄连 10g,黄芩 10g,黄柏 10g,木香 10g,白头翁 15g,马齿苋 30g,赤芍 10g,秦皮 10g,槟榔 10g。功效:清热解毒,理气导滞,止痢。用于湿热痢,症见泄泻腹痛、大便赤白下痢等。

第八节 百日咳

百日咳是由于感染百日咳鲍特菌引起的急性呼吸道疾病,特征性临床症状为阵发性痉挛性咳嗽伴吸气"鸡鸣"样回声,病程可迁延数月。本病具有高度传染性,常引起流行。家庭内成人患者和潜在感染者是儿童百日咳的主要传染源,传播途径主要为呼吸道飞沫传播。任何年龄人群都可以罹患百日咳,未接种过百日咳疫苗的小儿普遍易感,小于 6 月龄的婴儿百日咳的发病率较高,且年龄越小,病情越重。一般患病后可获得持久的免疫力,很少有第二次发病者。

本病属于中医学"顿嗽",亦有"顿咳""疫咳""天哮"之称。

一、诊断要点

患者吸入含有百日咳鲍特菌的气溶胶后,经过一段时间的潜伏期,进入典型百日咳的 3 个临床阶段:卡他期(初咳期)、痉咳期和恢复期。病程约 6~12 周,部分病例可以更长。潜伏期 2~21 天,一般为 7~14 天。

(一)症状

1. 初咳期 从发病至出现痉咳持续 1~2 周。早期临床症状比较轻,可表现为流涕、喷嚏、流泪、结膜充血、咽喉微痛、轻微咳嗽,类似感冒症状,没有特异性。2~3 天后,其他症状消失,咳嗽加重,该阶段传染性最强。

2. 痉咳期 一般持续 2~6 周,亦可长达 2 个月以上。咳嗽加重,出现明显的阵发性、痉挛性咳嗽,特点为成串的痉挛性咳嗽后伴 1 次深长吸气,此时因较大量空气急促通过痉挛缩窄的声门,发出一种特殊的、高调鸡鸣样吸气性回声,之后又发生 1 次痉咳,反复多次,直至咳出较多黏稠痰液。痉咳时患儿常面红唇绀,常见咳嗽后呕吐或吃奶后呛咳。在两次发作间隔期,患儿多无明显症状。随着疾病的进展,痉咳的频率及严重程度逐渐增加,特别在夜间表现更为明显。痉咳严重时已有切齿的小儿可见舌系带溃疡。小婴儿比较容易出现并发症,常见呼吸暂停、肺炎、百日咳脑病等,还有可能出现结膜下出血、脐疝、气胸等气压性损伤,往往表现重,病死率高。少部分患儿会出现肺动脉高压,特别是患有先天性心脏病的患儿,严重肺动脉高压可导致猝死。此期罕有发热或仅有一过性低热,若有明显发热常提示合并其他病原感染。

3. 恢复期　一般持续 2~3 周。咳嗽频率逐渐减少、严重程度逐渐减轻,咳嗽后呕吐也逐渐缓解。此期可反复出现痉咳,病情迁延可达数月之久。

（二）体征

整个发病过程中肺部体征较少有阳性发现。

（三）辅助检查

血常规提示早期外周血白细胞计数即明显升高,以淋巴细胞为主,比例 60%~90%。血清特异性 IgM 检测可做早期诊断。鼻咽拭子培养在病程早期阳性率较高。核酸扩增法(如 PCR)是诊断百日咳非常敏感的方法。

（四）鉴别诊断

本病需与类百日咳综合征、淋巴结结核、急性支气管炎和气管异物进行鉴别。

二、西医治疗要点

百日咳的抗菌治疗首选大环内酯类抗生素,如红霉素、阿奇霉素、罗红霉素或克拉霉素等,疗效与用药早晚有关,卡他期应用抗生素可以减轻甚至不发生痉咳,进入痉咳期后应用,则不能缩短百日咳的临床过程,但可以缩短排菌期及预防继发感染。若临床静脉滴注红霉素近 1 个疗程症状仍无改善时,可考虑复方磺胺甲噁唑。百日咳应呼吸道隔离至有效抗生素治疗 5 天,若没有进行抗生素治疗,呼吸道隔离至起病后 21 天。保持室内空气流通及环境安静舒适,避免刺激诱发患儿痉咳。痰液黏稠时可雾化吸入及吸痰护理,发生窒息时及时吸痰给氧,若发生脑水肿需及时进行脱水治疗,防止脑疝出现。进食营养丰富及易于消化的食物,补充各种维生素和钙剂。

三、中成药应用

（一）基本病机

百日咳的病因为感受时行疫毒。病位主要在肺,重者病及心、肝、胃、大肠、膀胱等。痰热互结,深伏气道,肺失清肃为其主要病机。

1. 初咳期 时行疫毒侵袭肺卫,肺气失宣,卫表失和。

2. 痉咳期 疫毒化火,灼津成痰,痰热胶结,深伏肺道,肺气上逆。肺为水之上源,与大肠相表里,肺失治节,则大肠、膀胱失约。

3. 恢复期 气阴耗伤或肺脾气虚。

(二)辨证分型使用中成药

百日咳常用中成药一览表

分期	证型	常用中成药
初咳期	风寒袭肺证	风寒咳嗽颗粒
	风热犯肺证	小儿清肺止咳片、百咳宁颗粒、百日咳片、小儿百部止咳糖浆、小儿肺热咳喘口服液
痉咳期	痰火阻肺证	小儿清肺散、小儿肺闭宁片、鹭鸶咯丸
恢复期	肺脾气虚证	小儿肺宝散
	肺阴亏虚证	润肺膏、百合固金口服液、养阴清肺膏

初咳期

1. 风寒袭肺证

〔证候〕主症:本病初起,2~3天后咳嗽日渐加剧,日轻夜重,痰稀量少。次症:咳嗽喷嚏,鼻塞流涕。舌脉:舌红,苔薄白,脉浮。

〔治法〕疏风散寒,宣肺止咳。

〔方药〕三拗汤加味。

〔中成药〕

风寒咳嗽颗粒^(中国药典)(由陈皮、生姜、法半夏、青皮、苦杏仁、麻黄、紫苏叶、五味子、桑白皮、炙甘草组成)。功能主治:宣肺散寒,祛痰止咳。用于外感风寒、肺气不宣所致的咳喘,症见头痛鼻塞,痰多咳嗽,胸闷气喘。用法用量:开水冲服,1日2次。1岁以下,1次1/3袋;1~3岁,1次1/2袋;4岁及以上,1次1袋。

2. 风热犯肺证

〔证候〕主症:本病初起,2~3天后咳嗽日渐加剧,日轻夜重,痰黄稠难咳。次症:发热,咳嗽喷嚏,鼻塞流涕。舌脉:舌红,苔薄黄,脉浮。

〔治法〕疏风清热,宣肺止咳。

〔方药〕桑菊饮。

〔中成药〕

(1)小儿清肺止咳片^(中国药典)(由紫苏叶、菊花、葛根、川贝母、炒苦杏仁、枇杷叶、炒紫苏子、蜜桑白皮、前胡、射干、姜炙栀子、黄芩、知母、板蓝根、人工牛黄、冰片组成)。功能主治:清热解表,止咳化痰。用于小儿外感风热、内闭肺火所致的身热咳嗽、气促痰多、烦躁口渴、大便干燥。用法用量:口服,1日2次。1岁以下,1次1~2片;1~3岁,1次2~3片;3岁以上,1次3~5片。

(2)百咳宁颗粒^(指南推荐)(由白果仁、青黛、平贝母组成)。功能主治:清热化痰,止咳定喘。用于外感风热引起的发热、头痛、鼻塞、喷嚏、咽痛、咳嗽等。用法用量:开水冲服,1日3次。1岁以下,1次1袋;1~3岁,1次2袋。

(3)百日咳片(由鸡新鲜胆汁膏组成)。功能主治:清热,祛痰,止咳。用于风热咳嗽、咳痰。用法用量:口服,1日3次。1岁以下,1次1片;1~3岁,1次2片;4~7岁,1次3片。

(4)小儿百部止咳糖浆^(中国药典)(由蜜百部、苦杏仁、桔梗、桑白皮、麦冬、知母、黄芩、陈皮,甘草、制天南星、炒枳壳组成)。功能主治:清肺,止咳,化痰。用于小儿肺热咳嗽、百日咳、痰多黄稠。用法用量:口服,1日3次。2岁以下,1次5ml;2岁以上,1次10ml。

(5)小儿肺热咳喘口服液^(中国药典)(由麻黄、苦杏仁、石膏、甘草、金银花、连翘、知母、黄芩、板蓝根、麦冬、鱼腥草组成)。功能主治:清热解毒,宣肺化痰。用于风热犯肺证,症见发热,汗出,微恶风寒,咳嗽,痰黄,或兼喘息,口干而渴。用法用量:口服。1~3岁,1次10ml,1日3次;4~7岁,1次10ml,1日4次;8~12岁,1次20ml,1日3次。

痉咳期

痰火阻肺证

〔**证候**〕主症:阵发性痉咳不已,日轻夜重,咳后有吸气性鸡鸣样吼声,痰稠难出,咳必作呕,吐出痰涎或食物后痉咳暂止。次症:涕泪交流,面赤唇红,两胁作痛,目睛出血,咯血、衄血,舌下生疮(舌系带溃疡)。舌脉:舌红,苔黄腻,脉弦数或弦滑。

〔**治法**〕清肺泻火,涤痰镇咳。

〔**方药**〕桑白皮汤。

〔**中成药**〕

(1)小儿清肺散(由茯苓、半夏、川贝母、百部、黄芩、胆南星、白前、石膏、沉香、冰片组成)。功能主治:清热化痰,止咳平喘。用于急性气管炎、支气管炎、病毒性肺炎、百日咳等,症见小便短赤,咳嗽喘促,痰涎壅盛,咳吐黄痰。用法用量:开水冲服,1次0.25g,1日2次。

(2)小儿肺闭宁片(由麻黄、杏仁、生石膏、黄芩、桔梗、葶苈子、紫苏子、海浮石、橘红、前胡、细辛、川贝母、旋覆花、枳壳、人参、麦冬、五味子、甘草、大枣组成)。功能主治:宣肺清热,止咳化痰定喘。用于喘促,喉中痰鸣,呼吸困难。用法用量:口服,1日2~3次。1岁以下,1次2片;每增1岁增加1片;4岁以上遵医嘱用。

(3) 鹭鸶咯丸^(中国药典)(由麻黄、苦杏仁、石膏、甘草、细辛、炒紫苏子、炒芥子、炒牛蒡子、瓜蒌皮、射干、青黛、蛤壳、天花粉、姜炙栀子、人工牛黄组成)。功能主治:宣肺,化痰,止咳。用于痰浊阻肺所致的顿咳、咳嗽,症见咳嗽阵作、痰鸣气促、咽干声哑;百日咳见上述证候者。用法用量:梨汤或温开水送服,1次1丸,1日2次。

恢复期

1. 肺脾气虚证

〔证候〕主症:痉咳缓解,吸气性鸡鸣样吼声消失,咳嗽次数减少,咳而无力,痰白稀薄。次症:神疲自汗,气短懒言,食少便溏。舌脉:舌质淡,苔薄白,脉细弱,指纹淡。

〔治法〕益气健脾。

〔方药〕人参五味子汤。

〔中成药〕

小儿肺宝散(由人参、黄芪、白术、桂枝、干姜、附子、炙甘草、鳖甲、地骨皮、青蒿、麦冬、枸杞子、桑白皮、紫菀、款冬花、瓜蒌、茯苓、陈皮、胆南星、鸡内金、酒制大黄组成)。功能主治:补气益肺,止咳化痰。用于百日咳肺脾气虚型。用法用量:乳汁或温开水送服,1日3次。1岁以下,1次0.3g;1~2岁,1次0.5g;3~5岁,1次0.75g;6~8岁,1次1.0g。

2. 肺阴亏虚证

〔证候〕主症:痉咳缓解,吸气性鸡鸣样吼声消失,咳嗽次数减少,咳而无力。次症:干咳无痰,痰少而稠,咳声哑,唇红肤燥,神烦盗汗,夜寐不宁。舌脉:舌红,苔少,脉细数,指纹紫。

〔治法〕养阴润肺。

〔方药〕沙参麦冬汤。

〔中成药〕

(1) 润肺膏^(医保目录)(由沙参、麦冬、天冬、天花粉、川贝、枇杷叶、杏仁、核桃末、冰糖组成)。功能主治:润肺生津,止咳化痰。用于肺气宣降不利所致的干咳少痰、口干咽痒,或痰中带血,或痰黏不易咳出。用法用量:开水冲服,1日2次。3岁以下,1次5g;3~6岁,1次10g;7岁及以上,1次15g。

（2）百合固金口服液^(中国药典)（由百合、生地黄、熟地黄、麦冬、玄参、川贝母、当归、白芍、桔梗、甘草组成）。功能主治：养阴润肺，化痰止咳。用于肺肾阴虚，燥咳少痰，痰中带血，咽干喉痛。用法用量：口服。6岁以下，1次10ml，1日3次；6岁及以上，1次20ml，1日2次。

（3）养阴清肺膏^(中国药典)（由地黄、麦冬、玄参、川贝母、白芍、牡丹皮、薄荷、甘草组成）。功能主治：养阴润燥，清肺利咽。用于阴虚肺燥，咽喉干痛，干咳少痰或痰中带血，以及肺阴不足、热毒偏盛所致的白喉、扁桃体炎、慢性咽炎、口腔溃疡、鹅口疮、颈淋巴结结核、牙周炎、地图舌等。用法用量：口服，1日2次。1~3岁，1次5ml；4~7岁，1次7.5ml；8岁及以上，1次10~20ml。

四、单验方

（一）验方

1. 俞景茂（浙江中医药大学第一临床医学院）**验方：止嗽方加减**

百部6g，炙紫菀6g，白前6g，桔梗4.5g，荆芥6g，陈皮6g，炙甘草3g，川贝母3g，浙贝母6g，炙款冬花6g，苦杏仁6g。功效：泻肺镇咳，平胃缓急。用于痉咳期之痰火阻肺证。

2. 刘玉慧、相恒杰、范淑华（河南中医药大学第一附属医院）**验方：自拟参芪顿咳方**

荆芥3g，防风3g，桔梗6g，杏仁5g，紫菀6g，百部5g，款冬花6g，金银花6g，川贝母3g，茯苓3g，半夏3g，党参5g，山茱萸3g，甘草3g。功效：祛风散邪，宣肺清热，佐以补肾平喘。用于初咳期及痉咳期。

（二）单方

1. 新鲜鸡胆汁，白糖适量。用法：调成糊状，蒸熟服。用于痰火阻肺证。

2. 紫皮大蒜。用法：制成50%糖浆，口服，5岁以下1次5~10ml，5岁以上1次10~20ml，1日3次，连服7日。用于痉咳期。

第九节　传染性单核细胞增多症

传染性单核细胞增多症是由病毒（多为EB病毒）引起的急性传染病，临床以发热、咽峡炎、淋巴结及肝脾肿大、外周血中淋巴细胞增多并出现大量异常淋巴细胞为特征。患者和隐性感染者为传染源，通过口咽分泌物接触传染，偶可经输血传播。本病多呈散发,四季均有,春秋季节较多。易感人群多为儿童或青少年,6 岁以下儿童常表现为隐性感染或轻症,年长儿症状较重,甚至发生严重并发症。病后可获持久免疫力,第二次发病罕见。

本病属于中医学"温疫"范畴。

一、诊断要点

(一)症状

起病缓急不一,前驱症状为全身不适、头痛头昏、食纳不佳、恶心呕吐、轻度腹泻等。发病期典型症状有:

1. 发热　体温在 38~40℃,热型不定,热程大多 1~2 周,少数可达数月。

2. 可出现全身其他系统病变　累及肺、肾、心、脑时,可出现咳喘、血尿、惊厥、瘫痪失语等症状。

(二)体征

1. 淋巴结肿大　大多数患者有浅表淋巴结肿大,第 1 周即可出现,2 周后逐渐消退,少数持续数月甚至数年。

2. 咽峡炎　有咽痛、扁桃体肿大、咽部充血或有小出血点及溃疡。

3. 肝脾肿大　约半数患者有轻度脾肿大,部分患者有轻度黄疸。

4. 皮疹　全身出现斑疹、丘疹、皮肤出血点或猩红热样红斑疹。

(三)辅助检查

1. 血常规早期白细胞计数多在正常范围或稍低,发病 1 周后,白细胞计数增多,淋巴细胞及单核细胞增多,占 50% 或以上,异型淋巴细胞 >10% 或 1.0×10^9/L。

2. 血清中嗜异性 IgM 抗体效价高于 1∶64。

3. EB 病毒特异性抗体阳性。

4. 血清嗜异性凝集试验比值 >1∶64,豚鼠肾吸附后 >1∶40,牛红细胞吸附后为阴性。

(四)鉴别诊断

本病需与急性咽峡炎或扁桃体炎相鉴别,后者常有发热、咽部充血、颈淋巴结肿大,外周血常规示中性粒细胞增多,咽拭子细菌培养可得阳性结果,且青霉素治疗有效。

二、西医治疗要点

临床上无特效的治疗方法,主要采取对症治疗。

有脾肿大的患者 2~3 周内应避免与腹部接触的运动。抗生素对本病无效，仅在继发细菌感染时应用。抗病毒治疗可用阿昔洛韦、更昔洛韦及伐昔洛韦等药物，但其疗效尚存争议。静脉注射丙种球蛋白可改善临床症状、缩短病程，早期给药效果更好。α 干扰素亦有一定治疗作用。重型患者短疗程应用肾上腺皮质激素可明显减轻症状。发生脾破裂时，应立即输血，并行手术治疗。

三、中成药应用

(一)基本病机

本病病因为感受温疫时邪，时邪从口鼻而入，侵于肺卫，卫表失和，则恶寒发热，咽红肿痛；时邪犯胃，胃气上逆，见恶心呕吐。邪毒传入气营，气营两燔，则壮热烦渴；热邪灼津炼液成痰，痰热瘀结，故瘰核肿大；热毒炽盛，气血瘀滞，可见腹中痞块；热毒夹湿，湿热蕴郁肝胆，可发为黄疸；热毒内窜营血，迫血妄行，可见皮下紫癜；热毒内陷心肝，可见昏迷、抽搐；痹阻脑络，故有口眼㖞斜、失语、吞咽困难、肢体瘫痪等。病至后期，阴伤气耗，而余邪未清，故低热缠绵，口干少饮，颧红盗汗，呈现热恋伤阴或气阴两伤之证。

(二)辨证分型使用中成药

传染性单核细胞增多症常用中成药一览表

证型	常用中成药
邪郁肺胃证	抗病毒口服液
气营两燔证	五福化毒丸、小儿化毒散
正虚邪恋证	生脉饮

1. 邪郁肺胃证

〔**证候**〕**主症**：发热，微恶风寒，咽红疼痛，颈部瘰疬。**次症**：纳差，恶心呕吐。**舌脉**：舌边尖红，苔薄白或薄黄，脉浮数。

〔**治法**〕疏风清热，清肺利咽。

〔**方药**〕银翘散加减。

〔**中成药**〕

抗病毒口服液^(中国药典)（由板蓝根、石膏、芦根、地黄、郁金、知母、石菖蒲、广藿香、连翘组成）。功能主治：清热祛湿，凉血解毒。用于风热感冒、温病发热、上呼吸道感染、流感、腮腺炎等病毒感染性疾病。用法用量：口服，1 日 2~3 次。1 岁以下，1 次 1/3 支；1~3 岁，1 次 1/2 支；4~5 岁，1 次 2/3 支；6 岁及以上，1 次

1 支。

2. 气营两燔证

〔证候〕**主症:**壮热烦渴,咽喉红肿疼痛,乳蛾肿大,甚则溃烂,皮疹显露。**次症:**口臭便秘,面红唇赤,瘰疬,胁下痞块。**舌脉:**舌质红,苔黄糙,脉洪数。

〔治法〕清气凉营,解毒利咽。

〔方药〕清瘟败毒饮加减。

〔中成药〕

(1) 五福化毒丸^(中国药典)(由水牛角浓缩粉、连翘、青黛、黄连、炒牛蒡子、玄参、地黄、桔梗、芒硝、赤芍、甘草组成)。功能主治:清热解毒,凉血消肿。用于传染性单核细胞增多症气血两燔证,症见咽喉肿痛,口舌生疮,牙龈出血等。用法用量:口服,1 日 2~3 次。3 岁以下,1 次 1g(小蜜丸每 15 丸 3g);3~6 岁,1 次 2g;7 岁及以上,1 次 3g。

(2) 小儿化毒散^(中国药典)(由人工牛黄、珍珠、雄黄、大黄、黄连、甘草、天花粉、川贝母、赤芍、制乳香、制没药、冰片组成)。功能主治:清热解毒,活血消肿。用于传染性单核细胞增多症气血两燔证,症见壮热烦渴,咽喉红肿疼痛,乳蛾肿大,甚至溃烂,口臭便秘,面红唇赤。用法用量:①口服,1 次 0.6g,1 日 1~2 次;3 岁以下小儿酌减。②外用,敷于患处。

3. 正虚邪恋证

〔证候〕**主症:**病程日久,发热渐退,或见低热,瘰疬、胁下痞块明显缩小。**次症:**气短乏力,口渴少饮,小便短赤,大便干结。**舌脉:**舌质淡或红,苔少或花剥,脉细弱。

〔治法〕益气生津,清解余热。

〔方药〕青蒿鳖甲汤加味。

〔中成药〕

生脉饮^(中国药典)(由人参、麦冬、五味子组成)。功能主治:益气复脉,养阴生津。用于传染性单核细胞增多症正虚邪恋证,症见气短乏力,口渴少饮,小便短赤,大便干结。用法用量:口服。3 岁以下,1 次 5ml,1 日 2 次;3~6 岁,1 次 5ml,1 日 3 次;7 岁及以上,1 次 10ml,1 日 3 次。

(三) 外治法

1. 如意金黄散^(中国药典)

〔组成〕姜黄、大黄、黄柏、苍术、厚朴、陈皮、甘草、生天南星、白芷、天花粉。

〔功效〕清热解毒,消肿止痛。

〔主治〕热毒瘀滞肌肤所致的疮疖肿痛,症见肌肤红、肿、热、痛,亦可用于跌打损伤。

〔用法〕取适量以茶或醋调敷在肿大的淋巴结上,每日换敷 2 次。

2. 三黄二香散

〔组成〕黄连、黄柏、生大黄、乳香、没药。

〔功效〕清热解毒消肿。

〔主治〕温毒敷水仙膏后,皮间有小黄疮如黍米者。

〔用法〕先用浓茶汁调匀湿敷肿大的淋巴结,干后换用香油调敷,每日 2 次,直至淋巴结肿大缓解。

3. 锡类散^(指南推荐)

〔组成〕象牙屑、青黛、壁钱炭、人指甲(滑石粉制)、珍珠、冰片、人工牛黄。

〔功效〕解毒化腐。

〔主治〕咽喉糜烂肿痛。

〔用法〕取适量喷吹于咽部,每日 3 次。

4. 冰硼散^(中国药典)

〔组成〕冰片、硼砂(煅)、朱砂、玄明粉。

〔功效〕清热解毒,消肿止痛。

〔主治〕热毒蕴结所致的咽喉疼痛、牙龈肿痛、口舌生疮。

〔用法〕涂敷患处,每次适量,每日数次。

四、验方

1. 刘力戈(北京友谊医院)**验方:热毒净方**

黄芪 12g,青黛、紫草、丹皮、黄芩各 9g,莪术、当归各 10g,桃仁 6g。功效:清热解毒,活血化瘀。用于传染性单核细胞增多症毒热内蕴、气滞血瘀证。

2. 张黎云(山西省儿童医院)**验方:传单合剂**

板蓝根 12g,连翘 12g,柴胡 9g,黄芩 9g,夏枯草 9g,僵蚕 7g,丹皮 12g,赤芍 12g,蒲公英 15g,穿山甲 3g,黄芪 6g,浙贝母 12g,甘草 4g。功效:清热解毒,化痰散结,活血化瘀。用于传染性单核细胞增多症。

3. 季之颖、杨连元(首都医科大学附属北京儿童医院)**验方**

青黛 3g,紫草 10g,乳香 6g,地骨皮 10g,菊花 15g,板蓝根 10g,丹皮 12g,鲜茅根 30g(生用 15g),生地 10g,鸡血藤 30g,桑白皮 15g,薄荷 3g。功效:清热解毒,凉血活血。用于传染性单核细胞增多症毒热内蕴、气滞血瘀证。

第六章 寄生虫病

第一节 蛔虫病

蛔虫病是感染蛔虫卵引起的小儿常见肠道寄生虫病,以反复发作的脐周疼痛、饮食异常、大便下虫或粪便镜检有蛔虫卵为主要特征。本病无明显的季节性。感染蛔虫且粪便中有蛔虫受精卵的人是传染源,经消化道感染是其主要传播途径。农村感染率高于城市。人群对蛔虫普遍易感,小儿由于脾胃薄弱,未养成良好的卫生习惯,故感染率高于成人,尤多见于3~10岁的儿童。成虫寄生于小肠,妨碍正常的消化吸收,轻者可无症状,或仅见脐周时有疼痛;病情较重者可引起营养不良,影响儿童生长发育;严重者或出现并发症,应积极救治。部分患儿还可出现过敏反应,如血管神经性水肿、顽固性荨麻疹等。

一、诊断要点

根据临床症状和体征、有排蛔虫或呕吐蛔虫史、粪便查到蛔虫卵即可确诊。血中嗜酸性粒细胞增多有助于诊断。

(一) 症状

1. 幼虫移行引起的病症　①肺蛔虫病,表现为咳嗽、胸闷、血丝痰;②幼虫可侵入脑、肝、脾、肾、甲状腺和眼,引起相应的临床表现,如癫痫、肝大、腹痛等。

2. 成虫引起的病症　表现为食欲不振或多食易饥,异食癖;常腹痛,位于脐周,喜按揉,不剧烈;部分患者烦躁易惊或精神萎靡、磨牙;虫体的异种蛋白可引起荨麻疹等过敏反应;病情严重者可造成营养不良,影响生长发育。

3. 并发症　可引起胆道蛔虫病、蛔虫性肠梗阻,甚至上窜阻塞气管、支气管造成窒息死亡,亦可能钻入阑尾或胰管引起炎症,引发肠穿孔及腹膜炎。

(二) 体征

胆道蛔虫病时腹部检查无明显阳性体征或仅有右上腹压痛。引发肠梗阻时可见肠型和蠕动波,可扪及条索状包块。

（三）辅助检查

血常规白细胞计数、嗜酸性粒细胞计数可增多；粪便直接涂片法或沉淀集卵法和饱和盐水浮聚法检出蛔虫卵；免疫学检测蛔虫抗原或特异性抗体阳性。

（四）鉴别诊断

若出现其他并发症时，需与相关外科急腹症鉴别。

二、西医治疗要点

（一）一般治疗

治疗原则为解痉止痛、驱虫、控制感染及纠正脱水、酸中毒及电解质紊乱。驱虫最好选用虫体肌肉麻痹驱虫药。内科治疗持续不缓解者，必要时可手术治疗。不完全性肠梗阻可采用禁食、胃肠减压、解痉、止痛等处理，疼痛缓解后可予驱虫治疗。完全性肠梗阻时应及时手术治疗。一旦诊断蛔虫性阑尾炎或腹膜炎应及早手术治疗。

（二）药物治疗

1. 甲苯咪唑　是治疗蛔虫病的首选药物。2 岁以上儿童驱蛔剂量为 1 次 100mg，1 日 2 次，连服 3 日。

2. 枸橼酸哌嗪　适用于有并发症的患儿。1 日剂量为 150mg/kg（最大剂量不超过 3g），睡前顿服，连服 2 日。

3. 左旋咪唑　驱蛔虫 1 日剂量为 2~3mg/kg，顿服。肝肾功能不良者慎用。

4. 阿苯哒唑　睡前顿服 400mg。2 岁以下小儿禁用。

三、中成药应用

（一）基本病机

蛔虫病主要因吞入感染性蛔虫卵所致。小儿缺乏卫生常识，双手易接触不洁之物，又喜吮手指，以手抓取食物，或食用未洗净的生冷瓜果，或饮用不洁之水，或尘土中的蛔虫卵经口鼻而入，导致蛔虫病。此外，饮食不节、过食生冷油腻损伤脾胃，积湿成热，或素体脾胃虚弱，均为蛔虫滋生创造了条件。

（二）辨证分型使用中成药

蛔虫病常用中成药一览表

证型	常用中成药
肠虫证	化虫丸、使君子丸、复方鹧鸪菜散
蛔厥证	乌梅丸

1. 肠虫证

〔证候〕**主症:**脐腹部疼痛,轻重不一,乍作乍止,或不思食,或嗜异食,大便不调,或泄泻,或便秘,或便下蛔虫,面色多黄滞。**次症:**可见面部白斑,白睛蓝斑,唇内粟状白点,夜寐齘齿,皮肤瘙痒、风团,甚者形体消瘦,肚腹胀大,青筋显露,腹部可扪及条索状物,时聚时散。**舌脉:**舌尖红赤,苔花剥或腻,脉弦滑。

〔治法〕驱蛔杀虫,调理脾胃。

〔方药〕使君子散加减。

〔中成药〕

(1)化虫丸(由胡粉、鹤虱、槟榔、苦楝根、白矾组成)。功能主治:驱杀肠中诸虫。用于肠蛔虫证。用法用量:早晨空腹或临睡前用温开水送服,1日1~2次。3~7岁,1次2g;8岁及以上,1次3~6g。

(2)使君子丸^(指南推荐)(由炒使君子、天南星、槟榔组成)。功能主治:消疳杀虫。用于肠蛔虫证。用法用量:空腹温开水送服,1日1次,服药4小时后方可进食。1岁,1次10粒(每40粒重约3g);2岁,1次15粒;3岁,1次20粒;4~7岁,1次30粒;8岁及以上,1次40粒。

(3)复方鹧鸪菜散(由鹧鸪菜、盐酸左旋咪唑组成)。功能主治:驱虫消积。用于肠蛔虫证。用法用量:清晨空腹温开水送服,1日1次,连服3日。1岁1次0.3g;2~3岁1次0.45g;4~6岁1次0.6g;7~8岁1次0.9g;10~14岁1次1.2g。

2. 蛔厥证

〔证候〕**主症:**有肠蛔虫症状,突然腹部绞痛,弯腰屈背,辗转不宁,肢冷汗出,恶心呕吐,吐出胆汁或蛔虫。腹部绞痛呈阵发性,疼痛部位在右上腹或剑突下,疼痛可暂时缓解减轻,但反复发作。重者腹痛持续而阵发性加剧。**次症:**可伴畏寒发热,甚至出现黄疸。**舌脉:**苔黄腻,脉弦数或滑数。

〔治法〕安蛔定痛,继之驱虫。

〔方药〕乌梅丸加减。

〔中成药〕

乌梅丸^(中国药典)(由乌梅肉、花椒、细辛、黄连、黄柏、干姜、制附子、桂枝、人参、当归组成)。功能主治:缓肝调中,清上温下。用于蛔厥,久痢,厥阴头痛,症见腹痛下痢、颠顶头痛、时发时止、躁烦呕吐、手足厥冷。用法用量:口服。3~6岁,水丸1次1g,大蜜丸1次半丸,1日2~3次;7~14岁,水丸1次1.5g,大蜜丸1次1丸,1日2~3次。

（三）外治法

1. 外敷法

〔**组成**〕新鲜苦楝皮 200g，全葱 100g，胡椒 20 粒。

〔**功效**〕温中行气，杀虫止痛。

〔**主治**〕蛔虫病腹痛。

〔**用法**〕上药共捣烂如泥，加醋 150ml，炒热，以纱布包裹，敷痛处，反复多次，以痛减为度。

2. 保留灌肠法

〔**组成**〕苦楝皮 10g，槟榔 10g，莱菔子 10g，瓜蒌 10g，茵陈 10g，番泻叶 5g，陈皮 3g。

〔**功效**〕清热利湿，行气下虫。

〔**主治**〕虫瘕证。

〔**用法**〕水煎取药液 150~300ml，每日 1 剂，分 2 次保留灌肠，2 日为一个疗程。

四、单验方

（一）验方

1. 张乔松（南郑县人民医院）**验方**：通便药条方

牙皂、细辛各 6g，蜂蜜 30g。将牙皂、细辛捣为细末过筛，再将蜂蜜用文火熬起泡，至冷后变硬为度，离火后将上两味药末拌入，制成长 2~3 寸、粗如手指的药条，纳入直肠。功效：安蛔伏蛔，通便下虫。用于蛔虫性肠梗阻。

2. 吕承全（河南中医药大学第一附属医院）**验方**：通肠油方

当归 45g，小茴香 15g，麻油 250g。将麻油置锅中加热，再将当归、小茴香入油内煎炸至焦黑，去药渣留油，待油凉后慢慢频服。功效：润肠通便，活血祛瘀，理气杀虫。用于肠扭转、肠套叠、蛔虫性肠梗阻。

（二）单方

1. 川椒 20g，鸡蛋 1 个，香油 50g。用法：川椒研末，香油烧沸后炒鸡蛋，鸡蛋炒黄后入川椒末，顿服。用于蛔虫腹痛。

2. 椒目 6g，豆油 150ml。用法：豆油烧开后入椒目，以椒目焦为度，去椒喝油，分 1~2 次喝下。用于虫瘕证。

3. 槟榔、全瓜蒌、茵陈、苦楝皮各 10g，番泻叶、陈皮各 6g。用法：上药浓煎至 150~200ml，用温豆油 20ml 送服，1 日 1 剂；若呕吐不能口服者，改作保留灌肠。用于虫瘕证。

4. 使君子仁。用法：文火炒黄，晨起空腹嚼服，服时勿进热汤热食。每增加 1 岁加服 1~2 粒，最大剂量不超过 20 粒，连服 2~3 日。平素大便难排者，可于服药后 2 小时以开水泡服大黄，导泻下虫。用于驱蛔。

5. 榧子。用法：5 岁以下患儿以温开水送服榧子粉（将榧子炒熟，研成细末），1g/（次·岁），1 日 3 次，连服 1 周。5 岁以上患儿嚼服炒榧子（文火炒熟），2 粒/（次·岁），1 日 3 次，连服 1 周。用于驱蛔。

第二节 蛲虫病

蛲虫病是由蛲虫寄生人体引起的肠道寄生虫病，以肛门及会阴部瘙痒或见到蛲虫为特征。蛲虫色白，形细小如线头，俗称"线虫"。蛲虫病患儿是唯一的传染源。雌虫在肛周产出虫卵，可经手至口感染，或相互传染，在幼儿园等集体机构或家庭中，容易造成反复互相传播。儿童感染率高于成人，2~9 岁儿童感染率最高，尤以集体机构的儿童高发。本病无明显的季节性。蛲虫的寿命不超过 2 个月，如果无重复感染可自行痊愈。因此，本病强调预防为主，防治结合，杜绝重复感染，否则药物治疗也难奏效。

一、诊断要点

主要依据临床症状及检出虫卵或成虫以确定诊断。

（一）症状

蛲虫感染可引起局部和全身症状，最常见的症状是肛门瘙痒和睡眠不安，因为雌虫的产卵活动引起肛周和会阴皮肤强烈瘙痒，夜间明显，影响睡眠。局部皮肤可因搔抓损伤而发生皮炎和继发感染。全身症状有胃肠激惹现象，如恶心、呕吐、腹痛、腹泻、食欲不振，还可见不安、夜惊、易激动及其他精神症状，可并见腹痛、尿频、遗尿等症。

（二）体征

大便或肛周皮肤皱褶处可见 8~13mm 长白色线状成虫。

（三）辅助检查

血常规嗜酸性粒细胞增多；粪检及肛门拭子法有虫卵。

（四）鉴别诊断

蛲虫病需与肛周湿疹相鉴别。

二、西医治疗要点

（一）一般治疗

避免重复感染，即使不治疗也能自行痊愈。单纯药物治疗而不结合预防则甚难彻底治愈及杜绝流行。

（二）药物治疗

1. 内服药

（1）双羟萘酸噻嘧啶：剂量为 10mg/（kg·d），睡前顿服，连服 1 周。

（2）甲苯咪唑：剂量和用法与驱蛔虫治疗相同，2 周后重复 1 次。

2. 外用药　每晚睡前清洗会阴和肛周，局部涂擦蛲虫药膏（含 30%百部浸膏、2%甲紫）杀虫止痒；或用双羟萘酸噻嘧啶栓纳肛，连用 3~5 日；或用 2%白降汞软膏或 10%氧化锌软膏涂搽，有杀虫与止痒作用。

三、中成药应用

（一）基本病机

蛲虫寄生于肠内造成湿热内生、气机不利、脾胃受损、运化失司等一系列病理改变。虫体游行咬蚀，湿热下注，致肛门奇痒、尿频、尿急或遗尿；若湿热上扰心神，则烦躁、睡眠不宁；蛲虫扰动，气机不利，升降失常，可见恶心、腹痛、泄泻；虫积日久，损伤脾胃，吸取精微，患儿纳食减少，气血不足，无以滋养肌肤，则面黄肌瘦，神疲乏力。

（二）辨证分型使用中成药

蛲虫病常用中成药一览表

证型	常用中成药
虫扰魄门证	化虫丸
脾虚虫扰证	驱虫消食片

1. 虫扰魄门证

〔**证候**〕**主症**：肛门、会阴部瘙痒，夜间尤甚，睡眠不宁，烦躁不安。**次症**：或见尿频、遗尿，或女童前阴瘙痒、分泌物增多。**舌脉**：苔薄白或薄黄，脉有力。

〔**治法**〕杀虫止痒，结合外治。

〔**方药**〕驱虫粉。

〔**中成药**〕

化虫丸(由胡粉、鹤虱、槟榔、苦楝根、白矾组成)。功能主治:驱杀肠中诸虫。用于蛲虫病。用法用量:早晨空腹或临睡前用温开水送服,1日1~2次。3~7岁,1次2g;8岁及以上,1次3~6g。

2. 脾虚虫扰证

〔**证候**〕**主症**:肛门、会阴部瘙痒,夜间尤甚,睡眠不宁,烦躁不安。**次症**:或尿频、遗尿,或女童前阴瘙痒,分泌物增多,形体消瘦,食欲不振,面色苍黄,或大便稀溏。**舌脉**:舌淡,苔白,脉无力。

〔**治法**〕杀虫止痒,调理脾胃。

〔**方药**〕驱虫粉合参苓白术散。

〔**中成药**〕

驱虫消食片^(指南推荐)(由槟榔、使君子仁、鸡内金组成)。功能主治:消积杀虫,健脾开胃。用于脾虚虫扰证。用法用量:捣碎,温开水送服,1日2次。3岁以下,1次1片;3~6岁,1次2片;7岁及以上,1次3片。

(三)外治法

1. 蛲虫栓^(指南推荐)

〔**组成**〕百部、南鹤虱、苦参、大黄、白矾、樟脑。

〔**功效**〕杀虫止痒,清热利湿和胃。

〔**主治**〕杀灭蛲虫,止痒。

〔**用法**〕夜间纳入肛门2cm处,1次1粒,连用3日。

2. 蛲虫药膏^(指南推荐)

〔**组成**〕百部浸膏、甲紫。

〔**功效**〕驱杀蛲虫。

〔**主治**〕蛲虫病。

〔**用法**〕每晚临睡前用温水将肛门周围洗净,将射管装在管口,轻轻插入肛门中,挤压铅管后端,将药膏挤出。

四、单方

1. 百部150g,苦楝皮60g,乌梅9g。用法:加水适量,煎煮取汁20~30ml,保留灌肠,连续3日为一个疗程。用于驱杀蛲虫。

2. 百部50g,苦参25g。用法:共研细末,加凡士林调成膏状,每晚睡前用温水洗肛门后涂药膏,连用7日。用于杀虫止痒。

3. 生百部 30g,苦楝皮 30g,白鲜皮 30g,蛇床子 30g,苦参 30g。用法:以 500ml 凉水浸泡上药 30 分钟,文火煎煮取汁 150ml,每晚睡前保留灌肠。3 岁以下,1 次 10ml;3~7 岁,1 次 15~25ml;8 岁及以上,1 次 30ml。疗程 10~15 日。

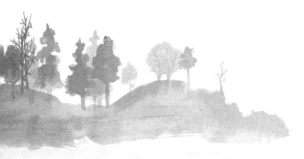

第七章　其他疾病

第一节 夏季热 •

　　夏季热是婴幼儿在暑天发生的时令性热病,临床以长期发热、口渴多饮、多尿、少汗或汗闭为特征。本病多见于 6 月龄~3 岁的婴幼儿,5 岁以上者少见。我国南方气候炎热地区发病者较多。发病集中在 6、7、8 三个月,并与气温升高、气候炎热有密切关系,气温越高,发病越多,且随着气温升高而病情加重,秋凉以后症状多能自行消退。本病若无其他合并症,预后良好。有的患儿可连续数年发病,但次年发病的症状一般较上一年为轻,病程也较短。近年来,随着生活和居住条件的改善,本病发病率有所下降,病情也有减轻趋势,不典型病例增多。

一、诊断要点

(一) 症状

1. 发热　多数患儿表现为暑季渐渐起病,随着气温上升而体温上升,可在 38~40℃之间,并随着气温升降而波动。发热期可达 1~3 个月,随着入秋气候转为凉爽,体温自然下降至正常。

2. 少汗或汗闭　虽有高热,但汗出不多,仅在起病时头部稍有汗出,甚或无汗。

3. 多饮,多尿　患儿口渴逐渐明显,饮水日增,24 小时可饮水 2 000~3 000ml,甚至更多。小便清长、频繁,每日可达 20~30 次,或随饮随尿。

4. 其他症状　病初一般情况良好。发热持续不退时可伴食欲减退,形体消瘦,面色少华,或伴倦怠乏力,烦躁不安,但很少发生惊厥。

(二) 体征
可有咽部充血,扁桃体肿大、化脓,淋巴结肿大,皮疹等。

(三) 辅助检查
外周血淋巴细胞百分比增高,其他检查可在正常范围。

（四）鉴别诊断

夏季热需与夏季感冒鉴别。

二、西医治疗要点

（一）一般治疗

注意休息，保持良好的环境，多饮水和补充维生素 C。

（二）西药治疗

主张早期应用抗病毒药，可口服或静脉滴注利巴韦林。若为流感病毒感染，可口服磷酸奥司他韦。如果合并细菌感染，可选用抗生素治疗，如青霉素类、头孢菌素或大环内酯类抗生素等。高热者可予对乙酰氨基酚或布洛芬对症支持治疗；适当补液，供给能量，维持电解质平衡。

（三）物理治疗

冷敷或温水浴。

三、中成药应用

（一）基本病机

夏季热的内因为体质虚弱，外因为暑气炎热。夏季暑气当令，气候炎热，易耗气伤津。患儿往往年龄幼小，体质虚弱，在夏季易被暑气所伤。暑热灼伤肺胃之津，则内热炽盛，发热、口渴多饮；暑伤肺卫，腠理开阖失司，肌肤闭而失宣，又肺津为暑热所伤，津气两亏，水源不足，水液无以输布，故见少汗或汗闭。同时，小儿脾胃薄弱，加之暑伤脾气，中阳不振，气不化水，使水液下趋膀胱而尿多。

倘若患儿先天禀赋不足，或患病日久，肾阳虚，真元受损，命门火衰，则下肢清冷、大便稀溏。阳失温煦，肾失封藏，膀胱固摄失职，则水不化津，小便清长无度。真阴不足，津亏不能上济于心，暑热熏蒸，心火内亢于上，则发热、心烦口苦，可见肾阳亏虚于下、心火蒸腾于上的"上盛下虚"之证。

本病虽发生于夏季，但不属暑邪致病，因而无一般暑邪入营入血、邪陷心肝的传变。至秋季转凉之后，自然痊愈。随着小儿年龄增长，体质增强，至次年夏季可不发病，或虽然再次发病，但症状逐年减轻，以至向愈。

（二）辨证分型使用中成药

夏季热常用中成药一览表

证型	常用中成药
暑伤肺胃证	金梅清暑颗粒、双清口服液、复方金银花颗粒
脾阳不振证	补中益气丸（水丸）、黄芪口服液、参苓白术散
上盛下虚证	龟鹿二胶丸＋银黄口服液、人参固本口服液＋双黄连口服液

1. 暑伤肺胃证

〔**证候**〕**主症**：盛夏期间长期发热，气温越高，身热越高，皮肤灼热，少汗或无汗。**次症**：口渴引饮，小便频数，烦躁明显，口唇干燥。**舌脉**：舌质稍红，苔薄黄，指纹淡紫。

〔**治法**〕清暑益气，养阴生津。

〔**方药**〕王氏清暑益气汤加减。

〔**中成药**〕

（1）金梅清暑颗粒（由金银花、乌梅、淡竹叶、甘草组成）。功能主治：清暑解毒，生津止渴。用于夏季热，症见口渴多汗、头昏心烦、小便短赤。用法用量：开水冲服，1 次 15g，1 日 2 次。

（2）双清口服液（由金银花、连翘、郁金、大青叶、石膏、广藿香、知母、地黄、桔梗、甘草、蜂蜜组成）。功能主治：疏透表邪，清热解毒。用于风温肺热、卫气同病，症见发热、微恶风寒、咳嗽、痰黄、头痛、口渴、舌红苔黄或黄白相兼、脉浮滑或浮数。用法用量：口服，1 次 20ml，1 日 3 次。

（3）复方金银花颗粒^{（医保目录）}（由金银花、连翘、黄芩组成）。功能主治：清热解毒，凉血消肿。用于风热感冒、夏季热，症见发热、口渴、头痛、舌红苔黄或黄白相间、脉浮数。用法用量：开水冲服，1 次 10~20g，1 日 2~3 次。

2. 脾阳不振证

〔**证候**〕**主症**：发热或高或低，面色苍白，气短懒言，肢软乏力。**次症**：睡时露睛，纳呆，口渴，尿多而清长，大便溏薄。**舌脉**：舌质淡润，脉虚大或软弱无力，指纹淡。

〔**治法**〕补脾益气，甘温除热。

〔**方药**〕补中益气汤。

〔**中成药**〕

（1）补中益气丸（水丸）^{（中国药典）}（由炙黄芪、党参、炙甘草、炒白术、当归、

223

升麻、柴胡、陈皮组成)。功能主治:补中益气,升阳举陷。用于脾胃虚弱、中气下陷所致的体倦乏力、食少腹胀、久泻及脱肛、胃下垂、重症肌无力、乳糜尿、低热、慢性肝炎、低血压、失眠症、白细胞减少、消化性溃疡、慢性结肠炎、心绞痛、放射病等。用法用量:口服,1 日 2~3 次。1~3 岁,1 次 2~3g;4~6 岁,1 次 3~4g;7 岁及以上,1 次 6g。

(2) 黄芪口服液^(医保目录)(由黄芪组成)。功能主治:补气固表,利尿,托毒排脓,生肌。用于夏季热,症见自汗、乏力、少气懒言,甚至虚脱。用法用量:口服,1 日 2 次。1~3 岁,1 次 3ml;4~7 岁,1 次 6ml;8 岁及以上,1 次 10ml。

(3) 参苓白术散^(中国药典)(由人参、茯苓、炒白术、山药、炒白扁豆、莲子、炒薏苡仁、砂仁、桔梗、甘草组成)。功能主治:补脾胃,益肺气。用于脾胃虚弱,食少便溏,气短咳嗽,肢倦乏力。用法用量:口服,1 日 2~3 次。1~3 岁,1 次 2~3g;4~6 岁,1 次 4~5g;7 岁及以上,1 次 6~9g。

3. 上盛下虚证

〔证候〕主症:发热日久不退,朝盛暮衰,口渴多饮。次症:尿多清长,甚至频数无度,少汗或无汗,精神萎靡或虚烦不安,面色苍白,下肢清冷,大便稀溏。舌脉:舌质淡,苔薄白,脉细数无力。

〔治法〕温补肾阳,清心护阴。

〔方药〕温下清上汤。

〔中成药〕

(1) 龟鹿二胶丸(由龟甲胶、鹿角胶、巴戟天、补骨脂、续断、杜仲、熟地黄、当归、白芍、枸杞子、五味子、山药、山茱萸、麦冬、芡实、肉桂、附子、牡丹皮、泽泻、茯苓组成)。功能主治:温补肾阳,填精益髓。用于肾阳不足、精血亏虚之腰痛酸软、筋骨无力、眩晕耳鸣、眼目昏花、消渴尿多、神疲羸瘦、肢冷畏寒。用法用量:口服,1 日 2 次。①水蜜丸:1~3 岁,1 次 2~3g;4~6 岁,1 次 3~4g;7 岁及以上,1 次 6g。②大蜜丸:1~3 岁,1 次 1/3 丸;4~6 岁,1 次 1/2 丸;7 岁及以上,1 次 1 丸。③小蜜丸:1~3 岁,1 次 5 粒;4~6 岁,1 次 10 粒;7 岁及以上,1 次 15~20 粒。

银黄口服液^(中国药典)(由金银花提取物、黄芩提取物组成)。功能主治:清热疏风,利咽解毒。用于夏季热,症见咽干、口渴、发热等。用法用量:口服,1 日 3 次。1~3 岁,1 次 5ml;4~7 岁,1 次 10ml;8 岁及以上,1 次 10~20ml。

(2) 人参固本口服液(由人参、熟地黄、地黄、山茱萸、山药、麦冬、天冬、泽泻、牡丹皮、茯苓组成)。功能主治:滋阴益气,固本培元。用于阴虚气弱所致的虚劳咳嗽、心悸气短、骨蒸潮热、腰酸耳鸣、大便干燥、手足心热。用法用量:

口服,1次10ml,1日2次。

双黄连口服液^(中国药典)(由金银花、黄芩、连翘组成)。功能主治:疏风解表,清热解毒。用于肺胃热盛证,症见发热、咳嗽、咽痛。用法用量:口服。3岁以下,1次10ml,1日2次;3~6岁,1次10ml,1日3次;6岁以上,1次20ml,1日2~3次。

（三）外治法

药浴法

〔**组成**〕香薷、鲜扁豆花、厚朴、金银花、连翘各15g,薄荷叶、竹叶各20g,鲜荷叶边30g。

〔**功效**〕祛暑解表,清热化湿。

〔**主治**〕夏季热,症见发热、口渴无汗或多汗、头昏心烦、小便短赤。

〔**用法**〕上药加入3 500~4 000ml水煎煮约15分钟,滤去药渣,倒入盆中。待水温降至38~40℃时,将患儿置于药液中,取半仰位。重点洗浴患儿的颈项、腋下、胸、背、手足心等部位。每次10~15分钟,每日3次。药浴后予饮用适量温水。

四、验方

沈开金(含山县人民医院)**验方**

鲜冬瓜皮、白蜜各30g,生卷柏12g,鲜荷叶1角。加水400ml煎取300ml,代茶饮。1日1剂,连服5~7日。功效:清热解暑,益气生津。用于夏季热,症见口渴引饮、小便频多、无汗或少汗、倦怠乏力。

第二节 川崎病

川崎病又称黏膜皮肤淋巴结综合征,是一种全身性血管炎性病变,为急性发热性出疹性疾病,临床以不明原因发热、皮疹、球结膜充血、草莓舌、颈淋巴结肿大、手足硬肿为特征。本病的病因尚不明确,目前多认为是易患宿主因多种感染病原触发的一种免疫介导的全身性血管炎。本病好发于婴幼儿,男女比例为(1.3~1.5):1,病程多为6~8周。绝大多数患儿经积极治疗可以康复,病死率为1%~2%,死亡原因多为心肌炎、动脉瘤破裂及心肌梗死,有些患儿的心血管症状可持续数月至数年。

本病可归属于中医学温病范畴,运用卫气营血辨证论治可获较好疗效。

一、诊断要点

典型病例根据病史、临床表现、辅助检查,排除其他疾病后,可明确诊断,但不典型和不完全型病例的诊断有一定困难。

1. 发热 5 天以上,具有 5 条体征中的 4 条,排除其他疾病后,可确诊;如有其他征象,5 天之内亦可确诊。

2. 体征不足 4 项,但超声心动图有冠状动脉损害,亦可确诊为川崎病。

(一) 症状

主要为发热,体温 39~40℃,持续 7~14 天或更长,呈稽留热或弛张热,抗生素治疗无效。于疾病 1~6 周可出现心包炎、心肌炎、心内膜炎、心律失常。2~4 周及疾病恢复期可发生冠状动脉损害,出现冠状动脉瘤或狭窄,少数可有心肌梗死的症状,心肌梗死和冠状动脉瘤破裂可致心源性休克甚至猝死。

其他可有间质性肺炎、无菌性脑膜炎、消化系统症状(腹痛、呕吐、腹泻、麻痹性肠梗阻、肝大、黄疸等)、关节痛和关节炎。

(二) 体征

1. 球结膜充血　于起病 3~4 天出现,无脓性分泌物,热退后消散。

2. 唇及口腔表现　唇充血皲裂,口腔黏膜弥漫充血,舌乳头突起、充血呈草莓舌。

3. 手足症状　急性期手足硬肿和掌跖红斑,恢复期指/趾端甲下和皮肤交界处出现膜状脱皮,指/趾甲有横沟,重者指/趾甲亦可脱落。

4. 皮肤表现　多形性皮斑和猩红热样皮疹,常在第一周出现。肛周皮肤发红、脱皮。

5. 颈淋巴结肿大　单侧或双侧,坚硬有触痛,但表面不红,无化脓。病初出现,热退时消散。

(三) 辅助检查

1. 实验室检查　血常规、血沉、C 反应蛋白、血浆纤维蛋白原和血浆黏度、血清转氨酶。

2. 免疫学检查　血清 IgG、IgM、IgA、IgE 和血循环免疫复合物;IL-6、总补体和 C_3。

3. 影像学检查　心电图、胸片、超声心动图等,必要时行冠状动脉造影。

(四) 鉴别诊断

本病需与渗出性多形红斑、全身型幼年特发性关节炎相鉴别。

二、西医治疗要点

（一）一般治疗

根据病情给予对症及支持治疗,如补充液体、护肝、控制心力衰竭、纠正心律失常等,有心肌梗死时应及时进行溶栓治疗。

（二）药物治疗

1. 抗血小板聚集　阿司匹林 1 日 30~50mg/kg,分 2~3 次服用,热退后 3 日逐渐减量,约 2 周减至 1 日 3~5mg/kg,维持 6~8 周,或直至冠状动脉恢复正常。此外可加用双嘧达莫,1 日 3~5mg/kg。

2. 丙种球蛋白　剂量为 1~2g/kg,于 8~12 小时缓慢静脉滴注,可重复使用 1~2 次。

3. 糖皮质激素　不宜单独应用,丙种球蛋白治疗无效的患儿可考虑使用糖皮质激素。剂量为 1 日 2mg/kg,用药 2~4 周。

（三）其他治疗

1. 心脏手术　严重的冠状动脉病变需要进行冠状动脉搭桥术。

2. 严重并发症　并发心源性休克、心力衰竭及心律失常者,予相应治疗。

三、中成药应用

（一）基本病机

感受温热邪毒,循卫气营血传变,邪气从口鼻而入,犯于肺卫,继而入气,蕴于肺胃,入营扰血,侵犯营血,充斥内外,以高热伴皮疹为主要临床症状。病变脏腑以肺、胃为主,常累及心、肝、肾诸脏。

温热邪毒,初犯于肺卫,蕴于肌腠,酿生发热。入里化火,内入肺胃,阳热亢盛,炽于气分,气分热盛,见壮热不退。邪热熏蒸营血,动血耗血,见皮肤斑疹、口腔黏膜及眼结膜充血等症;热毒走窜流注,可见手足硬肿;热毒痰邪凝阻经络,臀核肿大疼痛;热邪久羁,耗气伤津,致口干、舌红、草莓舌。热炽营血,血液凝滞,运行不畅,造成胸闷心痛等血瘀诸症。病之后期,热去而气虚阴津耗伤,见疲乏少力,指 / 趾脱皮。

（二）辨证分型使用中成药

川崎病常用中成药一览表

证型	常用中成药
邪在卫气证	双黄连口服液、蒲地蓝消炎口服液

续表

证型	常用中成药
气营两燔证	清开灵注射液、香丹注射液、复方丹参滴丸、热毒宁注射液
气阴两伤证	生脉饮、生脉注射液

1. 邪在卫气证

〔**证候**〕**主症**:发病急骤,持续高热,恶风目赤,口渴咽红,手掌足底潮红,躯干皮疹显现,颈部瘰核肿大。**次症**:或伴咳嗽、轻度泄泻。**舌脉**:舌质红,苔薄黄,脉浮数。

〔**治法**〕辛凉透表,清热解毒。

〔**方药**〕银翘散加减。

〔**中成药**〕

(1)双黄连口服液^(中国药典)(由金银花、黄芩、连翘组成)。功能主治:疏风解表,清热解毒。用于肺胃热盛证,症见发热,咳嗽,咽痛。用法用量:口服。3岁以下,1次10ml,1日2次;3~6岁,1次10ml,1日3次;6岁以上,1次20ml,1日2~3次。

(2)蒲地蓝消炎口服液^(中国药典)(由蒲公英、板蓝根、苦地丁、黄芩组成)。功能主治:清热解毒,消肿利咽。用于邪在卫气证,症见疖肿、腮腺炎、咽炎、扁桃体炎等。用法用量:口服,1日3次。1岁以下,1次3ml;1~3岁,1次5ml;4~5岁,1次7ml;6岁及以上,1次10ml。

2. 气营两燔证

〔**证候**〕**主症**:壮热不退,昼轻夜重,烦躁不宁或嗜睡,咽红目赤,唇赤干裂,肌肤斑疹。**次症**:或见关节疼痛,或颈部瘰核肿痛,手足硬肿,指/趾脱皮。**舌脉**:舌红绛如草莓,苔薄黄,脉数有力。

〔**治法**〕清气凉营,解毒化瘀。

〔**方药**〕清瘟败毒饮加减。

〔**中成药**〕

(1)清开灵注射液^(中国药典)〔由胆酸、珍珠母(粉)、猪去氧胆酸、栀子、水牛角(粉)、板蓝根、黄芩苷、金银花组成〕。功能主治:清热解毒,化痰通络,醒神开窍。用于火毒内盛、气营两燔所致的高热不退,烦躁不安,咽喉肿痛,舌质红绛,苔黄,脉数。用法用量:1ml/(kg·d),以10%葡萄糖注射液按10∶1比例稀释后静脉滴注,以每分钟20~40滴为宜,最大剂量不超过20ml/d。

(2)香丹注射液^(医保目录)(由丹参、降香组成)。功能主治:活血化瘀,行气止痛。用于气营两燔或气阴两伤有血瘀表现者。用法用量:1ml/（kg·d），以 5%或 10% 葡萄糖注射液 100~250ml 稀释后静脉滴注，最大剂量不超过 10ml/d。

（3）复方丹参滴丸（中国药典）（由丹参、三七、冰片组成）。功能主治:活血化瘀，理气止痛。用于热炽营血，血液凝滞，运行不畅，导致的胸闷、心痛等血瘀诸症。用法用量:口服，1 次 1~3 粒，1 日 3 次。

（4）热毒宁注射液（医保目录）（由青蒿、金银花、栀子组成）。功能主治:清热，疏风，解毒。用于火毒内盛、气营两燔所致的高热不退。用法用量:3~5 岁，最高剂量不超过 10ml/d，以 5% 葡萄糖注射液或 0.9% 氯化钠注射液 50~100ml 稀释后静脉滴注，滴速为 30~40 滴/min，1 日 1 次;6~10 岁，1 次 10ml，以 5% 葡萄糖注射液或 0.9% 氯化钠注射液 100~200ml 稀释后静脉滴注，滴速为 30~60 滴/min，1 日 1 次;11~13 岁，1 次 15ml，以 5% 葡萄糖注射液或 0.9% 氯化钠注射液 200~250ml 稀释后静脉滴注，滴速为 30~60 滴/min，1 日 1 次;14~17 岁，1 次 20ml，以 5% 葡萄糖注射液或 0.9% 氯化钠注射液 250ml 稀释后静脉滴注，滴速为 30~60 滴/min，1 日 1 次;或遵医嘱。热毒宁注射液使用后需用 5% 葡萄糖注射液或 0.9% 氯化钠注射液冲洗输液管后，方可使用第二种药物。

3. 气阴两伤证

〔证候〕主症:身热渐退，倦怠乏力，动辄汗出，口渴喜饮，咽干唇裂，指/趾端脱皮或潮红脱屑。次症:心悸，纳少。舌脉:舌质红，苔少，脉细弱不整。

〔治法〕益气养阴，清解余热。

〔方药〕沙参麦冬汤加减。

〔中成药〕

（1）生脉饮（中国药典）（由人参、麦冬、五味子组成）。功能主治:益气复脉，养阴生津。用于气阴两亏，心悸气短，脉微自汗。用法用量:口服，3 岁以下，1 次 5ml，1 日 2 次;3~6 岁，1 次 5ml，1 日 3 次;7 岁及以上，1 次 10ml，1 日 2~3 次。

（2）生脉注射液（医保目录）（由红参、麦冬、五味子组成）。功能主治:益气养阴，复脉固脱。用于气阴两亏，脉虚欲脱的心悸、气短、四肢厥冷、汗出、脉欲绝及心肌梗死、心源性休克、感染性休克等具有上述证候者。用法用量:以 5% 葡萄糖注射液 250~500ml 稀释后静脉滴注，1ml/（kg·d），最大剂量不超过 10ml/d。

（三）外治法

如意金黄散（中国药典）

〔组成〕姜黄、大黄、黄柏、苍术、厚朴、陈皮、甘草、生天南星、白芷、天花粉。

〔功效〕清热解毒，消肿止痛。

〔主治〕热毒瘀滞肌肤所致的疮疖肿痛，症见肌肤红、肿、热、痛，可用于川崎病淋巴结肿大者。

〔**用法**〕取适量以清水调至糊状后涂于绵纸或纱布上,外敷肿大的颈淋巴结,每日 1~2 次。

四、验方

柳树英(甘肃省中医药研究院)**验方**:清热化瘀益气养阴方

水牛角、金银花、连翘、黄芩、牡丹皮、赤芍、丹参各 10g,生石膏 18g,生地黄 8g,川芎 8g,黄芪 30g,党参 25g,沙参 12g,麦冬 12g,茯苓、陈皮、焦山楂、焦麦芽、焦神曲各 10g。功效:清热化瘀,益气养阴。用于川崎病气营(血)两燔证。

第三节 过敏性紫癜

过敏性紫癜是一种以小血管炎为主要病变的全身性血管炎综合征,以皮肤紫癜、关节肿痛、腹痛、便血,以及血尿、蛋白尿等肾脏损伤为主要临床表现。本病各年龄段均可发生,以学龄儿童多见,3~14 岁为好发年龄。一年四季均可发生,以春秋季发病较多。多数患儿预后良好,轻症经 7~10 天痊愈,部分患儿可复发,复发间隔时间数周至数月不等,也可反复发作持续 1 年以上,出现肾脏损害甚至肾衰竭或伴有颅内出血等不良情况。

本病属于中医学"血证""肌衄""紫癜风""葡萄疫"等范畴。

一、诊断要点

典型病例根据病史、临床症状、体征,除外其他疾病引起的血管炎及其他出血性疾病,可明确诊断,部分无典型皮疹病例临床诊断较困难。

(一)症状

1. 消化系统　约 2/3 病例出现消化系统症状,一般出现在皮疹发生 1 周以内。常见腹痛,多表现为阵发性脐周痛、绞痛,腹痛也可发生在腹部其他部位,同时伴有呕吐。部分病例可有血便,甚至呕血。少数患儿可并发肠套叠、肠梗阻、肠穿孔及出血性坏死性肠炎。

2. 泌尿系统　于紫癜 2~4 周出现肉眼血尿或镜下血尿及蛋白尿,或管型尿。重症可出现肾衰竭和高血压。半数以上患儿的肾脏损害可以临床自行痊愈。

3. 关节　大多数患儿仅表现为关节及关节周围肿胀、疼痛、触痛或关节炎，可同时伴有活动受限。膝关节、踝关节等大关节最常受累，腕关节、肘关节及手指也有波及。不遗留关节畸形。

4. 其他　中枢神经系统症状少见，表现有昏迷、蛛网膜下腔出血、视神经炎及格林 - 巴利综合征。

（二）体征

皮肤紫癜为首发症状，表现为针头至黄豆大小瘀点、瘀斑，或荨麻疹样皮疹，或粉红色斑丘疹，压之不退色。紫癜可融合成片，最后变为棕色，不留痕迹。严重者可发生水疱、血疱、坏死甚至溃疡。皮疹多发生在负重部位，好发于四肢伸侧，尤其是双下肢、踝关节周围和臀部，皮损对称分布，成批出现。

（三）辅助检查

血小板计数、凝血功能（包括出血时间、凝血时间）、血块收缩试验、毛细血管脆性试验、血沉、尿常规、大便隐血试验，必要时行肾组织活检。

（四）鉴别诊断

本病需与特发性血小板减少性紫癜、风湿热、外科急腹症等相鉴别。

二、西医治疗要点

（一）一般治疗

有消化系统症状时应限制粗糙饮食，有大量出血时要考虑禁食或输血。

（二）药物治疗

1. 抗凝治疗　肝素钠 100U/kg，加入 5% 或 10% 葡萄糖注射液 100ml 中静脉滴注，1 日 1 次，连续 7~10 日。双嘧达莫 3~5mg/（kg·d），分次口服。

2. 大剂量维生素 C、钙剂及抗组胺药可降低毛细血管脆性。

3. 可静脉滴注西咪替丁，20~40mg/（kg·d）。

4. 糖皮质激素可改善腹痛及关节症状，症状明显时予泼尼松 1~2mg/（kg·d），分 3 次口服，症状缓解后即可停药，疗程多在 10 日内。严重者可静脉滴注氢化可的松或甲泼尼龙，症状缓解后逐渐减量停药。

三、中成药应用

（一）基本病机

过敏性紫癜的内因多为素体禀赋不足，正气亏虚，外因则与外感风热、湿热伤络、饮食失节蕴生内热有关。内有伏热兼外感时邪是本病发生的主要原因。

本病病机为风热毒邪侵犯肌肤腠理,内犯营血,燔灼营阴,或素体阴虚,血分伏热,复感风邪,与血热相搏,壅盛成毒,致使脉络受损,血溢脉外。因小儿身体稚嫩,腠理不密,易感风邪,故此病多发于小儿;小儿脾常不足肾常虚,发病时常损伤脾肾二脏,出现尿血、便血等症;风性善变,游走不定,流窜经络关节,可见关节肿痛。本病急性期多为阳证、实证,病机重在血热、血瘀;病久者则转阴证、虚证,病机不离气虚、阴虚,而各阶段均有不同程度的血瘀。

（二）辨证分型使用中成药

过敏性紫癜常用中成药一览表

证型	常用中成药
风热伤络证	银翘散、银黄口服液
血热妄行证	荷叶丸、清开灵注射液、香丹注射液
湿热痹阻证	四妙丸、湿热痹颗粒
气不摄血证	归脾丸（浓缩丸）、八珍益母丸
阴虚火旺证	大补阴丸、知柏地黄丸（浓缩丸）
各证通用	雷公藤多苷片、云南白药

1. 风热伤络证

〔证候〕主症:全身紫癜布发,尤多见于下肢和臀部,对称分布,颜色鲜红,呈丘疹或红斑,大小形态不一,可融合成片。次症:或有痒感,伴发热,微恶风寒,咳嗽,咽红,或见关节疼痛、腹痛、便血、尿血等。舌脉:舌质红,苔薄黄,脉浮数。

〔治法〕祛风清热,凉血安络。

〔方药〕银翘散加减。

〔中成药〕

（1）银翘散（由金银花、连翘、桔梗、薄荷、淡豆豉、淡竹叶、牛蒡子、荆芥、芦根、甘草组成）。功能主治:辛凉透表,清热解毒。用于过敏性紫癜风热伤络证,症见发热头痛,口干咳嗽,咽喉疼痛,小便短赤。用法用量:口服,1 次 1 袋,1 日 2~3 次。

（2）银黄口服液^(中国药典)（由金银花提取物、黄芩提取物组成）。功能主治:清热疏风,利咽解毒。用于过敏性紫癜风热伤络证,症见咽干、咽痛、喉核肿大、口渴、发热。用法用量:口服,1 日 3 次。1~3 岁,1 次 5ml;4~7 岁,1 次 10ml;8 岁及以上,1 次 10~20ml。

232

2. 血热妄行证

〔证候〕**主症**:发病急骤,皮肤瘀斑密集,甚至融合成片,色泽鲜红,伴鼻衄、齿衄。**次症**:或有发热,面赤,咽干而痛,心烦,渴喜冷饮,大便干燥,小便短赤。**舌脉**:舌红绛,苔黄燥,脉弦数。

〔治法〕清热解毒,凉血消斑。

〔方药〕犀角地黄汤加减。

〔中成药〕

(1)荷叶丸(中国药典)(由荷叶、藕节、大蓟炭、小蓟炭、知母、黄芩炭、地黄炭、棕榈炭、焦栀子、茅根炭、玄参、白芍、当归、香墨组成)。功能主治:凉血止血。用于过敏性紫癜血热妄行证,症见咯血、衄血、尿血、便血等。用法用量:口服,7岁以上1次4.5g,1日2~3次。

(2)清开灵注射液(中国药典)〔由胆酸、珍珠母(粉)、猪去氧胆酸、栀子、水牛角(粉)、板蓝根、黄芩苷、金银花组成〕。功能主治:清热解毒,化痰通络,醒神开窍。用于过敏性紫癜血热妄行证。用法用量:1ml/(kg·d),以10%葡萄糖注射液按10∶1比例稀释后静脉滴注,每分钟20~40滴,最大剂量不超过20ml/d。

(3)香丹注射液(医保目录)(由丹参、降香组成)。功能主治:活血化瘀,行气止痛。用于过敏性紫癜血热妄行证及过敏性紫癜肾炎各证。用法用量:1ml/(kg·d),以5%或10%葡萄糖注射液100~250ml稀释后静脉滴注,最大剂量不超过10ml/d。

3. 湿热痹阻证

〔证候〕**主症**:皮肤紫癜多见于关节周围,尤以膝、踝关节为主,关节肿胀灼痛,肢体活动不利。**次症**:或伴腹痛、泄泻。**舌脉**:舌质红,苔黄腻,脉滑数或弦数。

〔治法〕清热利湿,通络止痛。

〔方药〕四妙丸加味。

〔中成药〕

(1)四妙丸(中国药典)(由苍术、牛膝、盐黄柏、薏苡仁组成)。功能主治:清热利湿。用于过敏性紫癜湿热痹阻证,症见膝、踝关节肿胀灼痛,肢体活动不利,舌质红,苔黄腻,脉滑数或弦数。用法用量:口服,1日2次。1岁以下,1次3g;1~3岁,1次4g;4~7岁,1次5g;8岁及以上,1次6g。

(2)湿热痹颗粒(医保目录)(由苍术、忍冬藤、地龙、连翘、黄柏、薏苡仁、防风、川牛膝、威灵仙、桑枝、粉萆薢、防己组成)。功能主治:祛风除湿,清热消肿,通络定痛。用于过敏性紫癜湿热痹阻证,症见关节肿胀灼痛,舌质红,苔黄腻,脉滑数或弦数。用法用量:开水冲服,1次1袋,1日3次。

4. 气不摄血证

〔证候〕主症:病程较长,紫癜反复发作,隐约散在,色泽淡紫,腹痛绵绵。次症:神疲倦怠,面白少华,食少纳呆,头晕心悸。舌脉:舌质淡,苔薄白,脉细无力。

〔治法〕健脾益气,养血摄血。

〔方药〕归脾汤加减。

〔中成药〕

(1) 归脾丸(浓缩丸)^(中国药典)(由党参、炒白术、炙黄芪、炙甘草、茯苓、制远志、炒酸枣仁、龙眼肉、当归、木香、大枣组成)。功能主治:益气健脾,养血安神。用于过敏性紫癜气不摄血证,症见紫癜反复发作,隐约散在,色泽淡紫,腹痛绵绵,神疲倦怠,面白少华,食少纳呆,头晕心悸,舌质淡,苔薄白,脉细无力。用法用量:口服,1日3次。1岁以下,1次3~4丸;1~3岁,1次4~5丸;4~7岁,1次6~7丸;8岁及以上,1次8~10丸。

(2) 八珍益母丸^(中国药典)(由益母草、党参、麸炒白术、茯苓、甘草、当归、酒白芍、川芎、熟地黄组成)。功能主治:益气养血,活血调经。用于过敏性紫癜气不摄血证,症见紫癜反复发作,神疲倦怠,面白少华,舌质淡,苔薄白,脉细无力。用法用量:口服,1日2次。1岁以下,1次3g;1~3岁,1次5g;4~7岁,1次7g;8岁及以上,1次9g。

5. 阴虚火旺证

〔证候〕主症:起病较缓,皮肤紫癜时发时止,瘀斑色暗红,鼻衄、齿衄或尿血,血色鲜红。次症:可伴低热盗汗,心烦少寐,口燥咽干,大便干燥,小便黄赤。舌脉:舌光红,苔少,脉细数。

〔治法〕滋阴降火,凉血止血。

〔方药〕大补阴丸加减。

〔中成药〕

(1) 大补阴丸^(中国药典)(由熟地黄、盐知母、盐黄柏、醋龟甲、猪脊髓组成)。功能主治:滋阴降火。用于紫癜时发时止,瘀斑色暗红,鼻衄、齿衄或尿血,血色鲜红,可伴见低热盗汗,心烦少寐,口燥咽干,大便干燥,小便黄赤。用法用量:口服,1日2次。1岁以下,1次3g;1~3岁,1次5g;4~7岁,1次7g;8岁及以上,1次9g。

(2) 知柏地黄丸(浓缩丸)^(中国药典)(由知母、黄柏、熟地黄、制山茱萸、牡丹皮、山药、茯苓、泽泻组成)。功能主治:滋阴降火。用于阴虚火旺,潮热盗汗,口干咽痛,耳鸣遗精,小便短赤。用法用量:口服,1 日 3 次。1 岁以下,1 次 2~3 丸;1~3 岁,1 次 4~5 丸;4~7 岁,1 次 6~7 丸;8 岁及以上,1 次 8 丸。

6. 各证通用

（1）雷公藤多苷片^(医保目录)(主要成分是雷公藤多苷)。功能主治:祛风解毒,除湿消肿,舒筋通络。用于风湿热瘀、毒邪阻滞所致的过敏性紫癜反复不愈及过敏性紫癜肾炎各证。用法用量:1~1.5mg/(kg·d),分 2~3 次口服。单纯皮肤紫癜疗程 2~3 个月;过敏性紫癜肾炎疗程 3~6 个月。

（2）云南白药^(中国药典)(保密方)。功能主治:化瘀止血,活血止痛,解毒消肿。用于过敏性紫癜衄血、齿血、便血。用法用量:口服,1 日 4 次。2~5 岁,1 次 0.062 5~0.125g;6~12 岁,1 次 0.125~0.25g。

（三）外治法

丹皮酚软膏^(专家共识)

〔**组成**〕丹皮酚、丁香油。

〔**功效**〕抗过敏,消炎止痒。

〔**主治**〕各种湿疹,皮炎,皮肤瘙痒,蚊臭虫叮咬红肿等各种皮肤疾病,对变应性鼻炎和防治感冒也有一定效果,可用于过敏性紫癜皮肤瘙痒者。

〔**用法**〕外用,涂敷患处,每日 2~3 次。

四、验方

1. 董幼祺（宁波市中医院）验方:金蝉脱衣汤

金银花 10g,蝉蜕 3g,连翘 10g,防风 5g,薏苡仁 15g,茵陈 10g,猪苓 10g,苍术 10g,赤芍 6g,红枣 3 枚,郁金 6g,桂枝 3g。功效:清热疏风,化湿和络。用于风热夹湿型小儿过敏性紫癜。

2. 沈湘妹（海宁市中医院）验方:过敏煎加味

银柴胡 10g,防风 10g,五味子 5g,乌梅 10g,生甘草 5g,紫苏 10g。功效:益气固表,散风祛湿。用于过敏性紫癜。气不摄血者合归脾汤;肝肾阴虚者合六味地黄汤;阴虚火旺者合茜根散;兼风热者合银翘散;血热者合犀角地黄汤;关节疼痛、活动受限者加赤芍、络石藤;腹痛者加元胡、白芍;血尿者加小蓟、白茅根;皮肤瘙痒明显者加白鲜皮、地肤子、蝉蜕。

3. 刘欣（辽宁中医药大学附属医院）验方:消癜汤

生地黄、白术、白茅根各 20g,南沙参、水牛角粉、仙鹤草各 30g,牡丹皮、茯苓各 15g,丹参 30g,蝉蜕、甘草各 10g,三七粉 5g(冲服)。功效:凉血清热,补气祛风,活血化瘀。用于过敏性紫癜。风盛血热证加防风、金银花、僵蚕、板蓝根、土茯苓、地肤子、白鲜皮;气虚失摄证加山药、黄芪、金荞麦;瘀血阻络证加益母草、蒲黄、赤芍等。

第四节　免疫性血小板减少症

免疫性血小板减少症曾称特发性血小板减少性紫癜,是小儿常见的免疫性出血性疾病。其主要临床特点是皮肤、黏膜出血,毛细血管脆性试验阳性、血小板减少、出血时间延长和血块收缩不良。本病一年四季均可发生,以春、冬季发病率最高,发病年龄多在 2~5 岁,80%~90% 的患儿于发病后 1~6 个月内痊愈,10%~20% 患儿呈慢性病程。病死率为 0.5%~1%,主要致死原因为颅内出血。

本病属于中医学血证范畴,古代医籍记载的"紫癜""肌衄""虚劳"等病证与本病有相似之处。

一、诊断要点

(一) 症状

1. 发病前 1~3 周常有急性感染史(如疱疹病毒、EB 病毒、肺炎支原体等),部分可有家族遗传因素。

2. 部分患儿发病前可有发热。

3. 以皮肤和黏膜出血为突出表现,多为针尖大小的皮内或皮下出血点,或为紫癜、瘀斑,少数可见血肿。皮疹分布不均,以四肢或易于碰撞的部位多见。

4. 常伴有鼻衄或齿衄,消化道大出血少见,偶见肉眼血尿。青春期女性患儿可有月经过多。少数患儿可有结膜下和视网膜出血。颅内出血少见,一旦发生则预后不良。

5. 一般肝、脾、淋巴结不肿大,出血严重者可致贫血、肝脾轻度肿大。

(二) 体征

皮肤、黏膜可见非对称性瘀点及瘀斑,皮疹不高出皮面,分布不均,可遍及全身,通常以四肢或易于碰撞的部位更多见。毛细血管脆性试验阳性。

(三) 辅助检查

血常规、凝血功能、骨髓细胞学检查、血小板相关免疫球蛋白测定。

（四）鉴别诊断

目前尚无可以确诊免疫性血小板减少症的"金标准"，需要先排除其他导致血小板减少的原因。注意与过敏性紫癜、急性白血病、再生障碍性贫血、溶血性尿毒综合征、威斯科特-奥尔德里奇综合征及其他疾病导致的继发免疫性血小板减少症等鉴别。

二、西医治疗要点

（一）一般治疗

1. 新诊断的免疫性血小板减少症病例若无出血或轻微出血（皮肤出血点或瘀斑），可不考虑血小板计数，处理措施为严密观察；若鼻出血持续 15 分钟或以上，应根据出血状况选择治疗方法。

2. 对于血小板计数稳定在 $30 \times 10^9/L$ 以上的持续性和慢性病例，要充分考虑糖皮质激素和免疫抑制剂等给患儿带来的风险。在急性出血期间以住院治疗为宜，尽量减少活动，避免外伤，明显出血时应卧床休息。积极预防及控制感染，避免服用影响血小板功能的药物（如阿司匹林等）。

（二）西药治疗

1. 糖皮质激素　为免疫性血小板减少症的一线治疗药物，用于血小板计数 $<30 \times 10^9/L$ 或伴有明显出血症状或体征者。目的是降低毛细血管脆性和通透性，从而减少血管性出血。

2. 静脉注射丙种球蛋白　用于重度出血或短期内血小板数进行性下降者，中和抗血小板抗体且抑制其产生。

3. 免疫抑制剂　包括硫唑嘌呤、环磷酰胺、环孢素等。

4. 联合用药　常用丙种球蛋白联合糖皮质激素。

（三）其他治疗

1. 手术治疗　血小板的破坏通常在脾脏，其次是肝脏。故经药物治疗无效的难治性特发性血小板减少性紫癜，可以根据实际情况选择实施脾切除术。

2. 血浆置换　在临床上仅用于没有严重出血的、不宜实施脾切除术的难治性特发性血小板减少性紫癜。如有颅内出血或失血性休克，在使用丙种球蛋白及糖皮质激素的同时还可以输注血小板。

三、中成药应用

（一）基本病机

素体正气亏虚是本病之内因，外感风热时邪及其他异气是发病之外因。

本病多为本虚标实之证,病位主要在心、肝、脾、肾四脏,主要病机在于热、虚、瘀。热有虚实之分:实热为胃火炽盛,或肝郁化火,或感受邪毒,内伏营血;虚热为阴虚火旺,虚火内盛。虚者脾肾两虚,以致血液化生不足和失于统摄;或肝肾阴虚,阴虚内热,迫血妄行。瘀由火热伤络,络伤血瘀;或气虚血瘀,瘀伤血络。故本病病机以虚为本,热瘀为标。

（二）辨证分型使用中成药

免疫性血小板减少症常用中成药一览表

证型	常用中成药
血热妄行证	升血小板胶囊
气不摄血证	贞芪扶正颗粒、归脾丸(浓缩丸)
阴虚火旺证	知柏地黄丸(浓缩丸)、维血宁颗粒

1. 血热妄行证

〔证候〕**主症**:有外感病史,起病急,出血重,皮肤紫斑,常密集成片。**次症**:多伴有鼻衄、齿衄、尿血、便血或呕血,颜面红赤,口干欲饮,心烦不宁,便干尿赤,烦躁口渴,头痛。**舌脉**:舌红绛,苔黄干燥,脉洪数或滑数。

〔治法〕清热解毒,凉血止血。

〔方药〕犀角地黄汤加减。

〔中成药〕

升血小板胶囊[指南推荐](由青黛、连翘、仙鹤草、牡丹皮、甘草组成)。功能主治:清热解毒,凉血止血。用于血热妄行证。用法用量:口服,1日2次。3岁以下,1次1粒;3~6岁,1次2粒;7岁及以上,1次3粒。

2. 气不摄血证

〔证候〕**主症**:皮肤瘀点、瘀斑反复出现,色淡。**次症**:或伴有衄血,头晕,心悸,面色苍白或萎黄,神疲乏力,自汗,气短懒言,纳少,唇淡。**舌脉**:舌淡胖有齿痕,脉细弱。

〔治法〕益气健脾,摄血养血。

〔方药〕归脾汤加减。

〔中成药〕

（1）贞芪扶正颗粒[指南推荐](由黄芪、女贞子组成)。功能主治:益气养阴补血。用于气不摄血证。用法用量:口服,1日2次。3岁以下,1次1/3袋;3~6岁,1次2/3袋;7岁及以上,1次1袋。

（2）归脾丸（浓缩丸）^{（中国药典）}（由党参、炒白术、炙黄芪、炙甘草、茯苓、制远志、炒酸枣仁、龙眼肉、当归、木香、大枣组成）。功能主治：益气健脾，养血安神。用于心脾两虚，气短心悸，失眠多梦，头昏头晕，肢倦乏力，食欲不振。用法用量：口服，1日3次。1岁以下，1次3~4丸；1~3岁，1次4~5丸；4~7岁，1次6~7丸；8岁及以上，1次8~10丸。

3. 阴虚火旺证

〔证候〕**主症**：皮肤瘀点、瘀斑时发时止，以下肢多发。**次症**：或伴有鼻衄、齿衄或尿血，低热颧红，手足心热，盗汗，心烦，口干咽燥。**舌脉**：舌红，少苔，脉细数。

〔治法〕滋阴降火，凉血止血。

〔方药〕知柏地黄丸加减。

〔中成药〕

（1）知柏地黄丸（浓缩丸）^{（中国药典）}（由知母、黄柏、熟地黄、制山茱萸、牡丹皮、山药、茯苓、泽泻组成）。功能主治：滋阴降火。用于阴虚火旺所致的潮热盗汗，口干咽痛，耳鸣遗精，小便短赤。用法用量：口服，1日2次。3岁以下，1次10粒；3~6岁，1次15粒；7岁及以上，1次20粒。

（2）维血宁颗粒^{（中国药典）}（由虎杖、炒白芍、仙鹤草、地黄、鸡血藤、熟地黄、墨旱莲、太子参组成）。功能主治：滋阴养血，清热凉血。用于阴虚血热所致的出血，以及血小板减少症见上述证候者。用法用量：开水冲服，1日2次。3岁以下，1次1/3袋；3~6岁，1次2/3袋；7岁及以上，1次1袋。

四、验方

1. 余惠平（北京中医药大学东直门医院）**验方**：仙芍丹归草汤

炙黄芪8g，太子参/党参8g，大枣5枚，菟丝子9g，肉桂3g，煅龙骨12g，山茱萸9g，白芍5g，当归5g，黄芩3g，土茯苓5g，白茅根10g，生地黄10g，牡丹皮6g，仙鹤草10g。功效：扶正解毒，凉血化瘀。用于持续性、慢性免疫性血小板减少症。

2. 裴正学（甘肃省中医院）**验方**：裴氏参芪三黄汤

黄芪30g，党参15g，白术10g，大黄6g，黄芩10g，黄连6g，制乳香6g，没药6g，白蒺藜30g，甘草6g。功效：补气摄血，清热泻火，化瘀止血。用于气不摄血证。

维生素 D 缺乏性佝偻病 •

维生素 D 缺乏性佝偻病简称佝偻病,是由于儿童体内维生素 D 不足,致钙磷代谢失常的一种慢性营养性疾病,以正在生长的骨骺端软骨板不能正常钙化,造成骨骼病变为特征。本病常发于冬春两季,3 岁以下,尤以 6~12 月龄婴儿发病率较高。北方地区发病率高于南方地区,工业城市高于农村,山区高于平原地区,人工喂养的婴儿发病率高于母乳喂养者。本病轻者如治疗得当,预后良好;重者如失治、误治,易导致骨骼畸形,留有后遗症,影响儿童正常生长发育。

本病属于中医学"五迟""五软""鸡胸""龟背"及部分汗证和疳证范畴。

一、诊断要点

(一) 症状

1. 有维生素 D 缺乏史。

2. 本病临床上分为四期。①初期:有多汗、夜惊、烦躁等神经精神症状。②活动期(激期):除上述表现外,以骨骼改变为主。骨骼改变以轻中度为多。③恢复期:经治疗后症状改善,体征减轻,可遗留骨骼畸形。④后遗症期:临床症状消失。

(二) 体征

初期表现为发稀、枕秃、囟门迟闭;活动期表现为乒乓头、方颅、鸡胸、漏斗胸、肋骨串珠、肋外翻、肋膈沟、龟背、手镯征、脚镯征、下肢弯曲等骨骼改变;恢复期可遗留骨骼畸形。

(三) 辅助检查

初期血钙正常或稍低,血磷明显下降,钙磷乘积小于 30,血清碱性磷酸酶增高,X 线可正常或钙化带稍模糊,血清 $1,25\text{-}(OH)_2D_3$ 下降。

活动期血清钙、磷均降低,碱性磷酸酶明显增高。腕部 X 线片可见干骺端模糊增宽,临时钙化带模糊,边缘呈毛刷状或杯口状改变。

恢复期 X 线片临时钙化带重现,血生化恢复正常。

后遗症期理化检查均正常。

(四) 鉴别诊断

本病需与肾性佝偻病、肾小管性酸中毒、骨软骨营养不良、维生素 D 依赖性佝偻病、先天性甲状腺功能减退、家族性低磷酸血症佝偻病进行鉴别。

二、西医治疗要点

（一）一般治疗

加强孕期保健,孕妇要有适当的户外活动。加强婴儿调护,提倡母乳喂养,及时添加辅食,多晒太阳,增强体质。早期补充维生素 D。

（二）西药治疗

1. 预防　每日口服维生素 D 400IU。

2. 治疗　轻症每次肌内注射维生素 D_3 20 万 IU,每月 1 次,连用 2 次;中重症每次肌内注射维生素 D_3 30 万 IU,每月 1 次,连用 2~3 次。

三、中成药应用

（一）基本病机

小儿脏腑娇嫩,先天禀赋不足,后天护养失宜,脾肾两虚为本病的主要发病原因。脾肾不足为本病发生之关键。

（二）辨证分型使用中成药

维生素 D 缺乏性佝偻病常用中成药一览表

证型	常用中成药
肺脾气虚证	玉屏风颗粒、龙牡壮骨颗粒
脾虚肝旺证	龙牡壮骨颗粒
肾精亏损证	六味地黄丸、龙牡壮骨颗粒

1. 肺脾气虚证

〔证候〕**主症:**初期多以非特异性神经精神症状为主,多汗夜惊,烦躁不安,发稀枕秃,囟门开大。**次症:**轻度骨骼改变,或形体虚胖,肌肉松软,大便不实,食欲不振,易反复感冒。**舌脉:**舌质淡,苔薄白,脉软无力。

〔治法〕健脾益气,补肺固表。

〔方药〕人参五味子汤。

〔中成药〕

（1）玉屏风颗粒^(中国药典)（由黄芪、炒白术、防风组成）。功能主治:益气,固表,止汗。用于表虚不固,自汗恶风,面色㿠白,或体虚易感风邪者。用法用量:开水冲服,1 日 3 次。1~3 岁,1 次 1/3 袋;4~6 岁,1 次 1/2 袋;7 岁及以上,1 次 1 袋。

（2）龙牡壮骨颗粒^(中国药典)（由党参、黄芪、山麦冬、醋龟甲、炒白术、山药、醋南五味子、龙骨、煅牡蛎、茯苓、大枣、甘草、乳酸钙、炒鸡内金、维生素 D_2、葡萄糖酸钙组成）。功能主治：强筋壮骨，和胃健脾。用于治疗和预防小儿佝偻病、软骨病；对小儿多汗、夜惊、食欲不振、消化不良、发育迟缓等也有治疗作用。用法用量：开水冲服，1日3次。2岁以下，1次5g或3g（无蔗糖）；2~7岁，1次7.5g或4.5g（无蔗糖）；7岁以上，1次10g或6g（无蔗糖）。

2. 脾虚肝旺证

〔证候〕主症：头部多汗，发稀枕秃，囟门迟闭，出牙延迟，坐立行走无力，夜啼不宁，易惊多惕，甚则抽搐。次症：纳果食少。舌脉：舌淡，苔薄，脉细弦。

〔治法〕健脾柔肝，平肝息风。

〔方药〕益脾镇惊散。

〔中成药〕

龙牡壮骨颗粒^(中国药典)（由党参、黄芪、山麦冬、醋龟甲、炒白术、山药、醋南五味子、龙骨、煅牡蛎、茯苓、大枣、甘草、乳酸钙、炒鸡内金、维生素 D_2、葡萄糖酸钙组成）。功能主治：强筋壮骨，和胃健脾。用于治疗和预防小儿佝偻病、软骨病；对小儿多汗、夜惊、食欲不振、消化不良、发育迟缓等也有治疗作用。用法用量：开水冲服，1日3次。2岁以下，1次5g或3g（无蔗糖）；2~7岁，1次7.5g或4.5g（无蔗糖）；7岁以上，1次10g或6g（无蔗糖）。

3. 肾精亏损证

〔证候〕主症：除初期症状更为明显外，同时有明显的骨骼改变体征（头颅方大、肋膈沟、肋骨串珠、手镯征、脚镯征、鸡胸、漏斗胸、膝外翻、膝内翻），出牙、坐立、行走迟缓。次症：面白虚烦，多汗肢软。舌脉：舌淡，苔少，脉细无力。

〔治法〕补肾填精，佐以健脾。

〔方药〕补肾地黄丸。

〔中成药〕

（1）六味地黄丸^(中国药典)（由熟地黄、酒萸肉、牡丹皮、山药、茯苓、泽泻组成）。功能主治：滋阴补肾。用于肾阴不足、虚火上炎所致的头晕目眩、腰膝酸软、耳鸣、遗精、手足心热等。用法用量：口服，1次2~4g，1日3次。

（2）龙牡壮骨颗粒^(中国药典)（由党参、黄芪、山麦冬、醋龟甲、炒白术、山药、醋南五味子、龙骨、煅牡蛎、茯苓、大枣、甘草、乳酸钙、炒鸡内金、维生素 D_2、葡萄糖酸钙组成）。功能主治：强筋壮骨，和胃健脾。用于治疗和预防小儿佝偻病、软骨病；对小儿多汗、夜惊、食欲不振、消化不良、发育迟缓等也有治疗作用。用法用量：开水冲服，1日3次。2岁以下，1次5g或3g（无蔗糖）；2~7岁，1次7.5g

或 4.5g(无蔗糖);7 岁以上,1 次 10g 或 6g(无蔗糖)。

（三）外治法

1. 五倍子散

〔**组成**〕五倍子 9g。

〔**功效**〕敛肺涩肠。

〔**主治**〕佝偻病盗汗。

〔**用法**〕将五倍子焙黄后加入米醋,捣烂如膏,敷脐中,每日换药 1 次,1个月为一个疗程。

2. 苦参茯苓汤

〔**组成**〕苦参 15g,茯苓 15g,苍术 15g,桑白皮 15g,白矾 15g,葱白少许。

〔**功效**〕健脾利湿。

〔**主治**〕佝偻病。

〔**用法**〕上药锉细,取 30g 加入 2 000ml 沸水中,浸药后待水温适宜为患儿洗浴,每日 1 次,1 个月为一个疗程。

四、单验方

（一）验方

1. 阎田玉(北京友谊医院)**验方**:中药益儿Ⅲ号

生黄芪 12g,党参 9g,黄精 10g,公丁香 0.5g。功效:益气填精。用于脾肾不足夹湿型佝偻病。

2. 朱瑞群(上海中医药大学)**验方**:自制佝 1 方、佝 2 方

佝 1 方:黄芪 20g,菟丝子 20g,补骨脂 20g,牡蛎 10g,麦芽 10g。功效:补肾固精健脾。用于脾肾不足之佝偻病。

佝 2 方:黄芪 20g,菟丝子 20g,补骨脂 20g,牡蛎 10g,麦芽 10g,苍术 10g,甘草 10g。功效:补肾固精,健脾利湿。用于脾肾不足兼有湿邪之佝偻病。

（二）单方

1. 龟板(即乌龟的腹部甲壳)若干。用法:将龟板用清水浸泡 3 日,每日换水。刮去污垢,放入砂锅内,加水用文火煮,每日煮 8~10 小时,连煮 3 日,取出晒干,碾为细末。开水吞服,1 次 1g,1 日 2~3 次。用于防治小儿佝偻病。

2. 鸡蛋壳若干。用法:将鸡蛋壳洗净、烤干,研粉过极细筛。口服,1 日 2 次;1 岁以下,1 次 0.5g;1~2 岁,1 次 1g。用于防治小儿佝偻病。

3. 黄芪 30g,五味子 3g,猪肝 50g,猪腿骨(连骨髓)500g。用法:将猪骨髓敲碎,与五味子、黄芪一起加水煮沸,改用文火煮 1 小时,滤去骨片与药渣,将

猪肝切片入汤内煮熟,加盐与少许味精调味食用。宜常服,直至病愈。用于脾肾虚弱型佝偻病。

 第六节 婴儿湿疹

湿疹是由多种内外因素引起的一种具有明显渗出倾向的炎性皮肤病,伴有明显瘙痒,易复发,严重影响患者的生活质量。有局部地区的调查研究显示,儿童湿疹的患病率为7.2%~8.46%,随年龄增长逐渐降低,婴儿湿疹的发病率为13.3%~35.28%。

本病属于中医学"浸淫疮""湿疮""四弯风""婴儿湿疮"等范畴。

一、诊断要点

(一)症状及体征

湿疹可分为急性、亚急性及慢性三期。

1. **急性期** 表现为在红斑、水肿的基础上出现粟粒大小的丘疹、丘疱疹、水疱、糜烂及渗出,病变中心往往较重,逐渐向周围蔓延,外围又有散在丘疹、丘疱疹,故边界不清。

2. **亚急性期** 红肿和渗出减轻,糜烂面结痂、脱屑。

3. **慢性期** 主要表现为病变皮肤粗糙肥厚、苔藓样变,可伴有色素改变,手足部湿疹可伴指甲改变。皮疹一般对称分布,常反复发作,自觉症状为瘙痒,甚至剧痒。

另外,还可根据湿疹发病年龄的不同,分为婴儿湿疹和儿童湿疹。婴儿湿疹的皮损是以丘疱疹为主的多形性损害,有渗出倾向,反复发作,急、慢性期重叠交替,伴剧烈瘙痒,病因常常难以确定。儿童湿疹大多属于干性,皮疹为较大、隆起的棕红色丘疹,表面粗糙,可融合成棕褐色苔藓样斑块,前者多见于四肢伸侧,后者则好发于肘窝、腋窝两侧与腕、背等。搔抓后常有少许渗液、表皮剥脱及抓痕。

(二)辅助检查

主要用于鉴别诊断和筛查可能的病因,包括血常规、变应原检查、斑贴试验、真菌检查、疥虫检查、血清免疫球蛋白检查。皮损细菌培养可帮助诊断继发细菌感染等,必要时应行皮肤组织病理学检查。

（三）鉴别诊断

急性湿疹应与接触性皮炎、药疹、多形性红斑等鉴别,慢性湿疹应与神经性皮炎鉴别,婴儿湿疹需与脱屑性红皮病、擦烂红斑、尿布皮炎、念珠菌感染等鉴别。

二、西医治疗要点

（一）治疗原则

主要目的是控制症状,减少复发,提高患者的生活质量。治疗应从整体考虑,兼顾近期疗效和远期疗效。治疗方法包括基础治疗、局部治疗、系统治疗、物理治疗等。

（二）治疗方案

1. 基础治疗　尽量寻找可能的内、外致病因素并去除,保持皮肤清洁,坚持使用保湿润肤剂,恢复和维持皮肤屏障功能。

2. 局部治疗　是湿疹治疗的主要手段,应根据皮损分期选择合适的药物剂型。

3. 系统治疗

（1）抗组胺药:根据患者情况选择适当抗组胺药止痒抗炎。

（2）糖皮质激素:一般不主张常规使用,可用于病因明确、短期可以去除病因的患者,如接触因素、药物因素引起者或自身敏感性皮炎等;对于严重水肿、泛发性皮疹、红皮病等,为迅速控制症状也可以短期应用,但必须慎重,以免发生全身不良反应及病情反跳。

（3）抗生素:对伴有广泛感染、发热、白细胞计数增高的患儿,可系统应用抗生素治疗。

（4）其他药物:维生素 C、葡萄糖酸钙等有一定抗过敏作用,可以用于急性发作或瘙痒明显者;免疫抑制剂应当慎用,要严格掌握适应证。

4. 物理治疗　慢性顽固性湿疹可用紫外线照射疗法,但 12 岁以下儿童慎用。

三、中成药应用

（一）基本病机

湿疹多由于素体禀赋不耐,加之饮食失调、七情内伤,湿热内蕴,或外感风、湿、热三邪相搏于肌肤所致。急性期以湿热为主,湿热郁结,浸淫肌肤;亚急性期多与脾虚不运,湿邪留恋有关;慢性期病久邪郁,耗伤津血,血虚生风化燥,肌肤失养。

（二）辨证分型使用中成药

婴儿湿疹常用中成药一览表

证型	常用中成药
湿热俱盛证	儿肤康搽剂、青蛤散、参柏洗液
脾虚湿盛证	羌月乳膏、丹皮酚软膏、启脾口服液
血虚风燥证	润燥止痒胶囊、羌月乳膏

1. 湿热俱盛证

〔证候〕主症:皮损多见红斑、水疱,滋水淋漓,味腥而黏,或有糜烂、结痂,瘙痒难忍,皮疹泛发四肢及躯干,以屈侧为主。次症:小便短赤,大便黏滞。舌脉:舌红,苔黄腻,脉濡滑或滑数。

〔治法〕清热利湿,祛风止痒。

〔方药〕消风散或萆薢渗湿汤合三妙丸。

〔中成药〕

（1）儿肤康搽剂(专家共识)(由芦荟、苦参、白芷、白鲜皮、苍耳子、地肤子、黄柏、艾叶、石菖蒲、当归、皂荚组成)。功能主治:清热除湿,祛风止痒。用于儿童湿疹、热痱、荨麻疹实热证或风热证的辅助治疗。用法用量:外用,取本品约30ml涂擦患处,轻揉2~3分钟,用温水冲洗干净,1日2~3次;也可用于小儿沐浴。

（2）青蛤散(专家共识)(由煅蛤壳、煅石膏、黄柏、青黛、轻粉组成)。功能主治:清热解毒,燥湿杀虫。用于皮肤湿疮、黄水疮。用法用量:外用,以花椒油调匀涂抹患处。

（3）参柏洗液(专家共识)(由苦参、黄柏、丹参、大青叶、硼砂、大黄、黄芩、黄连、甘草、蛇床子、土茯苓组成)。功能主治:清热燥湿,杀虫止痒。用于慢性湿疹类皮炎的治疗。用法用量:外用,取本品适量直接洗浴3~5分钟,或加水稀释后浸泡,然后用清水冲洗即可。

2. 脾虚湿盛证

〔证候〕主症:病程较长,皮损色暗红不鲜,表面有水疱、渗液,部分干燥结痂。次症:患者体质差,消瘦,胸闷食少,大便溏稀,或夜间哭闹不安,腹泻,吐乳等。舌脉:苔白腻,脉濡缓。

〔治法〕健脾除湿。

〔**方药**〕除湿胃苓汤。

〔**中成药**〕

（1）羌月乳膏^(专家共识)（由月见草油、羌活、维生素 E、硬脂酸、凡士林、羊毛脂、甘油、三乙醇胺组成）。功能主治:祛风除湿,止痒消肿。用于亚急性湿疹和慢性湿疹。用法用量:外用,涂于患处,1 日 2~3 次。

（2）丹皮酚软膏^(专家共识)（由丹皮酚、丁香油组成）。功能主治:抗过敏,消炎止痒。用于各种湿疹,皮炎,皮肤瘙痒,蚊臭虫叮咬红肿等各种皮肤疾病,对变应性鼻炎和防治感冒也有一定效果。用法用量:外用,涂敷患处,1 日 2~3 次。

（3）启脾口服液^(中国药典)（由人参、麸炒白术、茯苓、甘草、陈皮、山药、炒莲子、炒山楂、炒六神曲、炒麦芽、泽泻组成）。功能主治:健脾和胃。用于脾胃虚弱,消化不良,腹胀便溏。用法用量:口服,1 次 10ml,1 日 2~3 次;3 岁以下儿童酌减。

3. 血虚风燥证

〔**证候**〕**主症**:皮损反复发作,皮肤浸润肥厚,干燥脱屑,色素沉着或呈苔藓样变,分布局限或以四肢弯曲部位为主,瘙痒剧烈,抓破后少量渗液。**次症**:口渴咽干,夜寐不安,大便干结,或有哮喘、鼻炎病史。**舌脉**:舌淡,苔薄或少苔,脉细数。

〔**治法**〕养血滋阴,祛风润燥。

〔**方药**〕当归饮子。

〔**中成药**〕

（1）润燥止痒胶囊^(医保目录)（由何首乌、制何首乌、生地黄、桑叶、苦参、红活麻组成）。功能主治:养血滋阴,祛风止痒,润肠通便。用于血虚风燥所致的皮肤瘙痒;热毒蕴肤所致的痤疮肿痛,热结便秘。用法用量:口服,1 次 1~2 粒,1日 3 次,3 岁以下儿童用量酌减,2 周为一个疗程;或遵医嘱。

（2）羌月乳膏^(专家共识)（由月见草油、羌活、维生素 E、硬脂酸、凡士林、羊毛脂、甘油、三乙醇胺组成）。功能主治:祛风除湿,止痒消肿。用于亚急性湿疹和慢性湿疹。用法用量:外用,涂于患处,1 日 2~3 次。

四、单验方

（一）验方

1. 赵炳南(北京中医医院)**验方**:除湿丸

威灵仙、猪苓、山栀、黄芩、黄连、连翘、当归尾、牡丹皮各 30g,紫草、茜草根、赤茯苓皮各 45g,干地黄、白鲜皮各 60g。上药共研细末,水泛为丸,如绿豆大,口服,1 次 3~6g,分 2 次服。功效:清热凉血,除湿利水,祛风止痒。用于急性湿疹、婴儿湿疹湿热蕴结者。

2. 赵炳南(北京中医医院)**验方**:健脾除湿汤

生薏苡仁、生扁豆、山药各 15~30g,芡实、枳壳、萆薢、黄柏、白术、茯苓、大豆黄卷各 9~15g。功效:健脾利湿。用于慢性湿疹脾虚湿盛者。

3. 朱仁康(中国中医科学院广安门医院)**验方**:薄肤膏

密陀僧末 620g,白及末 180g,轻粉 125g,枯矾 30g,凡士林 1 870g。先将轻粉研细至不见星为度,逐渐加入密陀僧末、白及末,最后加入枯矾研极细,加入凡士林调成油膏,涂擦于皮损处。功效:薄肤止痒。用于慢性湿疹皮损较厚者。

(二) 单方

大黄 9g,清油适量。用法:将大黄研细末,用清油调擦患处。用于湿疹水疱期。

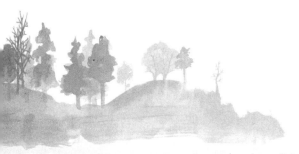

第八章　新生儿疾病

第一节 低出生体重儿 •

低出生体重儿包括早产儿与足月小样儿,指出生体重小于2 500g的婴儿。胎儿阶段,母亲营养不良或疾病因素都可能导致胎儿发育迟缓,在出生时体重过低。低出生体重儿因一时难以适应出生后的变化,并发新生儿窒息、黄疸、新生儿硬肿病、败血症等疾病的比例高,死亡率也较高,成为目前围生期新生儿死亡的主要原因之一。根据中华医学会儿科学分会新生儿学组的调查,出生时体重低于2 500g的新生儿,体重越低,死亡率越高。出生时的低体重不仅对体格发育有很大的影响,对小儿的智能发育也可能有很大的影响。

本病属于中医学"胎怯"范畴。

一、诊断要点

(一) 病史

有早产、多胎、孕妇体弱、孕妇疾病、胎养不周等造成先天不足的各种病因,和 / 或羊水污染,胎盘、脐带异常等病史。

(二) 临床表现

出生时体重低下,身材短小,可伴有反应低下,肌肉瘠薄,面色无华,精神萎弱,气弱声低,吮乳无力,筋弛肢软。一般出生体重低于2 500g,身长<46cm。

(三) 鉴别诊断

低出生体重儿包括早产儿及足月小样儿,两者的主要区别在于胎龄,还可从皮肤、头发、耳壳等外形加以区别。早产儿胎龄不足37周,出生体重多数不足2 500g,身长不足46cm,皮肤薄、发亮,或有水肿,有毳毛及胎脂,头发乱如绒线,耳壳软,乳腺平坦无结节,指 / 趾甲多未达指 / 趾端。若足月但体重在2 500g以下者,称足月小样儿。

二、西医治疗要点

(一) 一般治疗

1. 出生时的护理　早产儿娩出后应马上擦干全身,并用干燥、预热的毛毯包裹,极早早产儿予塑料膜包裹,及时清除口鼻黏液,无菌条件下结扎脐带。一般不必擦去皮肤上可保留体温的胎脂。根据患儿的呼吸、脉搏、肤色、肌张力、对刺激的反应等,采取相应的抢救及护理措施。

2. 日常护理

(1) 保暖:早产儿在暖箱中,应保持箱温适中,一般为 32~35℃,或调节箱温使早产儿腹部皮肤温度在 36.5℃。

(2) 供氧:仅在发生发绀及呼吸困难时才予吸氧,且不宜长期高浓度持续使用。

(3) 喂养:以母乳为最优,凡具有吸吮力的早产儿均应母乳喂养。若无早产母乳,则应予市售的专用于早产儿的配方乳。

(二) 西药治疗

1. 葡萄糖的供给　在出生后 24 小时内可出现低血糖,为预防低血糖脑病的发生,当血糖低于需要处理的界限值 2.6mmol/L(46mg/dl)时,对于无症状且能进食的患儿可先进食,并密切监测血糖,低血糖不能纠正者应静脉滴注 10% 葡萄糖注射液,按 6~8mg/(kg·min) 速率输注,每小时监测 1 次微量血糖,直至血糖稳定 24 小时后逐渐减少至停止输注葡萄糖。血糖低于界限值,患儿有症状,应立即静脉注射 10% 葡萄糖注射液 2ml/kg,速率 1ml/min,随后继续静脉滴注 10% 葡萄糖注射液 6~8mg/(kg·min),以防低血糖反跳。

2. 维生素和铁剂供给　由于早产儿体内各种维生素及铁的贮量小,且生长快,容易导致维生素及铁缺乏,故完全用母乳或人乳喂养的早产儿需另外补充维生素、矿物质及铁剂。生后一次性注射 1mg 维生素 K_1,可预防因维生素 K 缺乏引起的新生儿出血症。为预防 B 族维生素及维生素 C 缺乏,可口服复合维生素 B 半片和维生素 C 50mg,1 日 2 次。早产儿一般缺乏维生素 E,宜口服维生素 E 5~10mg/d。因维生素 D 的贮存量少,生后尽早予口服浓缩鱼肝油滴剂,1 日 4~8 滴(约 400~800IU/d)。早产儿体内铁的贮存量一般只能维持生后 8 周左右,为防止出现缺铁性贫血,约生后 6 周应予补充铁剂,可予枸橼酸铁铵 1~2ml/(kg·d),分 3 次口服;或予葡萄糖酸亚铁糖浆 1ml/(kg·d),分 3 次口服,持续 12~15 个月。

3. 疫苗接种　早产儿体重 ≥ 2 500g 时可在生后 3 天接种卡介苗;生后

1天、1个月、6个月时应各注射乙肝疫苗1次,1次20~30μg。母亲为乙肝病毒携带者或乙肝患者,婴儿出生后应在12小时内肌注高价乙肝免疫球蛋白0.5ml,同时换部位注射重组乙肝病毒疫苗10μg。

4. 抗感染 有感染者应根据病原特点和药敏试验结果及时选用抗感染药。革兰氏阴性杆菌感染者,可选用阿莫西林或第三代头孢菌素;革兰氏阳性球菌感染者,可选用青霉素或第一代头孢菌素。

（三）物理治疗

早产儿可予预防性光疗。

三、中成药应用

（一）基本病机

低出生体重儿是多种原因所致的先天禀赋不足。成胎之际,五脏六腑禀赋皆不足,故形小气弱,其中尤以肾精亏虚为多;出生之后,肾精薄无以助脾胃之生化,脾气虚无以运化乳食之精微,肾脾两虚,则各脏腑无以资生化育。本病的病位主要在肾、脾两脏。

（二）辨证分型使用中成药

低出生体重儿常用中成药一览表

证型		常用中成药
常证	肾精薄弱证	六味地黄口服液
	脾肾两虚证	补中益气口服液
	五脏亏虚证	十全大补丸
变证	肺气虚衰证	生脉注射液
	元阳衰微证	参附注射液

常证

1. **肾精薄弱证**

〔**证候**〕**主症:**身材短小,形体瘦弱,头发稀黄,耳壳薄软,耳舟不清,骨弱肢弱。**次症:**哭声低微,气息微弱,头大,囟门大,肌肤欠温,指甲菲薄,指/趾甲未达指/趾端,足纹浅少,睾丸不降,阴囊淡白或松弛,或大阴唇未覆盖小阴唇,可有先天畸形。**指纹:**指纹淡。

〔**治法**〕益精充髓,补肾温阳。

〔**方药**〕补肾地黄丸。

〔中成药〕

六味地黄口服液^(指南推荐)(由熟地黄、山茱萸、山药、茯苓、牡丹皮、泽泻组成)。功能主治:滋阴补肾。用于低出生体重儿肾精薄弱证,症见体短形瘦,头大囟张,头发稀黄,耳壳软,哭声低微,肌肤不温,指甲软短等。用法用量:口服,1次5ml,1日2次。

2. 脾肾两虚证

〔证候〕**主症:**形体瘦弱,身材偏短,皮肤薄嫩,肌肉瘠薄,吮乳乏力,吮乳量少,呛奶、溢奶、吐奶,哕气多哕,腹胀,大便稀溏,便次增多。**次症:**精神萎靡,啼哭无力,面色无华,口唇色淡,指甲淡白,手足如削,多卧少动,四肢不温,面目黄染,甚至水肿。**指纹:**指纹淡。

〔治法〕健脾益肾,温运脾阳。

〔方药〕保元汤。

〔中成药〕

补中益气口服液^(医保目录)(由炒白术、柴胡、陈皮、当归、党参、升麻、炙甘草、炙黄芪、生姜、大枣组成)。功能主治:补中益气,升阳举陷。用于低出生体重儿脾肾两虚证,症见啼哭无力,多卧少动,皮肤干皱,肌肉瘠薄,四肢不温,吮乳无力,呛乳溢乳,哕气多哕,腹胀腹泻,甚而水肿等。用法用量:口服,1次3ml,1日2次。

3. 五脏亏虚证

〔证候〕**主症:**身体短小,形体瘦弱,精神萎靡,气弱声低,目无神采,面色无华,唇甲淡白,痿软无力,筋弛肢软,皮肤薄嫩,肌肉瘠薄。**次症:**肌肤不温,胎毛细软,虚里动疾,时有惊惕,吮乳量少,指甲软或短。**指纹:**指纹淡。

〔治法〕健脾益肾,培元补虚。

〔方药〕十全大补汤。

〔中成药〕

十全大补丸^(中国药典)(由党参、炒白术、茯苓、炙甘草、当归、川芎、酒白芍、熟地黄、炙黄芪、肉桂组成)。功能主治:温补气血。用于低出生体重儿五脏亏虚证,症见形体瘦弱,筋弛肢软,肌肉瘠薄,面色苍白无华,虚里动疾,时惊惕,四肢不温等。用法用量:口服,水蜜丸1次1g,1日2~3次。

变证

1. 肺气虚衰证

〔证候〕**主症:**形体瘦弱,身材短小,多早产,哭声低弱,反应低下,口唇发绀或全身青紫,呼吸浅促或不匀,甚至呼吸困难或暂停,咳嗽无力。**次症:**面色苍白或青灰,胎毛多或细软,皮肤薄嫩,四肢厥冷,哺喂困难。**指纹**:指纹紫滞。

〔**治法**〕益气固脱,补益肺气。

〔**方药**〕独参汤。

〔**中成药**〕

生脉注射液^(医保目录)(由红参、麦冬、五味子组成)。功能主治:益气养阴,复脉固脱。用于肺气虚衰所致的哭声低弱,口唇发绀或全身青紫,呼吸浅促或不匀,甚至呼吸困难或暂停,咳嗽无力等。用法用量:以5%葡萄糖注射液50ml稀释后静脉滴注,3~5ml/d。

2. 元阳衰微证

〔**证候**〕**主症**:身材短小,形体瘦弱,反应极差,气息微弱,哭声低怯,全身冰冷,面色苍白或青灰。**次症**:唇淡,肌肤硬而肿,范围波及全身,皮肤暗红,僵卧少动,吸吮困难,尿少或无尿。**指纹**:指纹淡红或不显。

〔**治法**〕温补脾肾,温阳散寒。

〔**方药**〕参附汤。

〔**中成药**〕

参附注射液^(指南推荐)〔由红参、附片(黑顺片)组成〕。功能主治:回阳救逆,益气固脱。用于元阳虚衰证,症见反应极差,气息微弱,哭声低怯,全身冰冷等。用法用量:2ml/(kg·d),以10%葡萄糖注射液50ml稀释后静脉滴注。

(三)外治法

推拿疗法:补脾经30次,掐揉四横纹3~5遍后再用指腹按揉之,运水入土法15~30次,按揉足三里穴15次,按揉肝俞、脾俞、胃俞3~5次,捏脊3~5遍,手法轻柔。功效:消食导滞,健脾和胃,镇静安神。用于早产儿呕吐、腹胀、体重不增、胎粪延迟者。

第二节　新生儿黄疸

新生儿黄疸也称新生儿高胆红素血症,是因胆红素在体内积聚引起的皮肤或巩膜黄染,是新生儿期最常见的临床问题。由于新生儿毛细血管丰富,超过80%的正常新生儿在生后早期可出现皮肤黄染;当血清胆红素超过85μmol/L(5mg/dl),则出现肉眼可见的黄疸。非结合胆红素增高是新生儿黄疸最常见的表现形式,重者可引起胆红素脑病,造成神经系统的永久性损害,甚至发生死亡。

本病相当于中医学"胎黄"。

一、诊断要点

(一)症状

1. 生理性黄疸　单纯因胆红素代谢特点引起的暂时性黄疸。一般情况良好,每日血清胆红素升高≤85μmol/L(5mg/dl)。足月儿生后 2~3 天出现黄疸,4~5 天达高峰,持续时间≤2 周。早产儿生后 3~5 天出现黄疸,5~7 天达高峰,持续时间≤4 周。

2. 病理性黄疸　出现以下任一情况考虑病理性黄疸:①黄疸出现过早,生后 24 小时内出现黄疸;②血清总胆红素过高或上升过快,足月儿 >220.5μmol/L(12.9mg/dl)、早产儿 >256.5μmol/L(15mg/dl);或超过小时胆红素风险曲线的第 95 百分位数;或胆红素每日上升超过 85μmol/L(5mg/dl)或每小时上升超过 3.4μmol/L(0.2mg/dl);③黄疸持续时间长,足月儿 >2 周,早产儿 >4 周;④黄疸退而复现;⑤血清结合胆红素 >34.2μmol/L(2mg/dl)。

(二)辅助检查

1. 血清胆红素测定　血清总胆红素和结合胆红素测定有助于评估黄疸程度是否与血中胆红素水平相符,依据结合胆红素 / 总胆红素比值,可初步判断黄疸的性质及可能的原因。

2. 溶血性黄疸　怀疑溶血因素引起的黄疸者,应当检查周围血中血红蛋白含量、红细胞计数、红细胞比容、网织红细胞计数、改良直接抗球蛋白试验、葡萄糖 -6- 磷酸脱氢酶活性。

3. 感染性黄疸　考虑细菌感染时,可检查周围血中的白细胞计数,血、尿或便培养及分泌物涂片查细菌,并检查急相蛋白(如 CRP)和降钙素原(PCT),做胸部 X 线摄片、尿或便常规检查,必要时查脑脊液。若考虑病毒感染,应做肝功能、TORCH 筛查。

4. 阻塞性黄疸　依据大便颜色、尿胆红素、肝胆 B 超检查,可确定有无胆管阻塞。

5. 母乳性黄疸　除外其他原因,停止母乳,若新生儿血中胆红素在 24~48 小时内下降 50% 以上,则应考虑母乳因素所致的黄疸,有条件时可检测母乳的 β- 葡萄糖醛酸苷酶活性。

（三）鉴别诊断

1. 生理性黄疸与病理性黄疸的鉴别（表 8-1）

表 8-1　生理性黄疸与病理性黄疸鉴别表

鉴别点	生理性	病理性
出现时间	出生后第 2~3 天	黄疸出现早（出生后 24 小时内）或出现过迟
消退时间	足月儿 <2 周 早产儿 3~4 周	足月儿 >2 周 早产儿 >4 周或退而复现
血清胆红素	足月儿 <220.5μmol/L（12.9mg/dl） 早产儿 <256.5μmol/L（15mg/dl）	足月儿 >220.5μmol/L（12.9mg/dl） 早产儿 >256.5μmol/L（15mg/dl）
进展情况	每日血清胆红素增加值 <85μmol/L（5mg/dl）	每日血清胆红素增加值 >85μmol/L（5mg/dl）
伴随症状	无其他临床症状	有其他症状，如精神倦怠、不欲吮乳、大便呈灰白色等；有原发疾病表现

2. 不同疾病引起的病理性黄疸的鉴别（表 8-2）

表 8-2　不同疾病引起的病理性黄疸鉴别表

病名	黄疸开始时间	黄疸持续时间	血清胆红素	黄疸类型	临床特征
新生儿溶血病	生后 24 小时内或第 2 天	1~2 周	非结合胆红素升高为主	溶血性	贫血，肝脾大，母婴血型不合，严重者并发胆红素脑病
母乳性黄疸	生后 2~3 天（早发型） 生后 6~7 天（晚发型）	6~12 周	非结合胆红素升高为主，血清胆红素峰值高于生理性黄疸		一般情况好，生长发育正常，粪便色黄，尿色不黄，肝脏不大，肝功能正常
新生儿败血症	生后 3~4 天或更晚	1~2 周或更长	早期非结合胆红素增高为主，晚期结合胆红素增高为主	溶血性，晚期兼有肝细胞性	感染中毒症状

续表

病名	黄疸开始时间	黄疸持续时间	血清胆红素	黄疸类型	临床特征
新生儿肝炎	生后数日至数周	6~8周	结合和非结合胆红素均升高,以结合胆红素增高为主	阻塞性及肝细胞性	黄疸和大便颜色动态变化(淡黄色、灰白色或陶土色),肝脏增大,谷丙转氨酶、胆汁酸升高
先天性胆道梗阻	生后不久或1个月内	持续升高不退	结合胆红素增高	阻塞性及肝细胞性	黄疸呈深黄色,肝、脾大,晚期发生胆汁性肝硬化

二、西医治疗要点

(一) 一般治疗

1. 生理性黄疸　一般不需要治疗,若黄疸较重,可静脉补充适量葡萄糖,或给予肝酶诱导剂,如苯巴比妥、尼克刹米,可提高葡萄糖醛酸转移酶活性,使非结合胆红素转化为结合胆红素。

2. 病理性黄疸　应针对病因治疗。

(1) 新生儿肝炎:以保肝治疗为主,供给充分的热量及维生素,禁用肝毒性药物。

(2) 先天性胆道梗阻:强调早期诊断,早期手术治疗。

(3) 新生儿败血症:一般联合静脉应用抗生素,要早用药、足疗程,同时注意药物的副作用。

(4) 其他:注意防治低血糖、低体温,纠正缺氧、贫血、水肿和心力衰竭等。

(二) 西药治疗

常用的 3 种药物是白蛋白、丙种球蛋白及肝酶诱导剂。

1. 白蛋白　白蛋白不能降低血清总胆红素值,可以减少游离胆红素。适用于早产儿低白蛋白血症、胆红素 / 白蛋白比值增高。每次输血浆 10~20ml/kg 或白蛋白 1g/kg,以增加其与非结合胆红素的联结,减少胆红素脑病的发生。

2. 丙种球蛋白　有溶血性黄疸时,早期可予丙种球蛋白。

3. 肝酶诱导剂　体外实验证实苯巴比妥具有酶诱导作用,可以促使肝葡萄糖醛酸转移酶活性增高,能增加尿苷二磷酸葡萄糖醛基转移酶(UDPGT)的生成和肝脏摄取非结合胆红素的能力。常用苯巴比妥 5mg/(kg·d),分 2~3 次口服,共服 4~5 日。仅在患儿出生 1 周内有效。

（三）物理治疗

光照疗法、换血疗法等。

三、中成药应用

（一）基本病机

本病主要为先天胎禀湿蕴,或后天感受湿邪(湿热或寒湿)所致。湿热或寒湿之邪蕴结于中焦脾胃,阻滞气机,则肝失疏泄,胆汁外溢,发为胎黄。病位在脾、胃、肝、胆。

（二）辨证分型使用中成药

新生儿黄疸常用中成药一览表

证型		常用中成药
常证	湿热郁蒸证	茵栀黄口服液、清肝利胆口服液
	寒湿阻滞证	—
	瘀积发黄证	茵陈五苓丸、血府逐瘀口服液
变证	胎黄动风	清开灵注射液
	胎黄虚脱	—

常证

1. 湿热郁蒸证

〔**证候**〕**主症:**面目、皮肤发黄,色泽鲜明如橘。**次症:**烦躁啼哭,哭声响亮,不欲吮乳,或有发热,小便深黄。**舌脉:**舌质红,苔黄厚腻,指纹紫滞。

〔**治法**〕清热利湿退黄。

〔**方药**〕茵陈蒿汤。

〔**中成药**〕

（1）茵栀黄口服液^(中国药典)(由茵陈提取物、栀子提取物、黄芩提取物、金银花提取物组成)。功能主治:清热解毒,利湿退黄。用于湿热郁蒸之面目、皮肤发黄,颜色鲜明,色黄如橘皮等。用法用量:口服,1 次 2ml,1 日 3 次。

（2）清肝利胆口服液^(中国药典)(由茵陈、山银花、栀子、厚朴、防己组成)。功能主治:清利肝胆湿热。用于病理性黄疸湿热郁蒸证,症见面目、皮肤发黄,色泽鲜明如橘等。用法用量:口服,1 次 5ml,1 日 2 次。

2. 寒湿阻滞证

〔**证候**〕**主症:**面目、皮肤发黄,色泽晦暗,持久不退。**次症:**精神萎靡,四肢欠温,纳呆,大便溏薄色灰白,小便短少。**舌脉:**舌质淡,苔白腻,指纹淡。

〔治法〕温中化湿。

〔方药〕茵陈理中汤。

〔中成药〕

无。

3. 瘀积发黄证

〔证候〕**主症:**面目、皮肤发黄,颜色晦滞,日益加重,皮肤黄疸延绵不退,深黄晦暗如烟熏。**次症:**腹部胀满,青筋暴露,右胁下痞块质硬,大便秘结或灰白,唇色暗红,或衄血。**舌脉:**舌红,可见瘀点或瘀斑,苔黄腻,指纹紫。

〔治法〕行气化瘀消积。

〔方药〕血府逐瘀汤合茵陈五苓散。

〔中成药〕

(1) 茵陈五苓丸^(医保目录)(由茵陈、泽泻、茯苓、猪苓、白术、肉桂组成)。功能主治:清湿热,利小便。用于肝胆湿热、脾肺郁结引起的湿热黄疸,脘腹胀满,小便不利。用法用量:口服,1 次 1g,1 日 2 次。

(2) 血府逐瘀口服液^(中国药典)(由柴胡、当归、地黄、赤芍、红花、桃仁、麸炒枳壳、甘草、川芎、牛膝、桔梗组成)。功能主治:活血祛瘀,行气止痛。用于黄疸日久不退之瘀积发黄,症见面目、皮肤发黄,颜色晦滞,腹部胀满,青筋暴露,右胁下痞块质硬等。用法用量:口服,1 次 2ml,1 日 3 次。

变证

1. 胎黄动风

〔证候〕**主症:**黄疸迅速加重,面目深黄,嗜睡,神昏,抽搐,双目凝视,尖叫。**舌脉:**舌质红,苔黄腻,指纹青紫。

〔治法〕平肝息风,利湿退黄。

〔方药〕羚角钩藤汤。

〔中成药〕

清开灵注射液^(中国药典)〔由胆酸、珍珠母(粉)、猪去氧胆酸、栀子、水牛角(粉)、板蓝根、黄芩苷、金银花组成〕。功能主治:清热解毒,化痰通络,醒神开窍。用于胎黄动风之嗜睡,神昏,抽搐,双目凝视,尖叫等。用法用量:1ml/(kg·d),以 10% 葡萄糖注射液按 10∶1 比例稀释后静脉滴注,1 日 1 次。注意滴速勿快。

2. 胎黄虚脱

〔证候〕**主症:**黄疸迅速加重,面色苍黄,浮肿,气促,神昏,四肢厥冷,胸腹欠温。**舌脉:**舌淡,苔白,脉微欲绝,指纹淡紫。

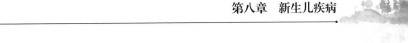

〔**治法**〕大补元气,温阳固脱。

〔**方药**〕参附汤合生脉散。

(三)外治法

1. 中药药浴

〔**组成**〕黄柏 30g。

〔**功效**〕清热燥湿,泻火除蒸。

〔**主治**〕湿热郁蒸之面目、皮肤发黄。

〔**用法**〕煎水去渣,待药液温度适宜时浸浴,反复擦洗 10 分钟,每日 1~2 次。

2. 中药灌肠

〔**组成**〕茵陈 20g,栀子 10g,大黄 2g,生甘草 3g。

〔**功效**〕清热解毒,利湿退黄。

〔**主治**〕肝胆湿热所致的黄疸。

〔**用法**〕煎汤 20ml,保留灌肠,每日或隔日 1 次。

3. 推拿疗法 胆红素脑病后遗症见肢体瘫痪、肌肉萎缩者,可用推拿疗法,每日或隔日 1 次。方法:在瘫痪的肢体上施以捻法来回捻 5~10 分钟,按揉松弛的关节 3~5 分钟,局部可用搓法,并在相应的脊椎部位搓捻 5~10 分钟。

4. 针灸疗法 胆红素脑病后遗症患儿可配合针刺疗法,以补法为主,捻转提插后不留针,每日 1 次,3 个月为一个疗程。取穴如下:①百会、风池、四神聪、通里,用于智力低下;②哑门、廉泉、涌泉、神门,用于语言障碍;③肩髃、曲池、外关、合谷,用于上肢瘫痪;④环跳、足三里、解溪、昆仑,用于下肢瘫痪;⑤手三里、支正,用于肘关节拘急;⑥合谷透后溪,用于指关节屈伸不利;⑦大椎、间使、手三里、阳陵泉,用于手足抽动。

四、单验方

(一)验方

王著础(福州市赤卫区鼓山卫生院)验方:新生儿阳黄清解汤

茵陈 10g,白英、生栀子各 6g,黄柏 3g,川金钱草 15g,川郁金 3g。功效:清热利湿,祛瘀退黄。用于新生儿感染伴有发热及黄疸、新生儿肝炎综合征及部分新生儿阻塞性黄疸等辨证属阳黄者。

(二)单方

1. 蝉蜕 0.5g,绿豆 5g。用法:水煎服,1 日 2 次。用于新生儿黄疸。

2. 金钱草 15g,栀子 6g,茵陈 9g,甘草 3g。用法:水煎服,1 日 2 次。用于新生儿黄疸。

第三节　新生儿硬肿病·

新生儿硬肿病是以全身皮肤发凉，肌肉硬肿，或伴哭声低微，吸吮困难为主要表现的新生儿疾病，多见于重症感染、窒息、早产儿及低体重儿。本病在寒冷的冬春季节多见，若由于早产或感染所引起，夏季亦可发病。本病预后较差，病程中可并发肺炎和败血症，严重者常合并肺出血而导致死亡。随着卫生事业的发展和医疗条件及技术的提高，本病的发病率已显著下降。

本病可归为中医学"胎寒""五硬"范畴。

一、诊断要点

（一）病史

处于寒冷季节，环境温度过低或有保暖不当史；严重感染史；早产儿或足月小样儿；窒息、产伤等导致摄入不足或能量供给低下。

（二）临床表现

主要发生在寒冷季节或重症感染时。多于生后1周内发病，早产儿多见。主要临床表现包括低体温、皮肤硬肿和多器官功能损害。

1. 一般表现　反应低下，早期哺乳差，哭声低弱或不哭，活动减少，也可出现呼吸暂停等。

2. 低体温　新生儿低体温是本病的主要表现之一，体温（肛温或腋温）<35℃，轻症为30~35℃，重症低于30℃，腋温-肛温差由正值变为负值，可出现四肢甚或全身冰冷。感染或夏季发病者可不出现低体温。

3. 皮肤硬肿　皮肤紧贴皮下组织，不能移动，按之似橡皮样感，呈暗红色或青紫色，伴水肿者有指压凹陷。硬肿为对称性，依次为双下肢、臀、面颊、双上肢、背、腹、胸部等。严重硬肿可妨碍关节活动，胸部受累可致呼吸困难。

4. 多器官功能损害　重症可出现DIC、休克、急性肾衰竭等，肺出血是较常见的并发症。

（三）辅助检查

根据病情需要，检测血常规、动脉血气、血电解质、血糖、尿素氮、肌酐、DIC筛查试验，必要时行心电图及X线胸片等检查。

（四）鉴别诊断

1. 新生儿硬肿病与新生儿水肿的鉴别（表 8-3）

表 8-3　新生儿硬肿病与新生儿水肿鉴别表

鉴别点	新生儿硬肿病	新生儿水肿
病因	早产儿或足月小样儿多见。寒冷、保暖不当、感染、窒息、产伤、摄入不足	先天性心脏病、心功能不全、新生儿溶血症、低蛋白血症、肾功能不全、维生素 B_1 或维生素 E 缺乏等，有时产道挤压也可出现局部水肿
体温	低于 35℃	无体温下降
皮肤硬肿	皮肤硬肿，呈暗红色或青紫色，对称性，严重时肢体僵硬、不能活动，可伴有水肿	全身或局部水肿但不硬，皮肤红

2. 新生儿皮下坏疽　多发生于寒冷的冬季，有难产或产钳分娩史，受挤压部位易发生。常由感染金黄色葡萄球菌所致，表现为身体受压部位局部皮肤变硬、略肿、发红、边界不清，往往可迅速蔓延，先呈暗红色后转变为黑色，重症可有出血和溃疡形成，亦可融合成大片坏疽。

二、西医治疗要点

（一）一般治疗

注意消毒隔离，防止交叉感染；患儿衣被、尿布应清洁柔软干燥，睡卧姿势需勤变换，严防发生并发症；应给予足够的热量，促进疾病恢复，对吸吮能力差的新生儿，可用滴管滴奶，必要时鼻饲，或静脉滴注葡萄糖注射液。

（二）西药治疗

1. 补充热量和液体　供给充足的热量有助于复温和维持正常体温。热量供给从每日 210kJ/kg（50kcal/kg）开始，逐渐增加至每日 419~502kJ/kg（100~120kcal/kg）。喂养困难者可给予部分或完全静脉营养。液体量按 0.24ml/kJ（1ml/kcal）计算，有明显心、肾功能损害者，复温时因组织间隙液体进入循环，可造成左心功能不全和肺出血，故应严格控制输液速度及液体入量。

2. 控制感染　选择适当的抗生素，防止感染，并给予必要的对症处理。

3. 纠正器官功能紊乱　对心力衰竭、凝血障碍、休克、弥散性血管内凝血、肺出血和肾衰竭等，应给予相应治疗。

（三）物理治疗

复温疗法等。

三、中成药应用

（一）基本病机

本病的发生有内外两种因素。内因是先天禀赋不足,阳气虚弱;外因多为小儿初生,护养保暖不当,复感寒邪,或窒息缺氧,或感受他病,正气损耗,气血运行失常。亦有部分患儿由于感受温热之邪而发病。

（二）辨证分型使用中成药

新生儿硬肿病常用中成药一览表

证型	常用中成药
寒凝血涩证	香丹注射液
阳气虚衰证	香丹注射液

1. 寒凝血涩证

〔证候〕主症:全身欠温,四肢发凉,肌肤硬肿,难以捏起,硬肿多局限于臀、小腿、臂、面颊等部位。次症:反应尚可,哭声较低,皮肤色暗红、青紫,或红肿如冻伤。指纹:指纹紫暗。

〔治法〕温经散寒,活血通络。

〔方药〕当归四逆汤。

〔中成药〕

香丹注射液（医保目录）(由丹参、降香组成)。功能主治:活血通络,利气化瘀。用于新生儿硬肿病各种证型。用法用量:1ml/(kg·d),以 5% 或 10% 葡萄糖注射液 100~250ml 稀释后静脉滴注,最大剂量不超过 10ml/d。

2. 阳气虚衰证

〔证候〕主症:全身冰冷,僵卧少动,反应极差,气息微弱,哭声低怯,吸吮困难。指纹:指纹淡红不显。

〔治法〕益气温阳,调和气血。

〔方药〕参附汤。

〔中成药〕

香丹注射液（医保目录）(由丹参、降香组成)。功能主治:活血通络,利气化瘀。用于新生儿硬肿病各种证型。用法用量:1ml/(kg·d),以 5% 或 10% 葡萄糖注射液 100~250ml 稀释后静脉滴注,最大剂量不超过 10ml/d。

（三）外治法

1. 中药热敷

方法一

〔**组成**〕生葱、生姜、淡豆豉各 30g。

〔**功效**〕温经散寒,活血通络。

〔**主治**〕寒凝血涩证。

〔**用法**〕上药捣碎混匀,酒炒,热敷于局部。

方法二

〔**组成**〕当归、红花、川芎、赤芍、透骨草各 15g,川乌、草乌、乳香、没药各 7.5g,肉桂 6g,丁香 9g。

〔**功效**〕益气温阳,通经活血。

〔**主治**〕阳气虚衰证。

〔**用法**〕上药研末,加羊毛脂 100g、凡士林 900g,拌匀成膏。将油膏均匀涂于纱布上,加温后敷于患处,每日 1 次。

2. 中药药浴

〔**组成**〕当归、红花、川芎、赤芍、五灵脂、肉桂、丹参各 6g,鸡血藤、黄芪各 8g。

〔**功效**〕益气温阳,通经活血。

〔**主治**〕阳气虚衰证。

〔**用法**〕上药研粉,加水煎至 2 000ml,滤去药渣,作药浴用。每次 15 分钟,每日 1~2 次。浴时室温应在 30℃或稍高,水温 37~40℃,浴后立即擦干,放入暖箱中保温。

3. 针灸疗法　针刺关元、气海、足三里。针后加灸,或用艾条温灸局部。

4. 推拿疗法　用万花油(由红花、独活、三棱等 20 味药组成)推拿,有消肿散瘀、舒筋活络之功。

四、单验方

（一）验方

1. 参附汤加味

熟附子 1~1.5g,人参、白术各 1.5~3g,茯苓 3~5g,红花、黄芪各 2~3g,赤芍、当归、川芎各 2~4g,地锦 5~9g。功能:温肾健脾,活血化瘀。用于寒凝血涩之硬肿病。

2. 黄连解毒汤加减

黄连、黄芩、栀子、川芎各 1~2g,人参、丹参各 1.5~3g,红花 1.5~2g,茯苓、黄芪各 2~3g,麦冬 3~5g。功效:清热解毒,活血化瘀。用于热型硬肿病。

（二）单方

1. 艾叶 100g。用法:煎水泡浴。用于新生儿硬肿病各种证型。

2. 伸筋草、丹参、红花、赤芍、桂枝各 10g。用法:加水 2 000ml,文火煮沸 30 分钟,去渣取汁,待药液温度降至 38~40℃药浴。用于新生儿硬肿病各种证型。

3. 胡荽、韭菜各 500g。用法:将新鲜胡荽、韭菜洗净后放置于高 13cm、直径 30cm 的塑料盆中,加少量温开水,充分揉搓至烂,再加入 40~42℃的温开水 3 000~4 000ml。室温保持在 26~28℃,把患儿放入盆中,用胡荽、韭菜渣轻擦硬肿部位皮肤 10~15 分钟,擦洗完毕用柔软干净的毛巾擦干,置于婴儿培养箱内,每日 2 次,4 日为一个疗程。用于新生儿硬肿病各种证型。

参考文献

［1］中华中医药学会.中医儿科常见病诊疗指南［S］.北京:中国中医药出版社,2012.

［2］胡亚美,江载芳,申昆玲,等.诸福棠实用儿科学［M］.8版.北京:人民卫生出版社,
2015.

［3］韩新民.中医儿科学［M］.北京:高等教育出版社,2014.

［4］马融.中医儿科学［M］.4版.北京:中国中医药出版社,2016.

［5］王卫平,孙锟,常立文.儿科学［M］.9版.北京:人民卫生出版社,2018.

［6］吴大真,乔模.现代名中医儿科绝技［M］.北京:科学技术文献出版社,2000.

［7］王静安.王静安50年临证精要［M］.北京:中国中医药出版社,2016.

［8］王广尧,冯晓纯.国家级名老中医用药特辑儿科病诊治［M］.长春:吉林科学技术出版
社,2015.

［9］屠佑堂.中医诊疗小儿科疾病［M］.武汉:湖北科学技术出版社,2015.

［10］罗和古,杜少辉,曾令真,等.儿科医案［M］.北京:中国医药科技出版社,2015.

［11］国家药典委员会.中华人民共和国药典［M］.北京:中国医药科技出版社,2015.

［12］沈晓明,王卫平,常立文,等.儿科学［M］.7版.北京:人民卫生出版社,2008.

［13］汪受传,虞坚尔.中医儿科学［M］.9版.北京:中国中医药出版社,2012.

［14］彭伟明,谢英彪,史兰君,等.儿科疾病中医诊治自学入门［M］.北京:金盾出版社,
2016.

［15］杨维华.儿科临证精要［M］.长沙:湖南科学技术出版社,2017.

［16］宋乃秋.历代民间偏方［M］.呼和浩特:内蒙古人民出版社,2008.

［17］邵慧中.祁振华临床经验集［M］.沈阳:辽宁科学技术出版社,1985.

［18］王承明.基层医师处方治疗手册［M］.北京:金盾出版社,2016.

［19］张奇文.中国灸法［M］.北京:中国中医药出版社,2016.

［20］张伯礼,高学敏,徐荣谦.常见病中成药临床合理使用丛书·儿科分册［M］.北京:华
夏出版社,2015.

［21］寇子祥,陈慧娟.陈宝贵医案选萃［M］.北京:中国中医药出版社,2015.

［22］宋祚民.宋祚民中医临床经验集［M］.北京:中医古籍出版社,2015.

［23］郭辉.现代中医临床学［M］.北京:中国医药科技出版社,1998.

［24］国家中医药管理局医政司.中医病证诊断疗效标准（2012版）［S］.北京:国家中医药管理局医政司,2022.

［25］郑筱萸,任德权.中药新药临床研究指导原则［M］.北京:中国医药科技出版社,2002.

［26］马融.中成药临床应用指南·儿科疾病分册［M］.北京:中国中医药出版社,2017.

［27］张浩良.中国方剂精华辞典［M］.天津:天津科学技术出版社,1996.

［28］马翠玲.儿科诊疗临床指南［M］.西安:西安交通大学出版社,2014.

［29］高颖.中医临床诊疗指南释义 脑病分册［M］.北京:中国中医药出版社,2015.

［30］国家药典委员会.中华人民共和国药典临床用药须知:中药成方制剂卷［M］.北京:中国医药科技出版社,2011.

［31］杨雅西,李贵海.小儿常见病偏方［M］.济南:明天出版社,1994.

［32］汪受传.中医药学高级丛书·中医儿科学［M］.北京:人民卫生出版社,1998.

［33］进生,钟择人,柳下雄.中华民间秘方大全［M］.北京:世界图书出版社公司,1992.

中成药索引

二画

儿宝颗粒 / 61,68

（中国药典）太子参、北沙参、茯苓、山药、炒山楂、炒麦芽、陈皮、炒白芍、炒白扁豆、麦冬、煨葛根。

儿童回春颗粒 / 168

（医保目录）黄连、水牛角浓缩粉、羚羊角、煅人中白、淡豆豉、大青叶、荆芥、羌活、葛根、地黄、川木通、赤芍、黄芩、前胡、玄参、桔梗、柴胡、西河柳、升麻、炒牛蒡子。

儿童清肺口服液 / 24

（指南推荐）麻黄、苦杏仁、石膏、甘草、桑白皮、瓜蒌皮、黄芩、板蓝根、橘红、法半夏、紫苏子、葶苈子、浙贝母、紫苏叶、细辛、薄荷、枇杷叶、白前、前胡、石菖蒲、天花粉、青礞石。

儿童清咽解热口服液 / 12

（指南推荐）柴胡、黄芩苷、紫花地丁、人工牛黄、苣荬菜、鱼腥草、芦根、赤小豆。

九味双解口服液 / 172

（指南推荐）柴胡、熟大黄、青蒿、金银花、酒炙黄芩、大青叶、蒲公英、重楼、姜制草果。

九味熄风颗粒 / 105

（医保目录）熟地黄、龙骨、龟甲、天麻、龙胆、钩藤、僵蚕、青礞石、法半夏。

三画

三拗片 / 16

（中国药典）麻黄、苦杏仁、甘草、生姜。

三金片 / 153

（中国药典）金樱根、菝葜、羊开口、金沙藤、积雪草。

大补阴丸 / 158,234

（中国药典）熟地黄、盐知母、盐黄柏、醋龟甲、猪脊髓。

万氏牛黄清心丸 / 193

（中国药典）牛黄、朱砂、黄连、栀子、郁金、黄芩。

口腔炎喷雾剂 / 52

（指南推荐）蒲公英、忍冬藤、皂角刺、蜂房。

山麦健脾口服液 / 72

（指南推荐）山楂、麦芽、砂仁、陈皮、高良姜、干姜。

小儿止泻安颗粒 / 67

（医保目录）赤石脂、肉豆蔻、伏龙肝、茯苓、陈皮、木香、砂仁。

小儿化毒散 / 51,211

（中国药典）人工牛黄、珍珠、雄黄、大黄、黄连、甘草、天花粉、川贝母、赤芍、制乳香、制没药、冰片。

小儿生血糖浆 / 85

（医保目录）熟地黄、炒山药、大枣、硫酸亚铁。

小儿白贝止咳糖浆 / 47

（指南推荐）白屈菜、平贝母、瓜蒌、矾制半夏。

小儿百部止咳糖浆 / 206

（中国药典）蜜百部、苦杏仁、桔梗、桑白皮、麦冬、知母、黄芩、陈皮,甘草、制天南星、炒枳壳。

小儿导赤片 / 142

（中国药典）大黄、滑石、地黄、栀子、木通、茯苓、甘草。

小儿抗痫胶囊 / 115

（中国药典）胆南星、天麻、太子参、茯苓、制水半夏、橘红、九节菖蒲、青果、琥珀、沉香、麸炒六神曲、麸炒枳壳、川芎、羌活。

小儿肠胃康颗粒 / 65

（指南推荐）鸡眼草、地胆草、谷精草、夜明砂、蚕沙、蝉蜕、谷芽、盐酸小檗碱、木香、党参、麦冬、玉竹、赤芍、甘草。

小儿金丹片 / 7

（中国药典）朱砂、橘红、川贝母、胆南星、前胡、玄参、清半夏、大青叶、木通、桔梗、荆芥穗、羌活、西河柳、地黄、炒枳壳、赤芍、钩藤、葛根、牛蒡子、天麻、甘草、防风、冰片、水牛角浓缩粉、羚羊角粉、薄荷脑。

小儿肺闭宁片 / 206

麻黄、杏仁、生石膏、黄芩、桔梗、葶苈子、紫苏子、海浮石、橘红、前胡、细辛、川贝母、旋覆花、枳壳、人参、麦冬、五味子、甘草、大枣。

小儿肺宝散 / 207

人参、黄芪、白术、桂枝、干姜、附子、炙甘草、鳖甲、地骨皮、青蒿、麦冬、枸杞子、桑白皮、紫菀、款冬花、瓜蒌、茯苓、陈皮、胆南星、鸡内金、酒制大黄。

小儿肺咳颗粒 / 32

（中国药典）人参、茯苓、白术、陈皮、鸡内金、酒大黄、鳖甲、地骨皮、北沙参、炙甘草、青蒿、麦冬、桂枝、干姜、淡附片、瓜蒌、款冬花、紫菀、桑白皮、胆南星、黄芪、枸杞子。

小儿肺热咳喘口服液 / 17,23,206

（中国药典）麻黄、苦杏仁、石膏、甘草、金银花、连翘、知母、黄芩、板蓝根、麦冬、鱼腥草。

小儿泻速停颗粒 / 65

（中国药典）地锦草、儿茶、乌梅、焦山楂、茯苓、白芍、甘草。

小儿治哮灵片 / 46,47

（指南推荐）地龙、麻黄、侧柏叶、射干、紫苏子、黄芩、北刘寄奴、白鲜皮、苦参、甘草、细辛、川贝母、橘红、僵蚕、冰片。

小儿咳喘灵颗粒 / 31

（医保目录）麻黄、金银花、苦杏仁、板蓝根、石膏、甘草、瓜蒌。

小儿香橘丸 / 67,76

（中国药典）木香、陈皮、米泔炒苍术、炒白术、茯苓、甘草、白扁豆、麸炒山药、莲子、麸炒薏苡仁、炒山楂、炒麦芽、麸炒六神曲、姜厚朴、麸炒枳实、醋香附、砂仁、法半夏、泽泻。

小儿热咳清胶囊 / 47

（指南推荐）蜜炙麻黄、荆芥、炒苦杏仁、百部、蜜炙紫菀、蜜炙桑白皮、白前、瓜蒌仁、川贝母、生石膏、知母、黄芩、地骨皮、炒枳壳、陈皮、桔梗、甘草。

小儿热速清口服液 / 11,181

（中国药典）柴胡、黄芩、板蓝根、葛根、金银花、水牛角、连翘、大黄。

小儿健胃糖浆 / 73

（医保目录）沙参、稻芽、白芍、玉竹、炒麦芽、山楂、麦冬、陈皮、荷叶、牡丹皮、山药。

小儿黄龙颗粒 / 101

（医保目录）熟地黄、白芍、麦冬、知母、五味子、煅龙骨、煅牡蛎、党参、石菖蒲、远志、桔梗。

小儿豉翘清热颗粒 / 4,6,50

（中国药典）连翘、淡豆豉、薄荷、荆芥、炒栀子、大黄、青蒿、赤芍、槟榔、厚朴、黄芩、半夏、柴胡、甘草。

小儿惊风散 / 108

（中国药典）全蝎、炒僵蚕、雄黄、朱砂、甘草。

四画

王氏保赤丸 / 55,71

　　(指南推荐)黄连、干姜、大黄、川贝母、天南星、荸荠粉、巴豆霜、朱砂。

天黄猴枣散 / 24

　　(指南推荐)天竺黄、制天麻、猴枣、珍珠、胆南星、僵蚕、冰片、薄荷脑、体外培育牛黄、珍珠
　　层粉、全蝎。

元胡止痛片 / 62

　　(中国药典)醋延胡索、白芷。

云南白药 / 235

　　(中国药典)保密方。

木香槟榔丸 / 90,199

　　(中国药典)木香、槟榔、炒枳壳、陈皮、醋炒青皮、醋制香附、醋三棱、醋炙莪术、黄连、酒炒
　　黄柏、大黄、炒牵牛子、芒硝。

五子衍宗丸 / 148

　　(中国药典)枸杞子、炒菟丝子、覆盆子、蒸五味子、盐车前子。

五苓胶囊 / 82

　　(中国药典)泽泻、茯苓、猪苓、肉桂、麸炒白术。

五苓散 / 127,134,137

　　(中国药典)茯苓、泽泻、猪苓、肉桂、炒白术。

五味通栓口服液 / 196

　　(医保目录)黄芪、水蛭、川芎、当归、丹参。

五福化毒丸 / 211

　　(中国药典)水牛角浓缩粉、连翘、青黛、黄连、炒牛蒡子、玄参、地黄、桔梗、芒硝、赤芍、
　　甘草。

止咳桃花散 / 169,177

　　(医保目录)川贝母、麝香、冰片、薄荷、水飞朱砂、制半夏、煅石膏。

止咳橘红口服液 / 18

　　(中国药典)化橘红、陈皮、法半夏、茯苓、款冬花、甘草、瓜蒌皮、紫菀、麦冬、知母、桔梗、地
　　黄、石膏、苦杏仁、炒紫苏子。

五画

玉屏风口服液 / 19,26,32,37,130

（中国药典）黄芪、防风、炒白术。

玉屏风颗粒 / 13,47,121,241

（中国药典）黄芪、炒白术、防风。

甘露消毒丸 / 95

（中国药典）滑石、茵陈、石菖蒲、木通、射干、豆蔻、连翘、黄芩、川贝母、藿香、薄荷。

左归丸 / 86

（医保目录）熟地黄、山药、枸杞子、山茱萸、川牛膝、菟丝子、鹿角胶、龟甲胶。

石斛夜光丸 / 82

（中国药典）石斛、人参、山药、茯苓、甘草、肉苁蓉、枸杞子、菟丝子、地黄、熟地黄、五味子、天冬、麦冬、苦杏仁、防风、川芎、麸炒枳壳、黄连、牛膝、菊花、盐蒺藜、青葙子、决明子、水牛角浓缩粉、山羊角。

右归丸 / 87

（中国药典）熟地黄、炮附片、肉桂、山药、酒萸肉、菟丝子、鹿角胶、枸杞子、当归、盐杜仲。

龙牡壮骨颗粒 / 38,118,122,163,242

（中国药典）党参、黄芪、山麦冬、醋龟甲、炒白术、山药、醋南五味子、龙骨、煅牡蛎、茯苓、大枣、甘草、乳酸钙、炒鸡内金、维生素 D_2、葡萄糖酸钙。

龙胆泻肝口服液 / 154

（医保目录）龙胆、柴胡、黄芩、炒栀子、泽泻、木通、盐炒车前子、酒炒当归、地黄、炙甘草。

龙胆泻肝丸 / 159,189

（中国药典）龙胆、柴胡、黄芩、炒栀子、泽泻、木通、盐车前子、酒当归、地黄、炙甘草。

龙胆泻肝丸（水丸） / 128,138

（中国药典）龙胆、柴胡、黄芩、炒栀子、泽泻、木通、盐炒车前子、酒炒当归、地黄、炙甘草。

归脾丸 / 100

（中国药典）党参、炒白术、炙黄芪、炙甘草、茯苓、制远志、炒酸枣仁、龙眼肉、当归、木香、大枣。

归脾丸（浓缩丸） / 86,96,162,234,239

（中国药典）党参、炒白术、炙黄芪、炙甘草、茯苓、制远志、炒酸枣仁、龙眼肉、当归、木香、大枣。

当归龙荟丸 / 103

（中国药典）酒当归、酒炙龙胆、芦荟、青黛、栀子、酒黄连、酒黄芩、盐黄柏、酒大黄、木香、人工麝香。

回天再造丸 / 163

（医保目录）蕲蛇、乳香、朱砂、黄连、草豆蔻、姜黄、何首乌、木香、豆蔻、葛根、细辛、羌活、白芷、山参、麻黄、松香、藿香、牛黄、地龙、豹骨、桑寄生、丁香、没药、熟地黄、厚朴、僵蚕、麝香、香附、当归、赤芍、茯苓、全蝎。

血尿安胶囊 / 141

（医保目录）肾茶、小蓟、白茅根、黄柏。

血尿胶囊 / 142

棕榈子、菝葜、薏苡仁。

血府逐瘀口服液 / 137,258

（中国药典）柴胡、当归、地黄、赤芍、红花、桃仁、麸炒枳壳、甘草、川芎、牛膝、桔梗。

羊痫疯癫丸 / 114

（指南推荐）半夏、厚朴、天竺黄、羌活、郁金、橘红、天南星、天麻、香附、延胡索、细辛、枳壳、三棱、青皮、降香、白芥子、沉香、莪术、乌药、防风、羚羊角。

安儿宁颗粒 / 6

（中国药典）天竺黄、红花、人工牛黄、岩白菜、甘草、高山辣根菜、洪连、檀香、唐古特乌头。

安宫牛黄丸 / 24,27,109,170,173,177,188,195,200

（中国药典）牛黄、水牛角浓缩粉、人工麝香、珍珠、朱砂、雄黄、黄连、黄芩、栀子、郁金、冰片。

冰硼散 / 56,82,185,212

（中国药典）冰片、硼砂（煅）、朱砂、玄明粉。

导赤丸 / 118,123,142

（中国药典）连翘、黄连、姜炒栀子、木通、玄参、天花粉、赤芍、大黄、黄芩、滑石。

如意金黄散 / 185,189,211,229

（中国药典）姜黄、大黄、黄柏、苍术、厚朴、陈皮、甘草、生天南星、白芷、天花粉。

七画

麦味地黄口服液 / 123

（指南推荐）麦冬、五味子、熟地黄、制山茱萸、牡丹皮、山药、茯苓、泽泻。

芪冬颐心口服液（颗粒）/ 95

（中国药典）黄芪、麦冬、人参、茯苓、地黄、烫龟甲、煅紫石英、桂枝、淫羊藿、金银花、丹参、郁金、炒枳壳。

芪苈强心胶囊 / 128

（中国药典）黄芪、人参、黑顺片、丹参、葶苈子、泽泻、玉竹、桂枝、红花、香加皮、陈皮。

苏子降气丸 / 31

（中国药典）炒紫苏子、厚朴、前胡、甘草、姜半夏、陈皮、沉香、当归。

苏合香丸 / 195

（中国药典）苏合香、安息香、冰片、水牛角浓缩粉、人工麝香、檀香、沉香、丁香、香附、木香、制乳香、荜茇、白术、诃子肉、朱砂。

杏苏止咳颗粒 / 23

（中国药典）苦杏仁、陈皮、紫苏叶、前胡、桔梗、甘草。

杞菊地黄丸 / 99

（中国药典）枸杞子、菊花、熟地黄、酒萸肉、牡丹皮、山药、茯苓、泽泻。

医痫丸 / 114

（中国药典）生白附子、制天南星、制半夏、猪牙皂、炒僵蚕、制乌梢蛇、蜈蚣、全蝎、白矾、雄黄、朱砂。

连花清瘟颗粒 / 5,178,188

（中国药典）连翘、金银花、炙麻黄、炒苦杏仁、石膏、板蓝根、绵马贯众、鱼腥草、广藿香、大黄、红景天、薄荷脑、甘草。

抗病毒口服液 / 210

（中国药典）板蓝根、石膏、芦根、地黄、郁金、知母、石菖蒲、广藿香、连翘。

抗腮灵糖浆 / 187

（医保目录）夏枯草、柴胡、枳壳、甘草、竹茹、大青叶、大黄、牛蒡子、生石膏。

龟鹿二胶丸 / 224

龟甲胶、鹿角胶、巴戟天、补骨脂、续断、杜仲、熟地黄、当归、白芍、枸杞子、五味子、山药、山茱萸、麦冬、芡实、肉桂、附子、牡丹皮、泽泻、茯苓。

辛夷鼻炎丸 / 42

（中国药典）辛夷、薄荷、紫苏叶、甘草、广藿香、苍耳子、鹅不食草、板蓝根、山白芷、防风、鱼腥草、菊花、三叉苦。

驱虫消食片 / 219

（指南推荐）槟榔、使君子仁、鸡内金。

八画

青蛤散 / 246

（专家共识）煅蛤壳、煅石膏、黄柏、青黛、轻粉。

青蒿鳖甲片 / 194

（医保目录）青蒿、鳖甲胶、地黄、知母、牡丹皮。

青黛散 / 52,56,185

（指南推荐）青黛、铜绿、黄矾、黄柏、黄连、藜芦、枯矾、芒硝、砒石、麝香、轻粉。

苓桂咳喘宁胶囊 / 30

（医保目录）茯苓、桂枝、麸炒白术、炙甘草、法半夏、陈皮、苦杏仁、桔梗、龙骨、牡蛎、生姜、大枣。

板蓝根颗粒 / 176

（中国药典）板蓝根。

肾炎消肿片 / 134

（中国药典）桂枝、泽泻、陈皮、香加皮、苍术、茯苓、姜皮、大腹皮、关黄柏、椒目、冬瓜皮、益母草。

肾炎康复片 / 136,143

（中国药典）西洋参、人参、地黄、盐杜仲、山药、白花蛇舌草、黑豆、土茯苓、益母草、丹参、泽泻、白茅根、桔梗。

肾炎解热片 / 127

（中国药典）白茅根、连翘、荆芥、炒苦杏仁、陈皮、大腹皮、盐泽泻、茯苓、桂枝、炒车前子、赤小豆、石膏、蒲公英、蝉蜕。

肾衰宁片 / 139

（医保目录）太子参、黄连、法半夏、陈皮、茯苓、大黄、丹参、牛膝、红花、甘草。

肾康宁片 / 135

（中国药典）黄芪、丹参、茯苓、泽泻、益母草、淡附片、锁阳、山药。

明目地黄丸 / 82

（中国药典）熟地黄、酒萸肉、牡丹皮、山药、茯苓、泽泻、枸杞子、菊花、当归、白芍、蒺藜、煅石决明。

九画

炎琥宁注射液 / 25,192,193

（指南推荐）主要成分为炎琥宁，化学名称为 14- 脱羟 -11,12- 二脱氢穿心莲内酯 -3,19- 二琥珀酸半酯钾钠盐。

泻火解毒片 / 182

（医保目录）大黄、雄黄、石膏、知母、黄芩、北寒水石、滑石、黄柏、栀子、冰片。

泻青丸 / 104,189

（中国药典）龙胆、酒大黄、防风、羌活、栀子、川芎、当归、青黛。

宝宝乐 / 117

（中药成方制剂卷）白芍、蜜炙黄芪、大枣、桂枝、干姜、炒山楂、焦六神曲、焦麦芽。

参附注射液 / 26,96,200,253

（指南推荐）红参、附片（黑顺片）。

参苓白术口服液 / 155,162

（医保目录）人参、茯苓、白术、山药、白扁豆、莲子、薏苡仁、砂仁、桔梗、甘草。

参苓白术丸 / 37,130,134

（中国药典）人参、茯苓、麸炒白术、山药、炒白扁豆、莲子、麸炒薏苡仁、砂仁、桔梗、甘草。

参苓白术散 / 224

（中国药典）人参、茯苓、炒白术、山药、炒白扁豆、莲子、炒薏苡仁、砂仁、桔梗、甘草。

参柏洗液 / 246

（专家共识）苦参、黄柏、丹参、大青叶、硼砂、大黄、黄芩、黄连、甘草、蛇床子、土茯苓。

茵陈五苓丸 / 258

（医保目录）茵陈、泽泻、茯苓、猪苓、白术、肉桂。

茵栀黄口服液 / 257

（中国药典）茵陈提取物、栀子提取物、黄芩提取物、金银花提取物。

枳实导滞丸 / 60

（中国药典）炒枳实、大黄、姜汁炙黄连、黄芩、炒六神曲、炒白术、茯苓、泽泻。

胃苏冲剂 / 60

（专家共识）紫苏梗、香附、陈皮、佛手、香橼、枳壳。

香丹注射液 / 228,233,262

（医保目录）丹参、降香。

热毒宁注射液 / 23,229

（医保目录）青蒿、金银花、栀子。

逍遥丸 / 100,163

（中国药典）柴胡、当归、白芍、炒白术、茯苓、炙甘草、薄荷、生姜。

哮喘宁颗粒 / 30

（指南推荐）麻黄、紫菀、百部、甘草、苦杏仁。

健儿乐颗粒 / 118

（中国药典）山楂、竹心、钩藤、白芍、甜叶菊、鸡内金。

健儿消食口服液 / 60,73

（中国药典）黄芪、炒白术、陈皮、麦冬、黄芩、炒山楂、炒莱菔子。

健儿清解液 / 51,55

（指南推荐）金银花、菊花、连翘、山楂、苦杏仁、陈皮。

健胃消食口服液 / 72

（指南推荐）太子参、陈皮、山药、炒麦芽、山楂。

健脾八珍糕 / 80

（指南推荐）炒党参、炒白术、茯苓、炒山药、炒薏苡仁、莲子、炒芡实、白炒扁豆、陈皮。

健脾生血颗粒 / 85

（中国药典）党参、茯苓、炒白术、甘草、黄芪、山药、炒鸡内金、醋龟甲、山麦冬、醋南五味子、龙骨、煅牡蛎、大枣、硫酸亚铁。

润肺止咳胶囊 / 25

（医保目录）蜜炙百部、生地黄、麦冬、芦根、黄芩、苦杏仁、蜜炙枇杷叶、桔梗、浙贝母、甘草。

润肺膏 / 207

（医保目录）沙参、麦冬、天冬、天花粉、川贝、枇杷叶、杏仁、核桃末、冰糖。

润燥止痒胶囊 / 247

（医保目录）何首乌、制何首乌、生地黄、桑叶、苦参、红活麻。

通便灵 / 90

（医保目录）番泻叶提取物。

通宣理肺口服液 / 22

（指南推荐）紫苏叶、前胡、桔梗、苦杏仁、麻黄、甘草、陈皮、制半夏、茯苓、枳壳、黄芩。

十一画

清燥润肺合剂 / 17

（指南推荐）桑叶、石膏、麦冬、阿胶、北沙参、苦杏仁、枇杷叶、黑芝麻、甘草。

维血宁颗粒 / 239

（中国药典）虎杖、炒白芍、仙鹤草、地黄、鸡血藤、熟地黄、墨旱莲、太子参。

十二画

琥珀化痰镇惊丸 / 195

（医保目录）琥珀、麝香、雄黄、僵蚕、川贝母、沉香、茯苓、天竺黄、胆南星、枳壳、朱砂、甘草。

琥珀抱龙丸 / 113,118

（中国药典）炒山药、朱砂、甘草、琥珀、天竺黄、檀香、炒枳壳、茯苓、胆南星、炒枳实、红参。

喜炎平注射液 / 200

（指南推荐）穿心莲内酯磺化物。

葛根芩连口服液 / 199

（指南推荐）葛根、黄芩、黄连、炙甘草。

葛根芩连微丸 / 65

（指南推荐）葛根、黄芩、黄连、炙甘草。

紫雪散 / 128,138,193,194

（中国药典）石膏、北寒水石、滑石、磁石、玄参、木香、沉香、升麻、甘草、丁香、制芒硝、精制硝石、水牛角浓缩粉、羚羊角、人工麝香、朱砂。

暑湿感冒颗粒 / 5

（中国药典）广藿香、防风、紫苏叶、佩兰、白芷、苦杏仁、大腹皮、香薷、陈皮、生半夏、茯苓。

蛲虫药膏 / 219

（指南推荐）百部浸膏、甲紫。

蛲虫栓 / 219

（指南推荐）百部、南鹤虱、苦参、大黄、白矾、樟脑。

蛤蚧定喘丸 / 33

（中国药典）蛤蚧、瓜蒌子、紫菀、麻黄、醋鳖甲、黄芩、甘草、麦冬、黄连、百合、炒紫苏子、石膏、炒苦杏仁、煅石膏。

喉咽清颗粒（口服液）/ 12

（医保目录）土牛膝、马兰草、车前草、天名精。

方剂索引

四画

五画

八画

十二画

十三画

十四画

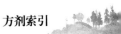

十五画以上